ナーシング・プロフェッション・シ

がん看護の実践-3
放射線治療を受けるがんサバイバーへの看護ケア

嶺岸秀子／千﨑美登子／近藤まゆみ 編著

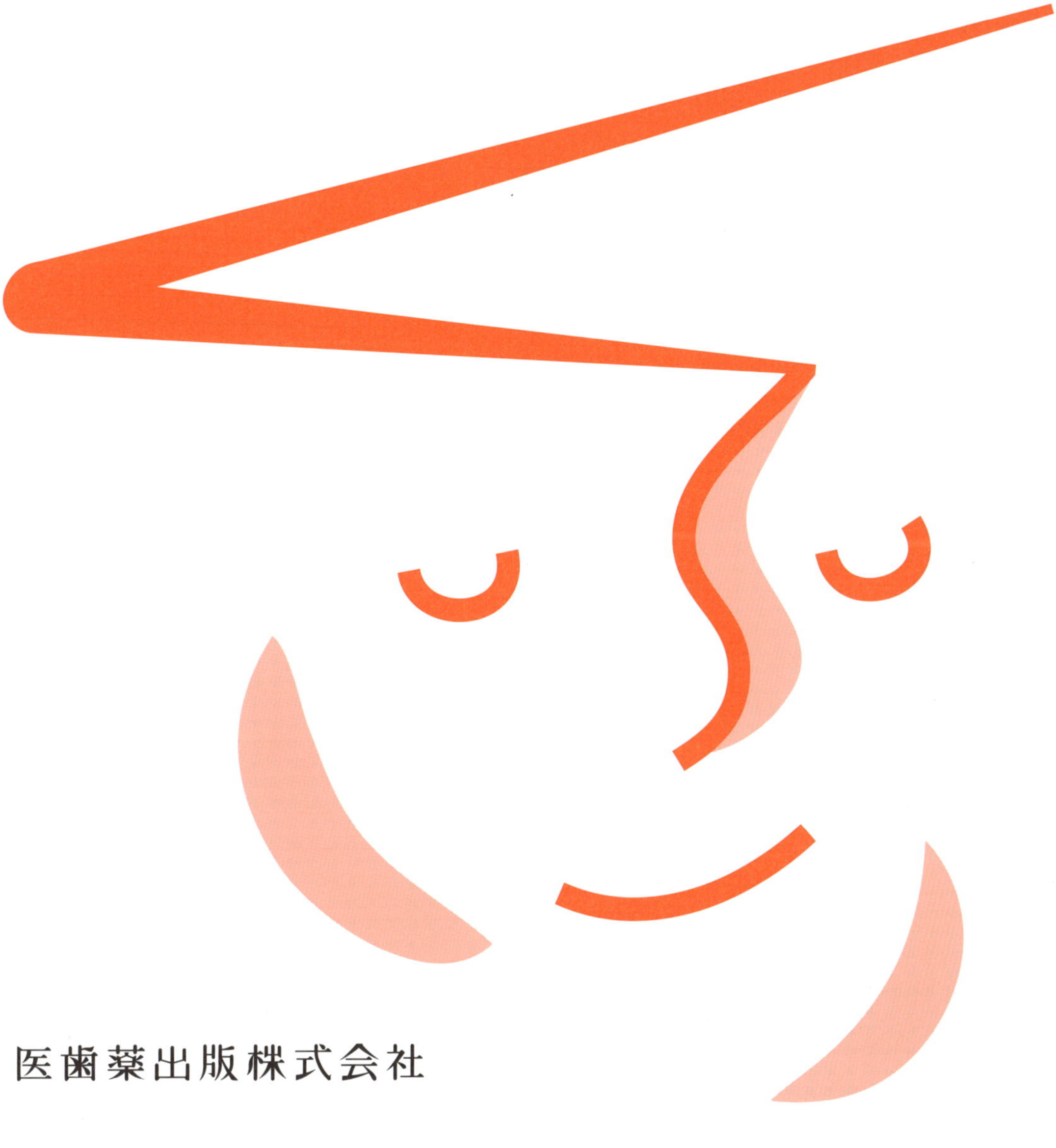

医歯薬出版株式会社

＜執筆者一覧＞

● 編　集

嶺岸　秀子（みねぎし　ひでこ）	元北里大学看護学部教授
千﨑美登子（せんざき　みとこ）	北里大学病院看護部　がん看護専門看護師
近藤まゆみ（こんどう　まゆみ）	北里大学病院看護部　がん看護専門看護師

● 執　筆（五十音順）

朝倉　由紀（あさくら　ゆき）	Parker Adventist Hospital 緩和ケアプログラム　高度実践看護師　看護学博士
一守くみ子（いちもり　くみこ）	北里大学病院看護部
入澤　裕子（いりさわ　ゆうこ）	東京大学医学部附属病院看護部　がん看護専門看護師
片塩　　幸（かたしお　ゆき）	北里大学東病院看護部
唐橋　美香（からはし　みか）	元神奈川県警友会けいゆう病院看護部
岸田さな江（きしだ　さなえ）	獨協医科大学病院腫瘍センター　がん看護専門看護師
児玉美由紀（こだま　みゆき）	北里大学病院看護部　がん看護専門看護師
近藤まゆみ（こんどう　まゆみ）	編集に同じ
末國　千絵（すえくに　ちえ）	国立がんセンター中央病院看護部
千﨑美登子（せんざき　みとこ）	編集に同じ
祖父江由紀子（そふえ　ゆきこ）	東邦大学医療センター大森病院看護部　がん看護専門看護師
立石久留美（たていし　くるみ）	国立病院機構東京医療センター看護部
早川　和重（はやかわ　かずしげ）	北里大学医学部放射線科学放射線腫瘍学教授
早川満利子（はやかわ　まりこ）	日本私立学校振興・共済事業団東京臨海病院　がん看護専門看護師
松原　康美（まつばら　やすみ）	北里大学病院看護部　がん看護専門看護師，皮膚・排泄ケア認定看護師
嶺岸　秀子（みねぎし　ひでこ）	編集に同じ
向野　香織（むくの　かおり）	元北里大学看護学部
望月　美穂（もちづき　みほ）	北里大学病院看護部　がん看護専門看護師
我妻　孝則（わがつま　たかのり）	金沢医科大学病院看護部　がん看護専門看護師

This book was originally published in Japanese
under the title of :

NÂSHINGU PUROFESSYON SHIRÎZU
GANKANGO-NO JISSEN-3
HOUSHASENCHIRYOU-O UKERU GAN SABAIBÂ-ENO KANGOKEA
（Practice of Cancer Nursing-3　Nursing Care of Cancer Survivor Who Undergo Radiotherapy）

Editors :
MINEGISHI, Hideko et al
MINEGISHI, Hideko
　Professor, Oncology Nursing, Kitasato University School of Nursing

© 2009　1st ed.

ISHIYAKU PUBLISHERS, INC.
　7-10, Honkomagome 1 chome, Bunkyo-ku,
　Tokyo 113-8612, Japan

はじめに

　がん放射線治療は国内のすべての医療施設で行われているわけではなく，また，がんサバイバーの治療過程における放射線治療の割合は約3割と，欧米の6割に比べるとまだまだ少ない状況です．しかし，治療装置の性能や技術の進歩によって，有害事象も少なくなり，がんの根治や骨転移による痛みの緩和などにも効果を期待できるため，放射線治療を受ける患者数は増加しています．放射線治療を受けるがんサバイバーの増加に対応すべく，がん専門家の育成を目指した文部科学省による「がんプロフェッショナル養成プラン」では，2008年から，不足している放射線治療専門医師や放射線腫瘍医師の養成に加え，加速器や治療関連装置の品質保証と研究開発を担う医学物理士の数を増やそうとしています．

　放射線治療の現場で医療チームとして主に活動しているのは，医師や診療放射線技師です．治療や症状に関する情報提供や患者の治療に対する不安への対応，治療場面での様々な工夫などについても，取り組みが行われています．しかし，放射線治療に携わる看護師の数は少なく，その多くは治療現場の診療補助やカルテ準備などの業務が中心となっています．今後は看護の専門性を生かし，がんサバイバーや家族の生活への情報提供，セルフケアへのサポートなどが期待されます．課題であった放射線治療の認定看護師コースが2009年から開始され，放射線治療における看護の専門性の発展はまさにこれからだといえるでしょう．

　これまで，病棟や外来での看護は，放射線治療を受ける患者の完遂を目的とした「不安の軽減」や「有害事象の予防」などの患者教育を充実させることが重要でした．今後は，治療の拡大とともに，患者指導に加え，放射線治療を受けるすべての病期にあるがんサバイバーと看護師がパートナーとなってどのような看護ケアを展開していくかが課題です．特に，がんサバイバーにとって未知のものである放射線への恐れや不安を抱くがんサバイバーや家族へのケアリングは重要です．

　本書の特徴は，臨床で放射線治療・看護に取り組む実践家の方々に執筆を依頼し，看護職者の方々にわかりやすいよう，図，写真，イラストを用い，事例やコラムなどを挿入しています．総論では，「最新のがん放射線治療」「有害事象と症状緩和」や「スキンケア」「症状緩和ケア」に加え，身体面への影響と看護ケアについても治療部位別に平易な詳述をしています．「外部照射や小線源治療」を受けるがん患者へのケアでは海外の視点を加えたり，事例を提示することで具体的にイメージできるように配慮しました．また，家族，患者の意思を尊重した「教育・日常生活指導の実際」，治療完遂まで長期にわたる「相談」への対応，そして精神面のケアの実際も収めています．

　ナーシング・プロフェッション・シリーズの「がん看護の実践」シリーズも3冊目となりました．放射線治療を受けるがんサバイバーへの看護が創出期から発展期に向けてベクトルが伸びることを著者一同，望んでいます．

2009年1月
編者　嶺岸秀子　千﨑美登子　近藤まゆみ

もくじ

1 最新のがん放射線治療—治療と効果・有害事象との関連がわかる 1（早川和重）

1）放射線治療の基礎知識 1
放射線治療の特徴 1／放射線治療に用いられる放射線の種類 1／放射線治療の理論 1／照射法と放射線治療計画 5／治療目的別の放射線治療の違い 7

2）完治を目指しての放射線治療 7
根治的放射線治療の適応 7／治療可能比 7／化学療法（抗がん剤）との併用 8

3）緩和ケアとしての放射線治療 9
骨転移の放射線治療 10／脳転移の放射線治療 10／周囲臓器への圧迫・浸潤による症状緩和を目的とした放射線照射 11

4）特殊療法（TBI，定位照射，IMRT） 12
全身照射 12／定位放射線照射 12／強度変調放射線治療 12

5）放射線治療と EBM 14

6）放射線安全管理と注意点 16
放射線に対する注意点 16／放射線治療の安全管理にかかわる注意点 17

2 放射線治療を受けるがんサバイバー・家族への看護 19（嶺岸秀子）

はじめに 19

1）がん放射線治療看護に活用できる理論と概念 20
オレムのセルフケア理論 20／症状マネジメントの概念モデル 22

2）放射線治療を受けるがんサバイバーへの看護 24
放射線治療による有害事象と看護 25／治療による苦痛の緩和を目指した全人的な看護介入 25

おわりに 25

3 がん放射線治療の有害事象と症状緩和 28（一守くみ子／近藤まゆみ）

1）放射線治療の有害事象 28

2）皮膚への反応とケア 29
急性皮膚障害 29／アセスメントと看護ケア 30／晩期皮膚障害 31

3）粘膜への反応とケア 31
急性粘膜障害 31／アセスメントと看護ケア 32／晩期粘膜障害 33

4）消化器への反応とケア 34
急性有害事象 34／アセスメントと看護ケア 34／晩期有害事象 35

5）放射線宿酔 35
急性有害事象 35／アセスメントと看護ケア 35

6）倦怠感 36
急性有害事象 36／アセスメントと看護ケア 36

7）骨髄抑制 36
急性有害事象 36／アセスメントと看護ケア 37

8）放射線肺臓炎 37
急性有害事象 37／アセスメントと看護ケア 38／晩期有害事象 38

9)その他の症状と看護ケア 39
　　浮腫 39／眼障害 39／腎・膀胱障害 39／放射線脳障害 40／骨・脊髄障害 40／発がん 40

4　放射線治療とスキンケア　42（松原康美）

はじめに 42
1)皮膚への影響 42
　　放射線による皮膚反応 42／放射線皮膚炎の症状と発生時期 43
2)放射線皮膚炎による影響とセルフケアの必要性 44
3)放射線皮膚炎を予防するためのセルフケア 44
　　治療前 44／治療中 47／治療後 47
4)放射線皮膚炎発生時の対策 48
　　観察と症状アセスメント 48／局所ケア 48／精神的サポート 51
おわりに 52

5　放射線治療の身体面への影響とケア

A. 外部照射法

1 ─ 頭部（脳）・脊椎へ照射を受けるがん患者　53（岸田さな江）

はじめに 53
1)頭部への照射 53
　　脳腫瘍への照射目的と照射方法 53／日常生活への留意点と患者教育 56／疾患と治療の特徴から考えるよりよい看護援助 57
2)脊椎への照射 58
　　脊椎腫瘍への照射目的と照射方法 58／日常生活への留意点と患者教育 59／疾患と治療の特徴から考えるよりよい看護援助 59

2 ─ 頭頸部へ照射を受けるがん患者　61（早川満利子）

はじめに 61
1)オリエンテーションと看護 61
　　照射開始前 61／照射中 63／照射後 63
2)照射部位に特有な有害事象とケア 63
　　上咽頭・中咽頭 63／下咽頭・喉頭 64／舌 65／口腔 65／副鼻腔 66／外耳・耳下腺 66
3)有害事象に伴う日常生活への影響とケア 67
4)事　例－皮膚炎が悪化した患者の外来でのケア 68
まとめ 68
　コラム　頭頸部領域での放射線看護のポイント　68

3 — 食道へ照射を受けるがん患者 70 (千﨑美登子／片塩 幸)

はじめに 70
1) オリエンテーション 70
2) 有害事象のアセスメントとケア 71
 食道粘膜炎 72／食道狭窄 72／食道気管支瘻 72／心外膜炎 72／放射線肺臓炎 (肺炎) 72／大動脈浸潤 72
3) 日常生活のケア 73
 食事 73／清潔 73／活動と休息 73
4) 医療チームによる心理・社会面へのケア 73
5) 事 例－高度食道粘膜炎を併発した患者の経過とケア 74
おわりに 75
 コラム 化学療法・手術療法と放射線治療を併用する場合の留意点 73

4 — 肺へ照射を受けるがん患者 76 (我妻孝則)

はじめに 76
1) オリエンテーション 76
 放射線治療に対する正しい知識提供 77／肺がん患者に行われる治療方法の情報提供 77／出現しやすい有害事象と対処法の指導 78／療養生活への留意点の教育 79
2) 放射線治療を受ける肺がん患者・家族の体験 79
 治療前 79／治療中 79／治療終了後 80
3) 放射線治療を受ける肺がん患者・家族のケア 80
 身体状況のアセスメント 80／患者・家族の教育 80／身体ケア 81／サポートとカウンセリング 81／継続ケア 82
4) 事 例－身体での苦痛が生じている肺がん患者を支えるチームアプローチ 82
おわりに 83

5 — 乳房へ照射を受けるがん患者 84 (児玉美由紀)

はじめに 84
1) 乳がんの放射線治療 84
 早期乳がん：乳房温存術後の放射線治療 84／治療前 進行乳がん：乳房切除後の放射線治療 84／再発乳がん：胸壁・皮膚・リンパ節への局所再発, 骨転移・脳転移などの遠隔転移 85
2) 放射線治療による身体的影響と乳がんサバイバーの体験 85
 治療前 85／治療中 85／治療後 86
3) 放射線治療を受ける乳がん患者のケア 86
 治療前 86／治療中 87／治療後 89
4) 事 例－放射線治療と日常生活との折り合いに向けたケア 89
おわりに 90

6 ― 骨軟部へ照射を受けるがん患者 91 〈末國千絵〉

はじめに 91
1）オリエンテーション 91
　有害事象の予防と対策 91／不安の軽減 92
2）患者に生じる問題と看護の課題 93
3）有害事象の予防とケア 94
　皮膚炎・リンパ浮腫 94／粘膜炎 94／消化器症状 95
おわりに 95

7 ― 女性生殖器へ照射を受けるがん患者 96 〈唐橋美香／望月美穂〉

はじめに 96
1）オリエンテーション 97
2）有害事象とケア 98
　放射線宿酔 100／消化器系の障害 100／泌尿器系の障害 101／皮膚・粘膜系の障害 101／その他 103
3）事　例－皮膚障害が強く出現した患者への治療の完遂を支えるケア 103
おわりに 104

8 ― 尿路・男性生殖器へ照射を受けるがん患者 106 〈向野香織／岸田さな江〉

はじめに 106
1）尿路・男性生殖器がんの特徴と放射線治療 106
　前立腺がん 106／膀胱がん 107
2）放射線治療を受ける尿路・男性生殖器がん患者と家族へのケアポイント 107
　セクシュアリティへの配慮 107／前立腺がん放射線治療選択における意思決定支援 108
3）尿路・男性生殖器がん患者への放射線治療に伴う有害事象とケア 108
　急性有害事象 108／晩期有害事象 110
4）患者・家族へのオリエンテーション 111
　オリエンテーションの目的 111／オリエンテーションの内容 111
5）事　例－前立腺がんの外部照射の後，晩期有害事象に悩んでいたAさんへのケア 112
まとめ 113

B. 特殊な放射線治療

9 ― 小線源治療，RI内服治療，全身照射 115 〈朝倉由紀〉

はじめに 115
1）小線源治療 115
　小線源治療の適応 115／小線源治療に使用される放射線 116／婦人科系悪性腫瘍患者：小線源低線量照射のマネジメント 116／婦人科系悪性腫瘍患者：小線源高線量照射のマネジメント（タンデム・オボイド）117／頭頸部がん患者：小線源高線量照射のマネジメント 118／肺がん患者：小線源治療のマネジメント 118／乳がん患者：小線源治療のマネジメント 119／前立腺がん患者：低線量小線源治療のマネジメント 120／前立腺がん患者：高線量小線源治療のマネジメント 121

2) RI内服治療 122
対象 122／看護の留意点 122／オリエンテーション・外来でのケア 123／内服前後（入院中）のケア 123／退院後のケア・指導 124

3) 全身照射 124
目的 125／造血幹細胞移植の種類 125／全身照射による有害事象と看護 125

4) 事　例－前立腺がんで高線量率分割組織内照射を受ける北さんの体験と看護ケア 130

おわりに 131

6 心理・精神面へのケア 133 （入澤裕子）

はじめに 133

1) 放射線治療を受ける患者の精神面での変化と看護の必要性 133

2) 放射線治療を受ける患者の精神的変化の特徴とケア 134
治療前 134／治療中 138／治療後 140

おわりに 140

コラム　放射線治療を受ける患者の心理状態　135

7 教育・日常生活指導の実際 142 （立石久留美）

はじめに 142

1) ナースに求められるがん患者の理解 142
疾患（がん）からくる特徴を理解する 142／治療内容・経過を理解する 143／患者のもつ力と背景を理解する 143

2) 具体的で実践可能な教育・指導内容と方法の工夫 144

3) インフォームド・コンセントと意思決定への支援 144

4) 放射線治療を受ける患者のセルフケアを高める支援 145
事例1 145

5) 小線源治療を受ける患者のセルフケアを高める支援 147
事例2 148／事例3 149

6) その他，患者自身が放射線源となる場合の支援 151

おわりに 151

8 放射線治療のチーム医療 153 （入澤裕子）

はじめに 153

1) 放射線治療部門内のチーム医療メンバーと役割 153
放射線腫瘍医の役割 154／診療放射線技師の役割 154／看護師の役割 154

2) 看護師の調整に焦点をあてたチーム医療活動の実際 154
照射開始前の意思決定への支援と調整 154／照射中の患者の孤立感を最小にするための情報提供 154／照射中の羞恥心に関する調整 155／患者の状態や日常生活自立度に対応した調整 155

3) 治療の質向上のためのチーム医療活動の実際 155
主治医，病棟・外来看護師などとの連携 155／スタッフミーティングでの患者情報の共有 155

おわりに 156

コラム　放射線治療を受ける患者同士の支援について　157

9 相 談 158（祖父江由紀子）

はじめに 158

1）看護師からのがん放射線治療・看護についての相談 159
　有害事象に対するケア方法―放射線皮膚炎 159／放射線治療部門の看護師から病棟看護師への相談―疼痛コントロールが困難な場合 161

2）患者・家族からの相談 161
　放射線治療そのものに対する不安 161／急性有害事象に対するケア方法 162／晩期有害事象に対するケア方法 162／患者の心理に関連した問題 163／治療方法の選択 164／療養の場の選択 164

3）放射線治療チームからの相談 165
　患者・家族の不安への対処 165／有害事象の症状緩和に関するチーム医療の一例 165

4）放射線治療分野の看護師から，他領域の看護師や他職種への相談 166

索引 167

表紙／本文デザイン：小川さゆり

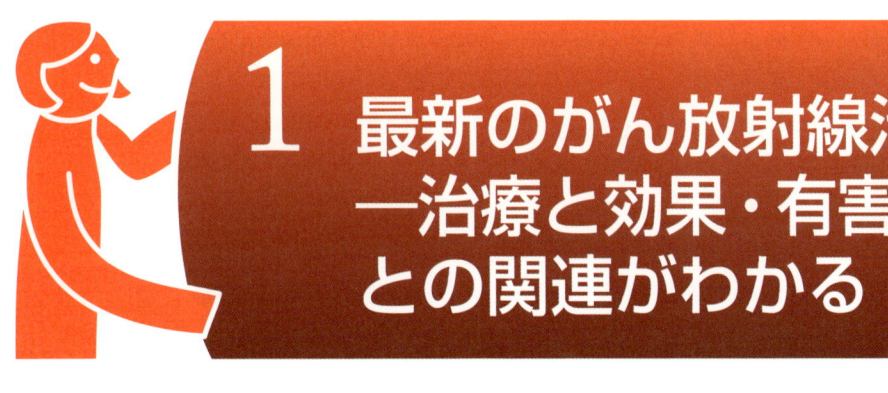

1 最新のがん放射線治療
—治療と効果・有害事象との関連がわかる

1) 放射線治療の基礎知識[1-2)]

(1) 放射線治療の特徴

　がんの治療法は，大きく手術療法，放射線治療，化学療法に分けられるが，それぞれの特徴から手術療法と放射線治療は局所療法として，また，放射線治療と化学療法は非観血療法（内科的治療法）として包括される．放射線治療の特徴としては，① 形態や臓器機能の温存が可能，② 身体的負担が少なく，合併症を有する患者や高齢者にも適応可能，③ 通院治療が容易，④ 有害反応に急性反応と遅発性・晩期反応があること，などがあげられる[1)]．

(2) 放射線治療に用いられる放射線の種類

　放射線治療は，物質に作用して直接あるいは間接的に電離を引き起こす電離放射線を利用するもので，この電離放射線は大きく2つに分類される．1つは紫外線と本質的に同じ電磁波で，さらに波長が短くなった高エネルギーX線や^{60}Coから放出されるγ線がこれに相当し，もう1つは，電子，陽子や炭素などの粒子線と呼ばれるものである．電磁波は粒子線に比べ生体内の透過力に優れているが，逆に粒子線はある深さまでしか到達しないという特徴がある．特に陽子線や炭素線は，一定の深さ以上には進まないということと，停止直前に線量が最大になるという特徴を有しており，X線に比べてがん病巣周囲の組織に強い有害事象を起こすことなく，がん病巣に十分な線量を照射することが可能である．また，粒子線のなかでも炭素線，中性子線などは原子の質量が大きいので重粒子線と呼ばれ，飛跡に沿って単位長さあたりに与えられるエネルギー量（線エネルギー付与，linear energy transfer；LET）も大きいため，高LET放射線とも呼ばれている．

(3) 放射線治療の理論

❶ 細胞に対する放射線の効果

　分裂能をもち増殖している細胞は，放射線を受けた結果，重篤なDNA損傷（二重鎖切断など）を生じると分裂増殖できなくなり，やがて死滅する．この現象は分裂死または増殖死と呼ばれている．また，損傷の程度が大きいと即死することもあり，間期死と呼ばれている（間期死の原因の1つにアポトーシスがある）．放射線によるDNA損傷には，水分子に対する放射線の作用で

生じる反応性の強い水酸基ラジカルとの反応を介して起こるもの（間接作用）と，放射線により直接損傷を受ける場合（直接作用）とがある．通常のX線，γ線によるDNA損傷は間接作用が主体であるが，高LETの重粒子線では直接作用が主体となる．

　放射線による細胞に対する効果は，線量に応じて確率的に生じるため，細胞生残率曲線による定量的評価が可能である．最近は図1-Aに示したLQモデルが広く用いられている．この片対数の曲線は，一次関数（linear）の部分（α型成分）と二次関数（quadric）の部分（β型成分）から成り，生残率$S=e^{-(\alpha D+\beta D^2)}$で表される．この$\alpha$，$\beta$の値は細胞の種類と放射線の線質によって決まる．α型成分は，放射線により生じた2次電子が密な電離を介して単独でDNAの二重鎖切断を起こすことを意味し，β型成分は，別々の2次電子による疎な電離で生じた単鎖切断が偶然重なって二重鎖切断が起こることを意味する．この曲線からもわかるように低線量の照射では細胞の生残率は高い．これは軽度のDNA損傷であれば速やかに修復される（放射線障害からの回復がある）ことを意味している．脊髄など照射後の遅発性の影響が問題となる後期反応系組織では，α/β値が小さい（β成分が大きい）ため屈曲が強く，低線量域では回復力が大きい．したがって，1回線量が少ないほど耐容線量はある程度までは高くなる．逆に，急性期の反応が問題となる皮膚，粘膜などの正常組織や腫瘍組織の多くはα/β値が大きいため，生残率曲線は直線に近くなり，1回線量を少なくしても総線量に応じて照射効果が認められることになる（表1）．

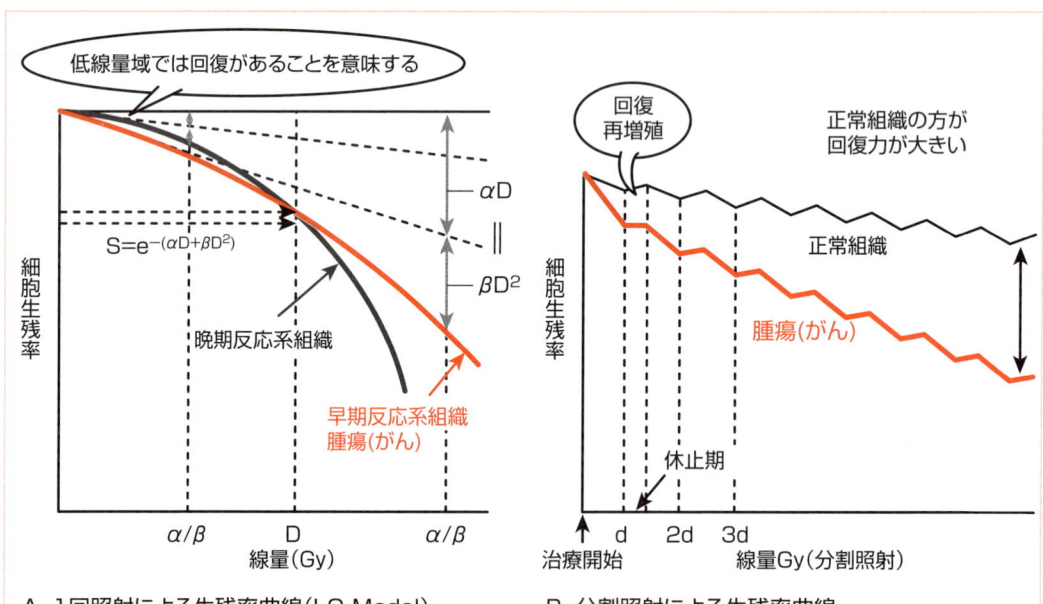

A. 1回照射による生残率曲線(LQ Model)　　B. 分割照射による生残率曲線

A. 細胞生残率曲線は，線量Dのとき，$S=e^{-(\alpha D+\beta D^2)}$で表され，曲線の接線を引き，図のようにαD成分＝βD²成分となる線量の値がα/β値を示す．α/β値により，晩期反応系正常組織（α/β値は小さい）と早期反応系組織・腫瘍（がん）（α/β値は大きい）に区別される．
B. 分割照射は，正常組織と腫瘍（がん）組織の回復力の差を利用した照射法である．図の1回線量dが小さいほど正常組織の遅発性反応は軽度となり，また，照射間隔が短いほど照射中の再増殖（repopulation）を抑制する．

図1　細胞生残率曲線と分割照射

（文献1）p212より）

このようにLQモデルは分割照射の理論的基礎を理解するための有用なモデルといえる．

■ 表1　正常組織のα/β比

急性反応系	α/β(Gy)	後期反応系	α/β(Gy)
皮　膚	9〜12	脊　髄	1.7〜4.9
小　腸	6〜10	腎　臓	1.0〜3.5
大　腸	10〜11	肺	2.4〜6.3
精　巣	12〜13	膀　胱	3.1〜7
軟　骨	9〜10		

(Fowler, 1984)

❷ 放射線感受性とその修飾因子

　一般に，分裂能の旺盛な核／細胞質比の大きな未分化な細胞ほど細胞死の効率が高くなり放射線感受性が高い．これは放射線による細胞障害を起こす標的は核（DNA）であり，細胞質には核障害を修復させる機能があるとの考えに基づくと理解しやすい．

　分裂能をもつ細胞は，M（分裂）期→G1期→S（DNA合成）期→G2期→M期に戻る周期で分裂するが，この分裂周期のなかでも感受性に違いがある．M期，G2期の細胞は放射線感受性が最も高く，S期後半の細胞は感受性が低い（図2）．なおG1期の長さは細胞によって極端に異なり，G1期の長い細胞ではG1後期にも感受性の高い時期がある．また，分裂しないG0期細胞は増殖期細胞に比べて放射線抵抗性である．

　また，放射線感受性に大きな影響を与える重要な環境因子として酸素分圧がある．酸素の少ない細胞（低酸素細胞）と酸素に富んだ細胞（酸素化細胞）に，同等の生物効果を与えるのに必要な線量の比を酸素増感比（OER）というが，通常のX線，γ線では2.5〜3の値を示す．酸素の存在下で放射線感受性が高まる原因については，放射線により発生した水酸基ラジカルが酸素にて固定化されるため，より大きなDNA損傷を引き起こすためといわれている．したがって，腫瘍の照射効果は腫瘍母地の血管分布と密接な関連性を

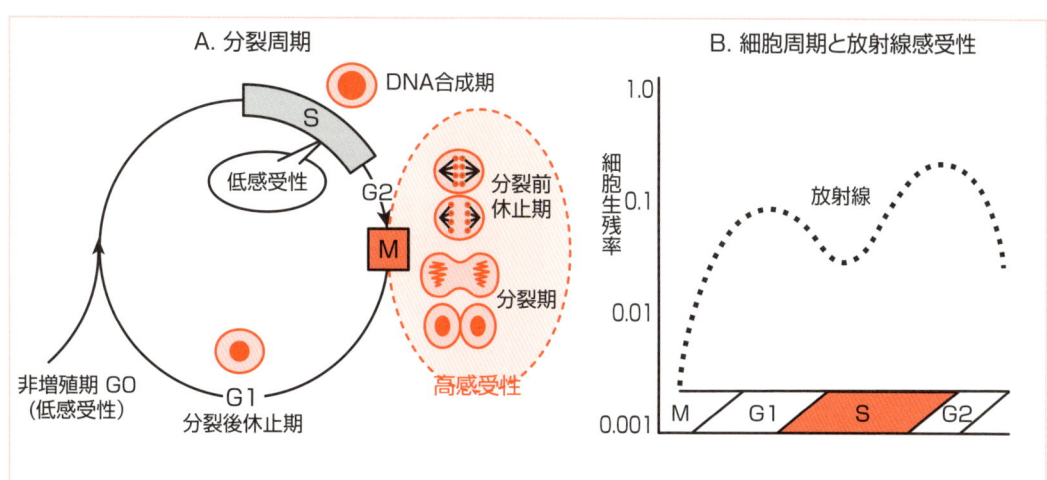

図2　分裂細胞の分裂周期と放射線感受性
　　A. 分裂周期，B. 同一線量照射での各分裂周期の放射線感受性の比較

もっている．大きい腫瘍が難治性であるのは単に腫瘍細胞の絶対数が多いためのみではなく，血流の乏しい低酸素細胞や非増殖細胞が増加することにも起因している．したがって，がんが小さいほど治癒の可能性は高く，5cm程度の大きさまでが根治的な放射線治療の良い適応と考えられている[1]．

❸ 分割照射法の理論

放射線治療では，がん組織のみならず病巣周囲の正常組織へも放射線が照射されるが，正常組織の方が，がん細胞に比べて回復力が強く，少量ずつ分割して放射線を照射すると，照射と照

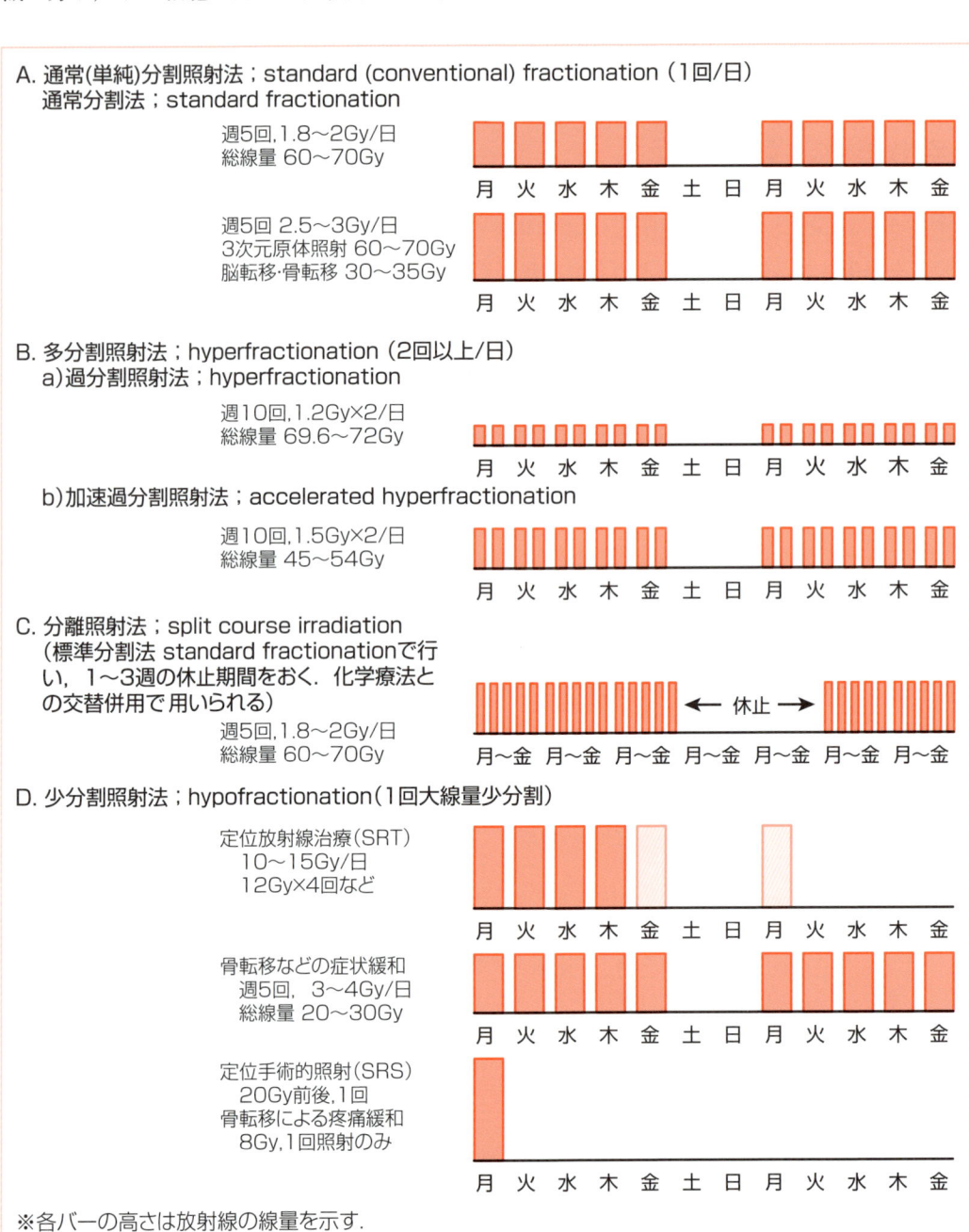

図3　各種分割照射法

射との間に正常組織はかなり回復する（図1-B p2参照）．そこで，毎日少しずつ放射線を腫瘍に照射する分割照射法が放射線治療の基本となる．通常は1日1回1.8〜2Gyの照射を週5回行い，数週かけて治療する方法（通常分割照射法）が用いられる．さらに回数を細かくして1回線量を減らして1日2回以上の照射を行う方法（多分割照射法）も行われることがある（図3）．多分割照射法は，通常分割法と総線量，照射期間をほぼ同じにした場合，遅発性有害事象の軽減に有効である．ただし，1回目と2回目の照射間隔は6時間以上あける必要がある．

放射線照射後には幹細胞が増殖し，休止していた細胞分裂が再開する．これを再増殖（repopulation）と呼ぶ．がん細胞は正常細胞より分裂の再開が遅く，再増殖能が低いと考えられているが，治療休止などにより治療期間が延長すると，治療後半のがん細胞の再増殖能が加速されるために，がんの制御率が低下することが知られている．

（4）照射法と放射線治療計画

❶ 外部照射

通常の放射線治療では，X線や電子線を用いて体外からがん病巣に放射線を照射する外（部）照射法が用いられる．治療計画は，腫瘍の大きさ，部位，広がりに応じて標的範囲に限局して放射線が照射されるように放射線の種類（図4）を選択し，照射野，照射方向を決定する（図5）．照射野の決定には図6に示すような標的体積の概念が適応される．

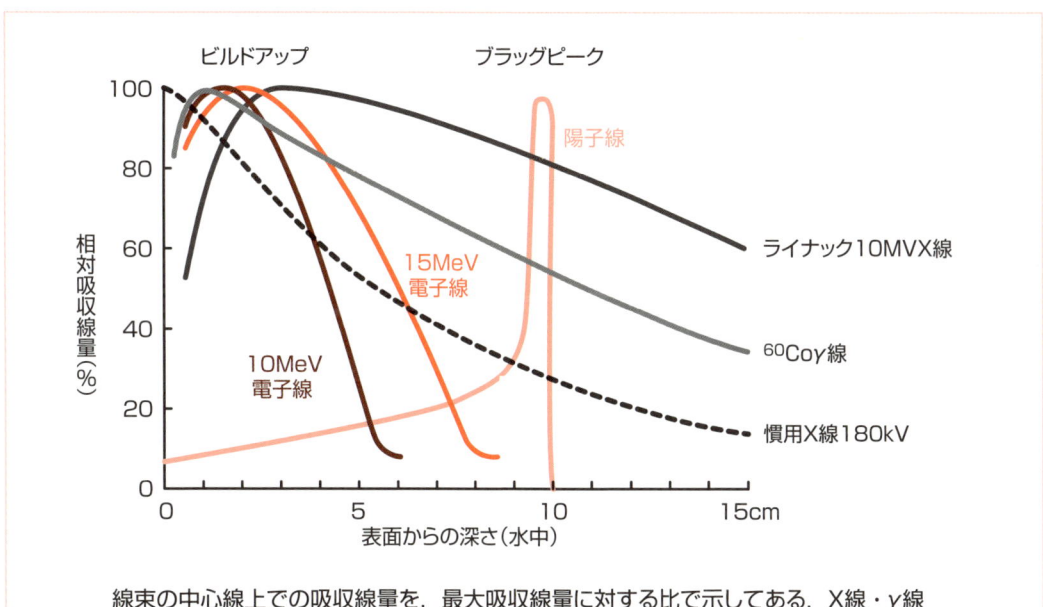

線束の中心線上での吸収線量を，最大吸収線量に対する比で示してある．X線・γ線では，高エネルギーほど最大吸収線量を示す点は深くなり（ビルドアップがあり），陽子線はブラッグピークをもつ．

図4　深部線量百分率

（文献1）p215より）

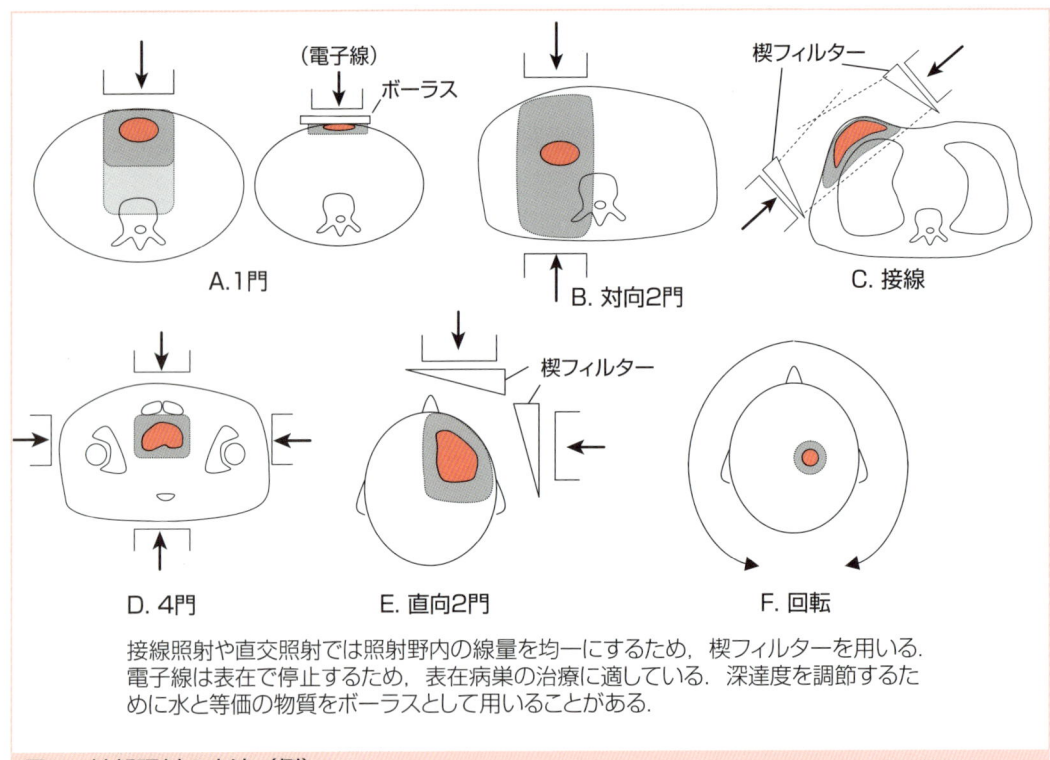

接線照射や直交照射では照射野内の線量を均一にするため，楔フィルターを用いる．電子線は表在で停止するため，表在病巣の治療に適している．深達度を調節するために水と等価の物質をボーラスとして用いることがある．

図5　外部照射の方法（例）

ICRU Report 62*には以下のような標的体積が規定されており，これらを念頭において照射野を設定する．
原則として，GTVには根治的線量を，CTVには予防的線量が照射されるように治療計画を行う．

*ICRU Report 50で3次元的に定義された各種標的体積に加えて，呼吸などにより体内で生理的に移動する標的に対して体内臓器移動マージン（IM）を考慮した概念を示したもの．
臓器の幾何学的不確実さを補填するリスク臓器（OAR；organ at risk）周囲のマージンを加えた計画的リスク臓器体積（PRV；planning organ at risk volume）の概念も導入された．最新の照射技術は3次元から4次元治療の時代に入っており，現在の高精度な放射線治療はこのreportにもとづいて行われている．

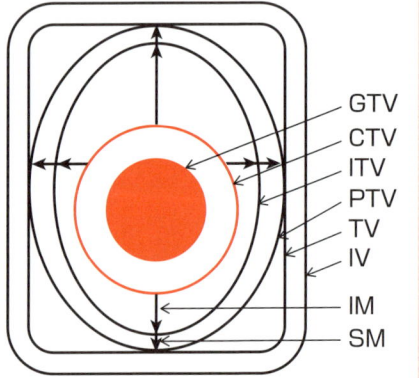

GTV	Gross tumor volume（肉眼的腫瘍体積）	画像や触診で確認できる腫瘍体積
CTV	Clinical target volume（臨床標的体積）	GTV＋顕微鏡的な腫瘍進展範囲
ITV	Internal target volume（体内標的体積）	CTV＋IM
PTV	Planning target volume（計画標的体積）	ITV＋SM
TV	Treated Volume（治療体積）	PTV内の最小線量と同じ等線量値で囲まれる体積
IV	Irradiated Volume（照射体積）	正常組織の耐用にとって有意であると考えられる線量が照射される体積

IM（internal margin）：呼吸移動や消化管ガスによる影響などの体内臓器移動マージン
SM（set up margin）：毎日の治療における設定誤差

図6　放射線治療計画にかかわるターゲット（標的体積）の概念

❷ 小線源治療

　放射性同位元素（RI）を密封した小線源を用いて腫瘍を近接照射する方法は密封小線源治療と呼ばれ，照射法には腫瘍組織内に小線源を刺入する方法（組織内照射），子宮，食道，気管支など腔内から照射する方法（腔内照射）[3]，モールドを用いる線源を腫瘍表面に接触させて照射する方法がある．

　また，非密封小線源を用いる方法は内照射療法と呼ばれ，わが国では甲状腺がんに対する ^{131}I（ヨウ素-131），骨転移に対する ^{89}Sr（ストロンチウム-89），悪性リンパ腫に対する ^{90}Y（イットリウム-90）が使用許可されている．

（5）治療目的別の放射線治療の違い

　放射線治療は，完治を目指して行う根治的放射線治療と緩和ケアとして行う姑息・対症的照射療法とに大別される．腫瘍制御に要する線量は，1日1回2Gyの通常分割照射法を用いた場合，顕微鏡的な腫瘍細胞量に対しては40〜50Gy，肉眼的に残存する腫瘍には60Gy以上の線量が必要となる[1]．したがって，根治を目指すためには周囲の正常組織への影響にも十分注意を払わなければならない．

　これに対し，姑息・対症的照射療法では病巣への投与線量は少なくてよい．すなわち，腫瘍をわずかに縮小させるだけで症状の緩和が図れるため，広い照射野で治療を行うこともあるし，責任病巣を含めれば腫瘍の進展範囲をすべて照射野に含めなくてもよい[3,4]．

2）完治を目指しての放射線治療

（1）根治的放射線治療の適応

　完治を目的とした根治的放射線治療では，腫瘍の制御のために大線量が必要となるため，治療後に生じる正常組織への遅発性・晩期有害事象を許容範囲内にとどめる配慮が最も重要である．一方，治療中にみられる正常組織の急性有害事象は治療終了後には速やかに回復することが多く，治療継続のための患者ケアが重要となる．

　根治的治療として同じ局所療法である手術療法に代わり放射線治療が行われる理由には以下の場合がある[1]．① 解剖学的位置関係で手術操作が困難な場合，② 増殖・進展が速く，放射線感受性が高い腫瘍の場合，③ 機能の保持を重視した場合，④ 外科療法でも放射線治療でも治療成績に大差のない場合，⑤ 病期が進行し手術不能な場合，⑥ 患者の一般状態が悪く手術不能な場合，⑦ 手術拒否，などである．治療の成否は，先に述べたように，腫瘍サイズ，腫瘍の放射線感受性・反応性に左右される．

（2）治療可能比

　放射線治療では，「正常組織の耐容線量」を「がんの制御線量（治癒線量）」で除した「治療可能比」という概念がある．すなわち，治療可能比（TR）＝正常組織耐容線量／治癒線量，とな

る.「放射線治療により,正常組織に重篤な有害事象をきたすことなしに,がんの制御を達成する」という考えであり,治療可能比は1を超えなければならない.

がんの制御確率,正常組織の障害確率はS状曲線で表され(図7)[1],両者の差が最大となる線量を至適線量という.腫瘍組織の制御確率曲線が左に移動するか,または正常組織の障害確率曲線が右に移動することで,これらの曲線間の間隔が広がれば,治療可能比が改善される.この2つの曲線の間隔を広げるために空間的線量分布(外部照射の方法)(図5 p6参照),時間的線量配分(図3 p4参照)や抗がん剤などの併用療法について配慮する.

(3) 化学療法(抗がん剤)との併用

局所進行がんや難治性がんに対しては抗がん剤との併用が広く行われている.併用の目的は,① 微視的転移巣の制御,② 放射線効果の増強(増感作用)である.併用時期には,逐次(順次),同時,交替の3通りがある(図8)が,同時併用療法が上記の目的にかない,最も有効な治療法である.逐次併用では増感作用は期待できないが,放射線治療前に化学療法を行い(寛解導入化学療法),腫瘍縮小効果がみられれば,照射野を縮小できる利点がある.同時併用療法は,局所進行期の頭頸部がん,肺がん,食道がん,子宮頸がんで標準治療として推奨されている.

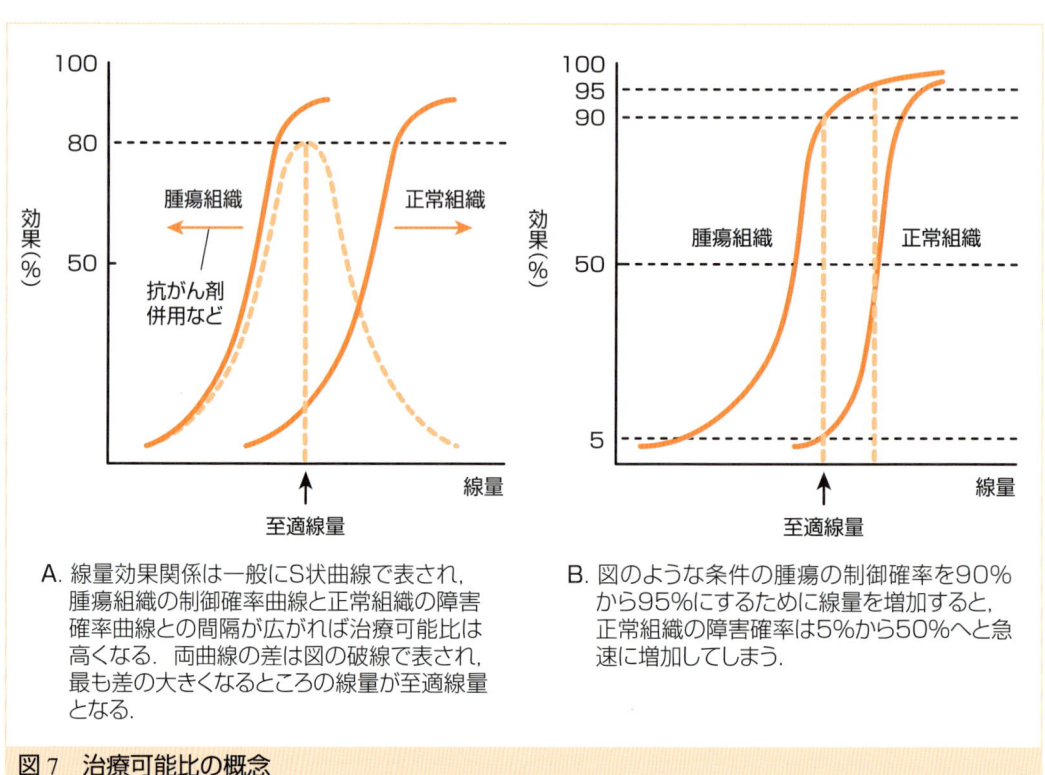

A. 線量効果関係は一般にS状曲線で表され,腫瘍組織の制御確率曲線と正常組織の障害確率曲線との間隔が広がれば治療可能比は高くなる.両曲線の差は図の破線で表され,最も差の大きくなるところの線量が至適線量となる.

B. 図のような条件の腫瘍の制御確率を90%から95%にするために線量を増加すると,正常組織の障害確率は5%から50%へと急速に増加してしまう.

図7 治療可能比の概念

(文献1) p213より)

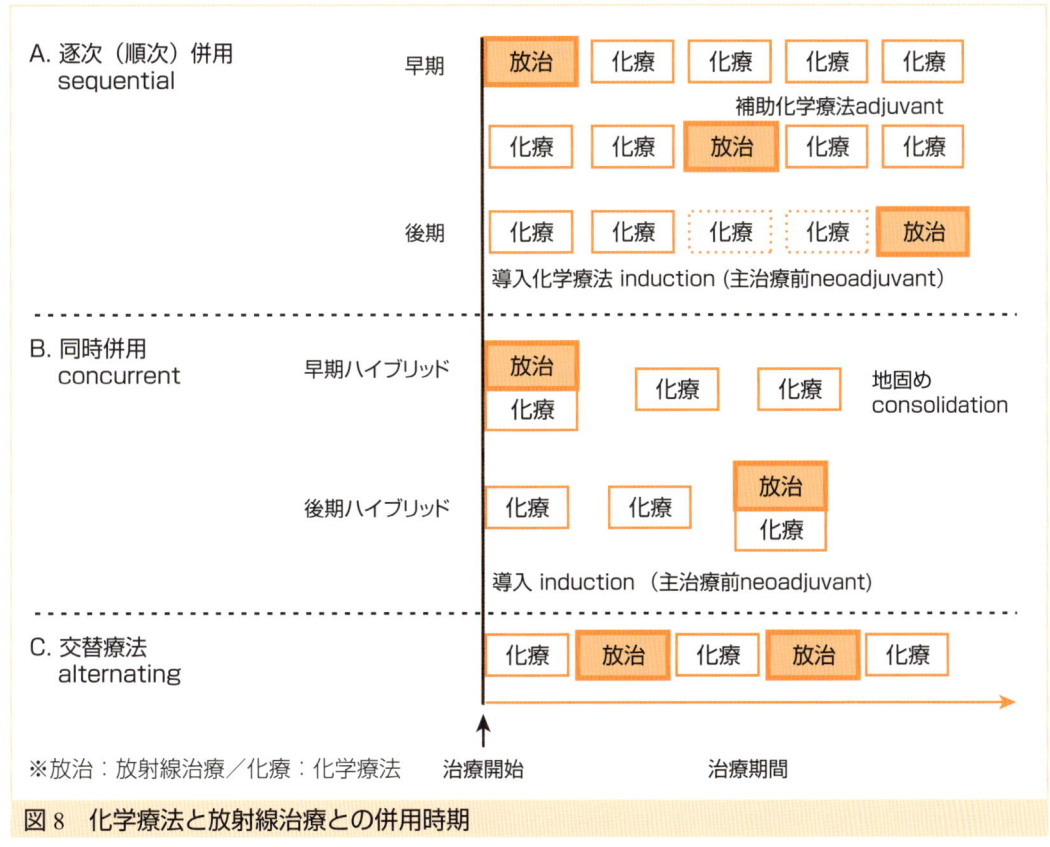

図8 化学療法と放射線治療との併用時期

3) 緩和ケアとしての放射線治療

　がんが広範囲に進行して治癒が望めない場合でも，諸症状の緩和を目的に放射線治療が行われる機会は少なくない．緩和を目的とした放射線治療の適応としては，① がん性疼痛の除去，② がんによる臓器圧迫症状の除去，③ がん組織からの出血の阻止（止血），④ がん性体腔液の貯留抑制などがある．これらの病態はそれぞれ単独で認められることもあるが，2つ以上が同時に認められる症例も多い．行われる頻度が最も高いのは，がん性疼痛の除去を目的とした場合で，代表的なものに，骨転移，胸郭など骨・軟部組織への直接浸潤，脳転移に対する治療がある（表2）.

■ 表2　放射線照射の適応となるがん性疼痛の主な病態

病　態	主な疾患	症　状	標準的な放射線照射法
骨転移	肺がん，乳がん，前立腺がんなど，あらゆるがん	転移部疼痛，神経痛，しびれ*	30Gy/10回(2週) 20Gy/5回(1週)
骨・軟部浸潤	肺がん，乳がん，中皮腫など	胸痛，背部痛	30Gy/10-15回～50Gy/20-25回
脳転移	肺がん，乳がんなど	頭痛	30Gy/10-12回，定位放射線照射など
腹部傍大動脈リンパ節転移	骨盤内腫瘍，肺がんなど	腰痛	40Gy/20回～54Gy/27回(多門)
副腎転移	肺がんなど	腰痛，背部痛	30Gy/12-15回～40Gy/16-20回程度
水腎症	骨盤内腫瘍	腰痛，背部痛	30Gy/15回～50Gy/25回

*末梢神経障害に伴うしびれの改善率は疼痛の改善率に比べて低く，また改善まで期間を要することが多い．

(文献4)p146より)

臓器圧迫による諸症状の除去では，脳転移による神経症状，食道，気道，上大静脈，胆道，尿路など管腔臓器の通過障害（狭窄・閉塞）に対する治療があげられる．緩和ケアを目的とした放射線治療では，放射線による急性有害事象を抑えることが重要となるが，通常は総線量が高くないため患者への負担は少ない．

　以下，代表的な治療法について解説する．

(1) 骨転移の放射線治療

　骨転移は，がん性疼痛の最も頻度の高い原因であり，放射線治療が行われることが多い．放射線治療が鎮痛薬物療法と大きく異なる点は，疼痛の原因となっているがん病巣の病勢を抑えられる（原因療法である）ことである．放射線照射後，溶骨性の転移巣に化骨修復反応が認められることもしばしばあり（図9），社会生活に復帰できる症例も少なからず存在する．特に，乳がんや前立腺がんなど自然史の長いがんでは，積極的に放射線治療を行うことにより長期生存する症例もみられ，照射の適応を含めた慎重な治療計画の検討が必要である．

　放射線治療のスケジュールは30Gy/10回（2週）が，実地医療で広く用いられており，80％以上の症例に症状の改善が得られる．また，放射線治療の特徴として，30Gy以上の照射を行うと3カ月以上の腫瘍増殖の抑制（腫瘍母地効果）が期待できる[1]．

　余命が短いと予測される症例では，20Gy/5回（1週）や8Gy/1回での短期照射法を用いたり，全身性有痛性骨転移に対する半身照射などの広範囲の照射を行うこともある[4]（図3 p4）．除痛のみを指標とした場合，分割照射法別の効果には大差はないといわれている．

(2) 脳転移の放射線治療

　脳転移は骨転移の次に症状緩和を目的として行われる頻度が高い病態である．原発巣として

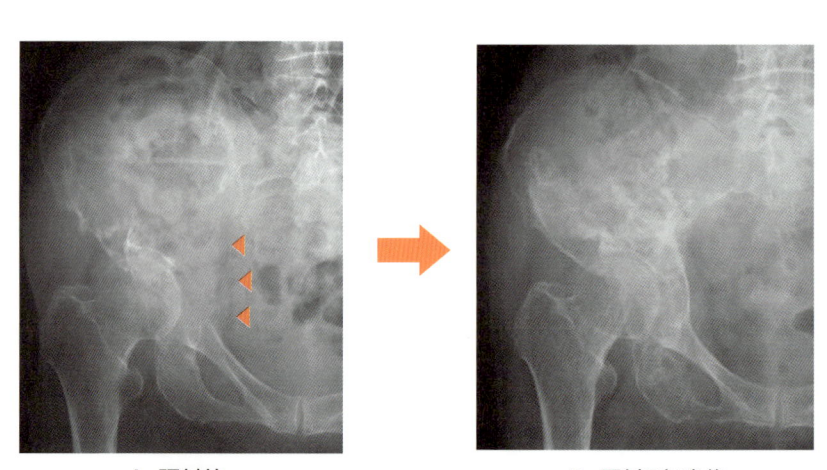

A. 照射前　　　　　　　　B. 照射3年半後

右骨盤骨に対して40Gy/16回の照射施行後，独歩可能となる．
X線写真で溶骨性転移巣（A：矢印）に，化骨変化（B）がみられる．

図9　孤立性骨転移例（70歳女性，肺腺がん）

は肺がんが最も多く，次いで乳がんとなる．脳転移は，画像で数個しかみられなくても潜在的に多発しているとの考えから，全脳照射が標準的な治療法として用いられてきた．しかし，全脳照射を行うと脳萎縮，認知症など正常脳組織への影響（特に高齢者）が問題となること，画像診断精度の向上により限局性の脳転移に対する照射技術が進歩したことにより，定位照射（図10，後述p12）を含めた局所照射も積極的に行われるようになってきている．

　全脳照射の適応となるのは，他臓器への全身転移を伴う症例や4個以上の多発性脳転移の症例である．照射スケジュールは，30Gy/10回（2週）が広く用いられている．予後が6カ月以上望める症例では，認知機能低下などの遅発性・晩期有害事象に配慮して，30Gy/12回〜35Gy/14回，40Gy/20回など1回線量を少なくした分割照射法が用いられる．

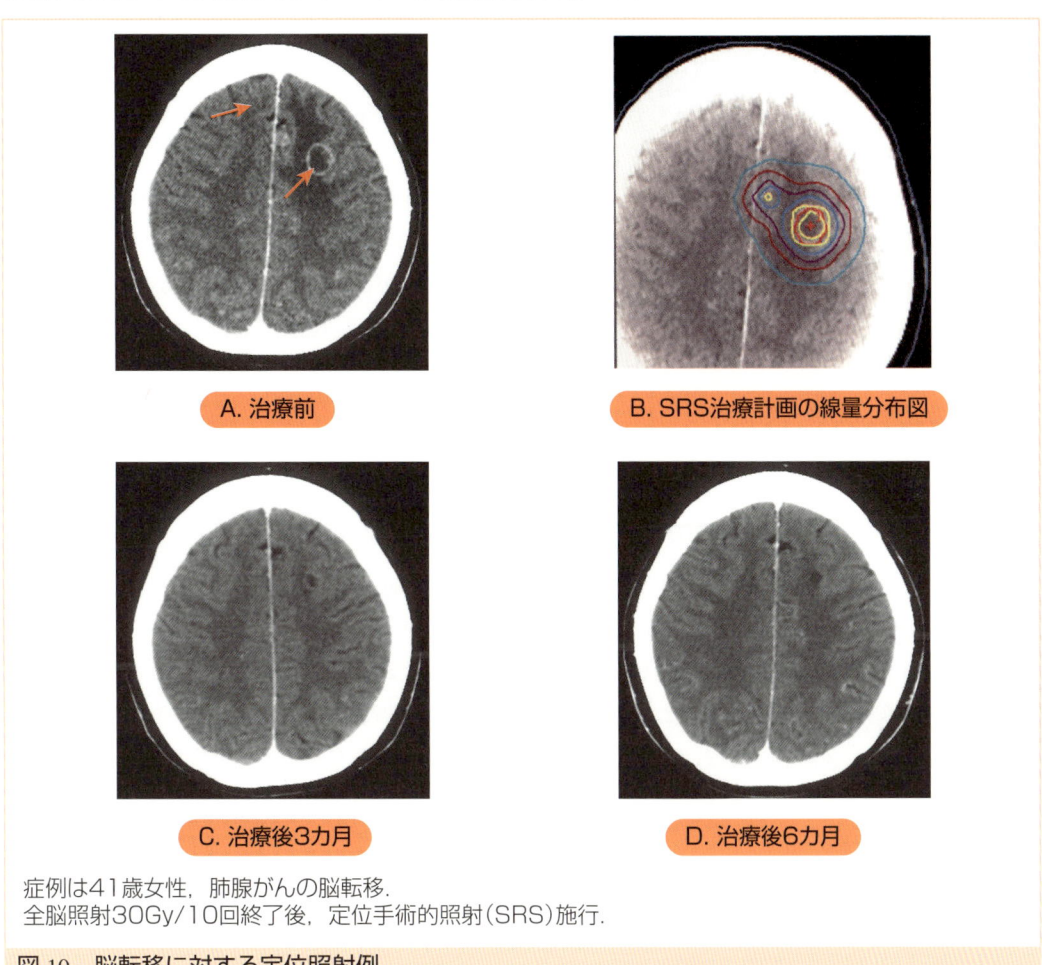

A. 治療前　　　B. SRS治療計画の線量分布図
C. 治療後3カ月　　　D. 治療後6カ月

症例は41歳女性，肺腺がんの脳転移．
全脳照射30Gy/10回終了後，定位手術的照射（SRS）施行．

図10　脳転移に対する定位照射例

（3）周囲臓器への圧迫・浸潤による症状緩和を目的とした放射線照射

　根治が望めない進行がんでも，原発巣の周囲臓器への圧迫・浸潤による疼痛，通過障害，出血などの諸症状の軽減を目的として放射線治療が行われる．緊急性の高いものに，上大静脈の閉塞により生じる上半身の静脈還流障害（上大静脈症候群），頸部・縦隔腫瘍による気道狭窄がある．

上大静脈症候群の原因は，ほとんどが肺がん（特に小細胞肺がん）で，悪性リンパ腫などの縦隔腫瘍がこれに続く．気道狭窄では甲状腺未分化がんが代表的疾患である．

　放射線治療のスケジュールは病態に応じて，30Gy/15回〜50Gy/25回程度の照射を行う．肺がんからの血痰，子宮頸がんからの出血など止血を目的とした場合には，30Gy/15回程度の照射で目的を達成することが多い．

4）特殊療法（TBI，定位照射，IMRT）

(1) 全身照射（total body irradiation ; TBI）

　骨髄移植の登場により，従来では根治が不可能であった白血病や悪性リンパ腫などの造血器腫瘍を治癒させることが可能となってきた．TBIは骨髄移植の術前処置として非常に有効な治療法で，白血病の放射線治療の大部分を占めている．TBIは急性・慢性のいずれの白血病も対象となり，シクロホスファミド（CPA）などの抗がん剤と併用される．TBIの前処置としての役割には，白血病細胞の死滅と宿主の免疫担当細胞であるリンパ球の不活化による拒絶の予防の2つがある．TBIでは，白血病細胞に対する殺細胞効果に抗がん剤との交叉耐性がないこと，照射不能の部位がないこと，危険臓器の遮蔽が可能であることなど，抗がん剤にはない特徴がある．しかし，TBIにも，間質性肺炎，白内障，ホルモン障害，成長遅延，性腺障害などの障害のリスクもあるため，これらを避けるためにブスルファン（BUS）とCPAのBUCY法など抗がん剤だけの前処置も行われることがある．

(2) 定位放射線照射（stereotactic irradiation ; STI）

　STIとは，定位的手法を用いて1〜数回で高線量の放射線を正確に病巣に集中して照射する方法である．STI専用装置としてガンマナイフがあるが，リニアック*を用いたX線によるSTIも可能となり，リニアックメスあるいはXナイフとも呼ばれている．リニアックメスには，①比較的大きい病変にも対応可能，②分割照射が可能，③体幹部の病変に対応可能など，ガンマナイフにはない大きな利点がある．なお，1回照射で行う方法を定位手術的照射（stereotactic radiosurgery ; SRS）（図10 p11参照）というのに対して，分割照射で行うのを定位放射線治療（stereotactic radiotherapy ; SRT）として区別する．ガンマナイフによるSRSは脳転移治療に用いられており，X線によるSRTは，脳転移のみならず，肺内や肝臓などの体幹部小腫瘍にも行われている（図11）．

*リニアック：外部照射に用いられる代表的な放射線治療装置の略称で，用語の由来はLinear accelerator（＝医療用直線加速装置）→リニアック（Lineac）からきている．電子を高速に加速して金属ターゲットに当て，X線を発生させる装置で，電子線も利用できる．ライナックともよばれている．

(3) 強度変調放射線治療（intensity modulated radiation therapy ; IMRT）

　コンピュータ技術の進歩により従来は試行錯誤で治療計画の最適化を行っていた（forward

4）特殊療法（TBI，定位照射，IMRT）

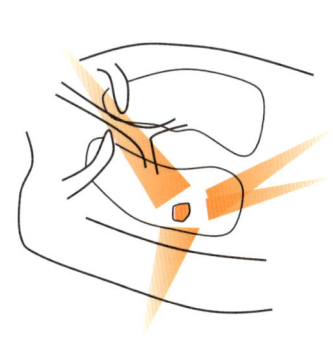

A. 多方向からの定位放射線照射のシェーマ

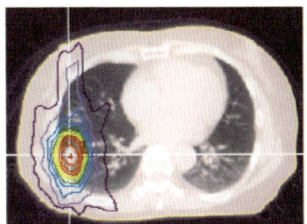

B. 横断面

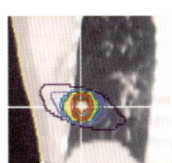

C. 冠状断面
B,C,D. 定位照射の線量分布図

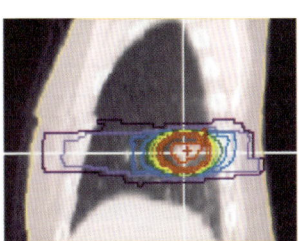

D. 矢状断面

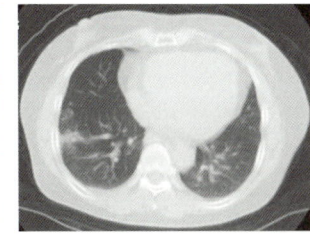

E. 照射後2年半のCT像．照射野に一致した線維症の所見が認められるのみで無再発生存中

図11　体幹部定位放射線照射例
　　　症例：66歳女性，右肺 S^8 腺がん，cT1N0M0，IA期．

（文献2）p990より）

planning）のに対して，コンピュータが逆解計算アルゴリズムによって数学的に最適な解（線量分布）を算出する inverse planning が開発された．IMRT は，この inverse planning とそれによって算出された複雑かつ不均一な照射を，コンピュータ制御下で実施可能な高精度治療装置との組み合わせにより実用化された革新的技術である．IMRT により従来達成困難であった線量分布も比較的容易に計画できるようになり，標的内の部位ごとの1回照射の線量を調節したり，標的線量を低下させることなく周囲正常臓器の線量を従来法より低く押さえる，いわゆる"dose painting"が現実のものとなった．わが国では診療報酬上，まず中枢神経腫瘍，頭頸部がん，前立腺がんに対して適応が認められ，現在では「限局性固形悪性腫瘍」に適応が拡大されている（図12）．

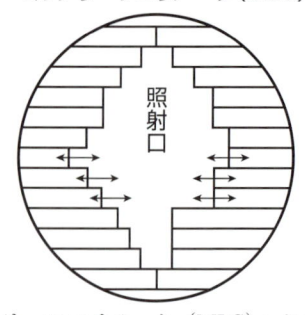

*マルチリーフコリメータ(MLC)：タングステン板40〜60対をリニアックの照射口に取り付けたもので，照射野中心で5〜10mm幅をブロックする．これを用いればコンピュータ制御により腫瘍の形状に一致した照射野をつくることができ，原体照射やIMRTには不可欠である．

線量分布図

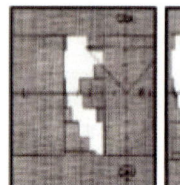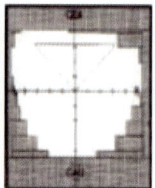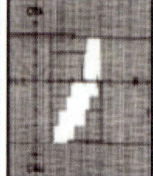

MLCが動いて各方向からの照射野の形状が変化する

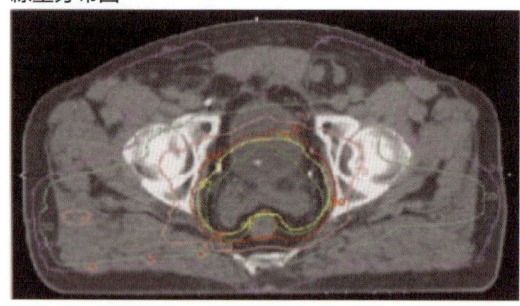

（提供：日立メディコ）

図12　前立腺がんに対するIMRT
5方向からの照射で，直腸線量が低下されているのがわかる．

5）放射線治療とEBM

　Evidence-based medicine（EBM）とは，個々の患者の問題点に対し医学的に利用可能な最善の科学的根拠（エビデンス）を適用しようとする医療であり，画一的な医療を目的とするものではない．放射線治療は様々ながん種に対して行われており，疾患の特徴，病期，宿主状態などにより集学的治療体系のなかでその適応が位置づけられ，各疾患の診療ガイドライン[5]に記載されている．

　放射線治療の有効性・安全性の推奨は，エビデンスレベル（表3）により決定される[6-7]が，最終的な治療方針の決定には他の因子も考慮されなければならない（図13）．放射線治療の適応決定にかかわるフローチャートを図14に示す．これらを基に患者へのインフォームド・コンセント（IC）を実践することが望まれる[6]．

5) 放射線治療と EBM

■ 表3 エビデンスのレベルと勧告の強さ（推奨グレード）

① エビデンスレベル

I	システマティックレビュー/よくデザインされた複数の比較試験のメタ分析
II	1つ以上のランダム化比較試験による
III	非ランダム化比較試験による
IV	分析疫学的研究（コホート研究，症例対照研究）
V	記述研究（症例報告，ケース・シリーズ）
VI	患者データに基づかない，専門委員会や専門家個人の意見

（複数のタイプのエビデンスがある場合には，質の高いタイプのエビデンスをとる）

② 勧告の強さと決め方

A	行うよう強く勧められる
B	行うよう勧められる
C	行うよう勧められるだけの根拠が明確でない
D	行わないよう勧められる

決め方：以下の要素を勘案して総合的に判断
1 エビデンスレベル
2 エビデンスの数と結論のバラつき
3 臨床的有効性の大きさ
4 臨床上の適用性
5 害やコストに関するエビデンス

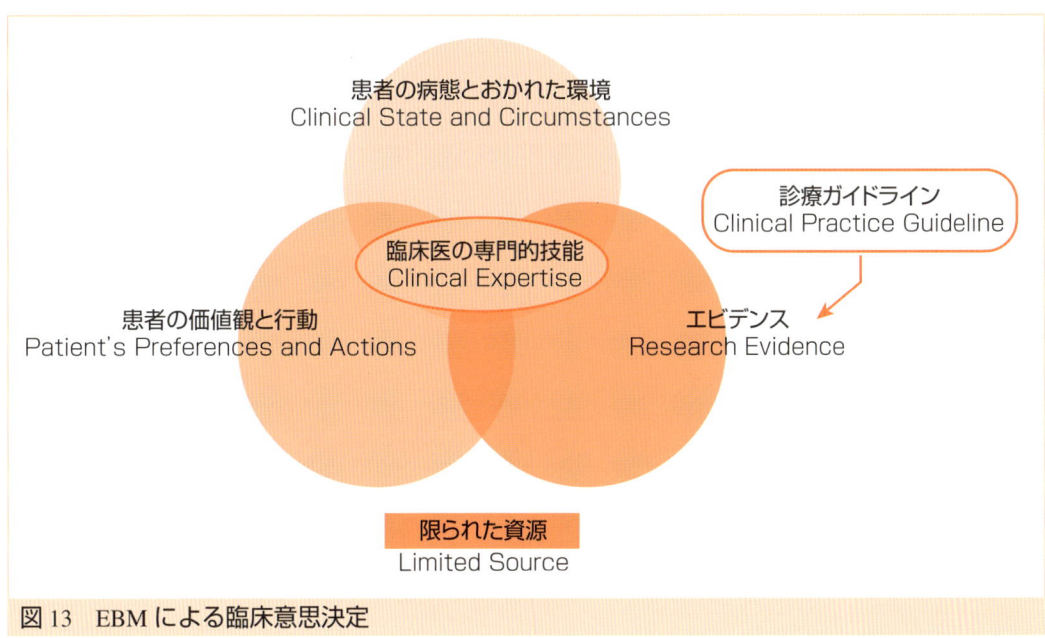

図13 EBM による臨床意思決定

(Haynes, 2002)

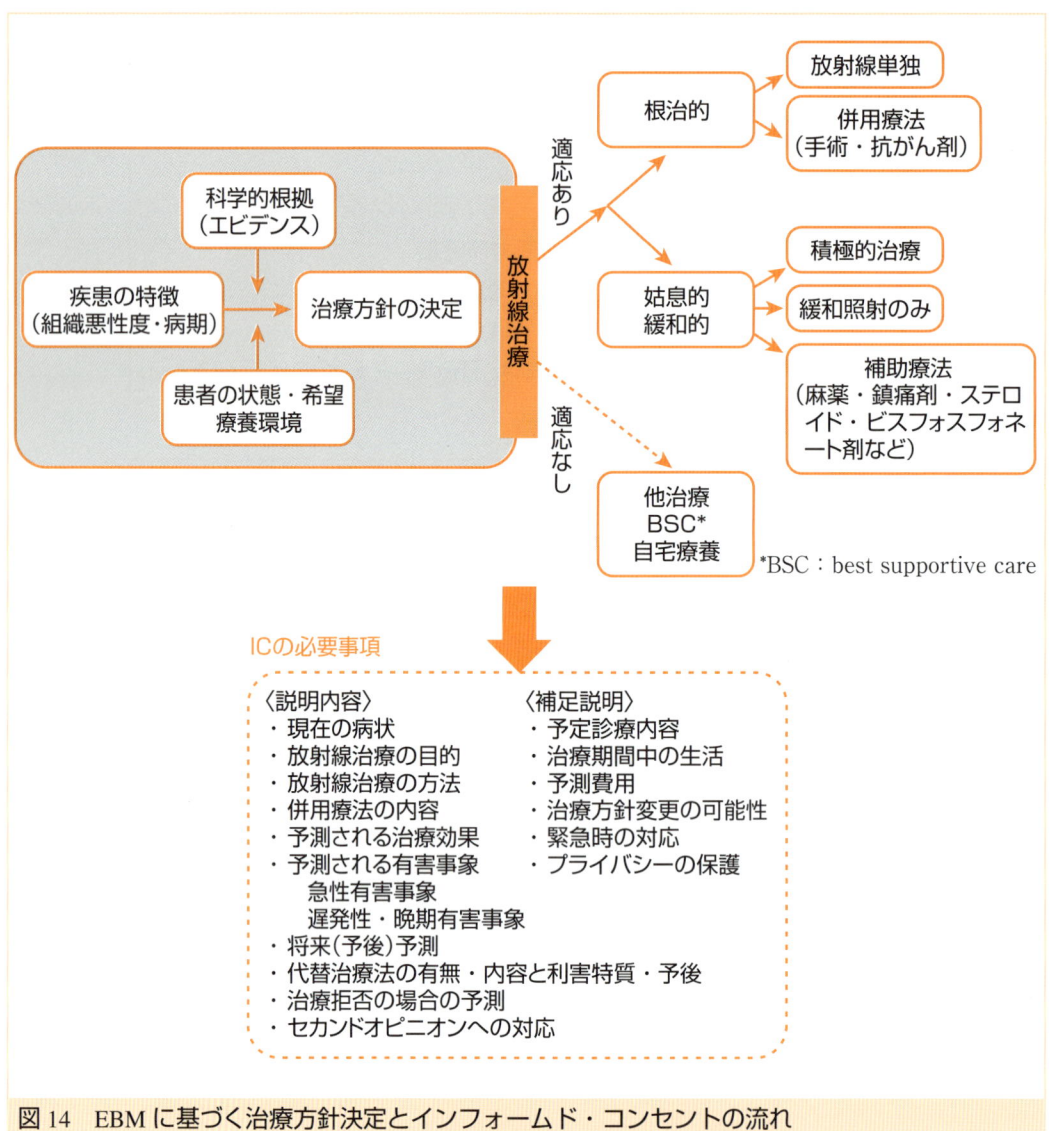

図14 EBMに基づく治療方針決定とインフォームド・コンセントの流れ

6) 放射線安全管理と注意点

(1) 放射線に対する注意点

　放射線治療の際には，事故でも起きない限り，医療従事者が被曝することはない．唯一注意すべきは非密封小線源治療時の汚染である．非密封小線源治療の際は，管理区域内で専用のガウン，スリッパ，ゴム手袋，マスクを着用し，作業手順を十分念頭に入れてから短時間で作業を行えば安全である．もし，作業区域で汚染が生じた場合には，施設の安全管理規定にのっとり放射線取扱い主任者の指示に従い，速やかに除染作業を行う．

(2) 放射線治療の安全管理にかかわる注意点

　医療の安全管理は，診療の品質を管理し，その結果を保証するものである．放射線治療の構造とプロセスにかかわる要因は多項目に及ぶが，特性要因図に基づく品質管理の概容[8]を図15に示す．

　放射線治療は標的病巣に対して高精度に目的とする線量を照射することが大原則であり，治療装置と関連機器の定期的な保守管理，毎日の治療精度の点検は，品質と安全管理の点で最も重要な業務の1つである．また，最新の放射線治療装置は，理想的な線量分布の達成や位置精度の向上など機能的な進歩はあるが，投与線量の確認作業や照射手順など実際の治療を行ううえでは，従来の放射線治療装置と比べて品質管理上の安全性が増しているわけではない．むしろ，定位放射線照射やIMRTなど高精度な放射線治療を施行する際には，安全確認や品質管理のための作業が著しく増加している状況にある．したがって，放射線治療施設には品質管理をもっぱら行う者として医学物理士や放射線治療品質管理士の採用が推奨されている．

　一方，臨床的な品質・安全管理も忘れてはならない．具体的には，個々の患者に適した治療計画を行い，治療期間中に刻々と変化する患者の全身状態や症状ならびに病態を把握し，経過に応じた治療方針の再検討も常に念頭に置いて診療する姿勢が大切である．また，計画どおりに治療が行われるために，患者の放射線に対する不安を取り除いたり，急性有害事象に対する不安を軽減するなど精神的なケアも重要である．さらに，食事内容，入浴法，禁酒，禁煙など生活習

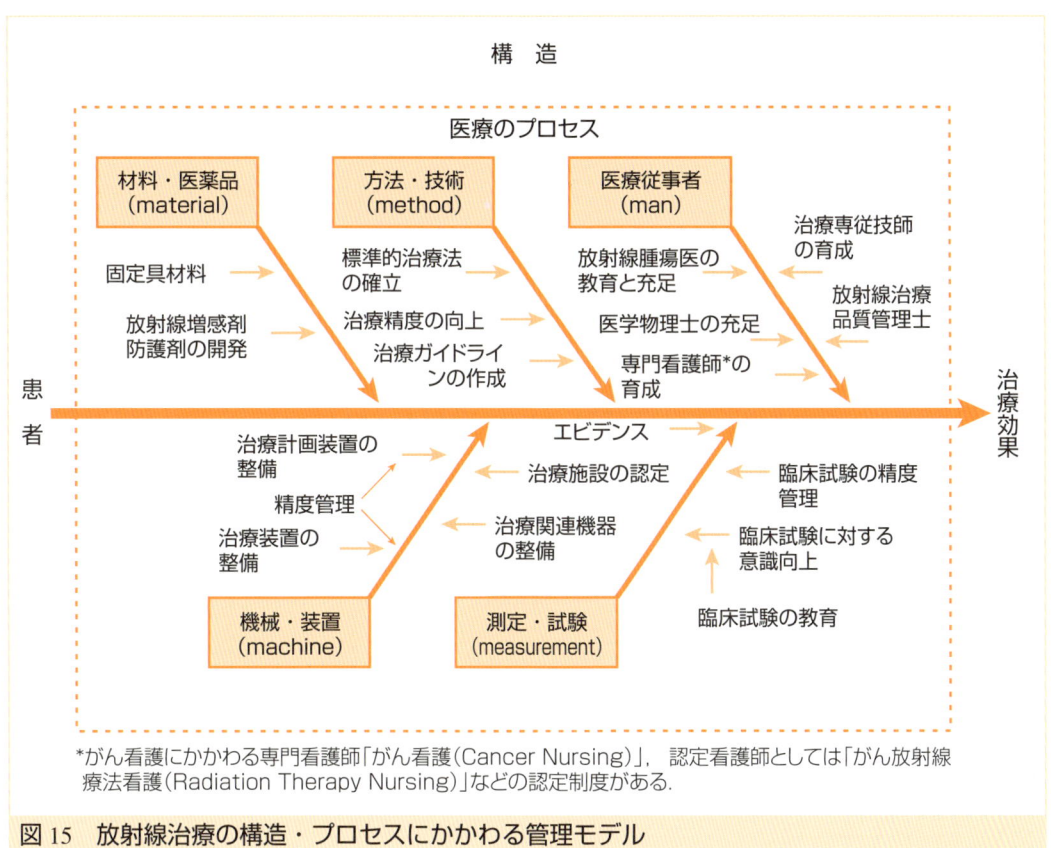

図15　放射線治療の構造・プロセスにかかわる管理モデル

(文献8)より一部改変)

慣への助言や体表面の照射野マークの保護など，セルフケアの重要性を認識させるような患者・家族への生活指導も必要である．これらの点で看護の果たす役割は非常に大きい．

（早川和重）

■ 文献
1) 早川和重：放射線腫瘍学総論．新臨床腫瘍学，日本臨床腫瘍学会 編，pp211-218，南江堂，2006．
2) 早川和重：徹底整理・肺癌ケアの基礎知識：放射線療法．呼吸器ケア，4(10)：984-991，2006．
3) 早川和重：子宮がんの放射線療法．産婦人科治療，93(6)：681-685，2006．
4) 早川和重：放射線照射の適応は？ がん疼痛緩和ケアQ&A，加賀谷 肇 監修・編集，的場元弘・田中昌代 編，pp146-148，じほう，2006．
5) 医療情報サービス Minds（マインズ）．http://minds.jcqhc.or.jp/
6) 齋藤 勉・他：ベストエビデンス．金原出版，2003．
7) 中川恵一 監著：放射線治療とEBM．インナービジョン，2006．
8) 早川和重：放射線療法のQuality Assurance．肺癌の臨床，5(3)：315-318，2002．

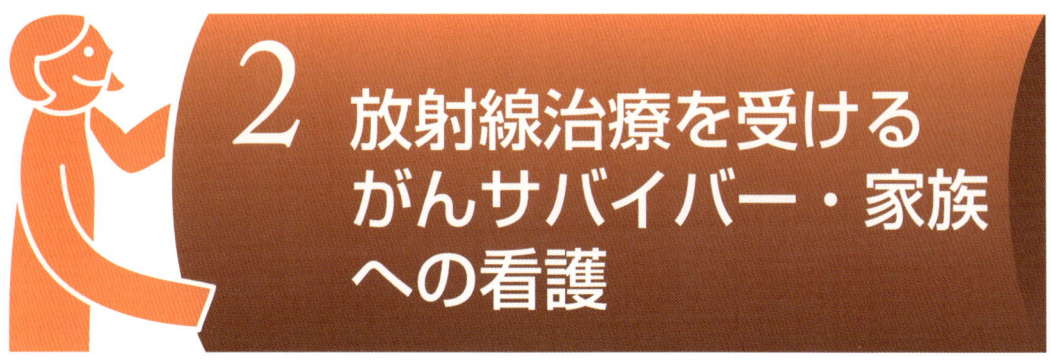

2 放射線治療を受けるがんサバイバー・家族への看護

はじめに

　1981年以降，日本人の死因の1位を占めているのはがんで，年々がんの患者は増加傾向にあり，2015年にはピークを迎えると推測されている．がんと診断されたそのときから人はいろいろなことを考え，死の瞬間まで将来に思いを馳せる．そのため，がんの進行度や病期にとらわれない"がんサバイバー"の概念は，"がん生存者"として広い意味に定義される．がんサバイバーが受ける放射線治療は，機器や技術の進歩によって，近年その有用性が明らかとなり，がんの治癒を目指した根治治療から症状緩和までと，がん治療の経過のなかで重要な位置を占めている．

　放射線治療の範囲は全身に及ぶが，侵襲が大きい手術療法や有害事象の多い化学療法と比べ，患部に限局したピンポイントの治療を受けられることが特徴である．そのため，有害事象が全身にまで及ぶことは少なく，苦痛が少ないことから放射線治療の選択が促進されている．実際，米国では新規がん患者の60〜70％が放射線治療を受けているが，国内では25％といまだ少ない．しかし，がん患者数の増加に伴い，放射線治療を受ける新規患者数は，2005年約16万2,000人から，2015年には36万人と，2倍以上に増えることを厚生労働省の研究班では予測している[1]．

> **コラム**　有害事象とは，投薬や医療処置に関連した，好ましくない，意図しない徴候（臨床検査値の異常も含む），症状，または病気である．治療または医療処置に関連がある，あるいは関連がないものもある．特異的な事象を示す固有の用語である（有害事象共通用語規準v3.0）．

　診断直後から治療が完了するまでの"急性期の生存の時期"におけるがんサバイバーは，告知への衝撃とともに，「放射線」への誤解や，治療への知識不足から不安を表出する．また，放射線治療の特性として，治療期間が長期に及ぶため，効果に不確かさを抱きがちである．さらに治療が終了してほっとすると同時に，再発へのおそれを体験する．このような状況のなかで患者・家族が治療に積極的に向かうには，放射線治療への理解と照射部位へのケアについて，正しい知識や情報を医療者から得ることが必要である．

　がんサバイバーが放射線治療を乗り越え，完遂する過程における看護師の存在は重要である．

現在，放射線治療を実施している全国の施設のなかで，看護師が専門に従事しているところは多くない．放射線治療は，実際の照射時間は数分間で，1回の治療時間は数十分間である．当然，放射線科看護師，外来看護師が患者にかかわる時間は短く，その焦点は治療による有害事象への予防や対処に限られがちである．また，各施設における放射線治療看護に関する卒後教育への対応，ガイドラインは個々に委ねられているため，質において課題が多い．

放射線治療を受けるがん患者数の増加に対応すべく，文部科学省のがん専門家を育てる「がんプロフェッショナル養成プラン」では，医学物理士の養成が始まった（2007年～）．日本がん看護学会は 2006 年から「がん放射線療法看護」特別関心活動グループを設立し，施設間の相互交流を始めている（http://jscn.umin.jp/sig/outline.html）．また，日本放射線腫瘍学会との共催で「がん放射線治療看護セミナー」を 2006 年から定期的に開催している．がん放射線治療に関する適切なアセスメントや効果的な看護実践などの知識を得ようと参加する看護師らの学習ニードは高く，盛況である．また，課題であった「がん放射線療法看護」の認定看護師教育が 2009 年 9 月から京都府看護協会で新しく開講される．

米国のがん看護協会（Oncology Nursing Society）では，先んじて「放射線治療看護に関心のある会員による特別グループ」を 1989 年に結成し，2006 年の時点で 1,000 人以上のメンバーを擁している．活動内容も，ニュースレターの発行から始まり，ビジネスミーティングの開催，情報網の形成などに加え，学習面で後輩を指導する方略に積極的である．具体的には，インターネットのリストサーブを活用して専門家や放射線治療トレーナーへ相談でき，放射線治療コースにアクセスして自己学習をするなどである．そのための教材整備や，活用ガイド・マニュアルを最新版に更新する作業も行われており，わが国での今後の活動への示唆が得られる．

1）がん放射線治療看護に活用できる理論と概念

放射線治療を受けるがんサバイバーは，目標とする照射線量に到達するまで，週 5 日，数カ月の期間を費やすことがある．患者・家族には，治療の経過で急性期・晩期の有害事象に対処するための新たな知識の獲得が求められる．それにかかわる看護師に活用されているオレム（Dorothea E Orem）のセルフケア（self-care）理論と症状マネジメントの概略を以下に述べる．

(1) オレムのセルフケア理論[2]

❶ 主要な概念

a. セルフケア

人が生命・健康・安寧を維持するために自分自身で開始し，遂行する意図的な行動や諸活動である．

b. 治療的セルフケアデマンド

健康維持に必要なケアの総和である．

治療的セルフケアデマンドの判断は，以下の「普遍的セルフケア要件」を用いる．

〈普遍的セルフケア要件〉
- 空気を十分にとり入れる．
- 水分を十分にとり入れる．
- 食物を十分にとり入れる．
- 排泄過程と排泄物に関するケアを提供する．
- 活動と休息のバランスを保つ．
- 孤独と社会的交わりのバランスを保つ．
- 生命，人間としての機能遂行，安寧に対する危険を防止する．
- 人間の潜在能力，すでに知られている能力の限界，そして正常でありたいという欲求（正常性の希求）に応じた，社会集団のなかでの人間の機能と発達の促進．

c. セルフケア能力

セルフケアを行う人がもっている複合的な力である．

d. 看護能力

人のセルフケア不足を予測・判断したときに発揮される力である．看護が必要であると看護師によって判断されたときに発揮される．

e. 看護システム

患者がどの程度セルフケアを実施し看護師がどの程度患者を支えるのかによって，看護システムは全代償的システム，一部代償的システム，支持教育的システムの3つに区分される．

❷ セルフケアの概念図（図1）

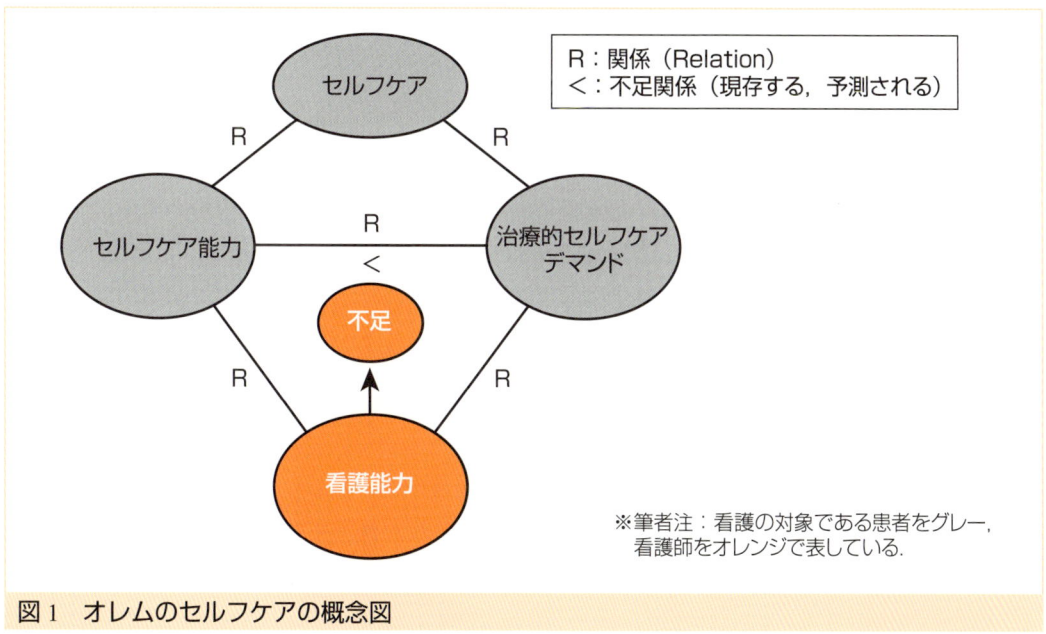

図1 オレムのセルフケアの概念図

（文献2）p449より）

> ・患者は「セルフケアを行う複合的な力をもつ人」として意思決定能力がある．
> ・看護師は「患者のセルフケア不足を予測・判断して力を発揮する人」である．

　治療による有害事象の発現で，患者の治療的セルフケアデマンドは増加する．それに対して患者のセルフケア能力だけで対応・実施が困難（セルフケア不足）とアセスメントされると，看護師が代わって"一部代償"（充足）する．"全代償"は，患者が重篤な場合で，患者のセルフケア能力が高いと判断された場合には，"支持・教育"する方向に看護能力を発揮する．

❸ 治療を受ける患者に関連したオレムのセルフケア理論を枠組みとした研究の成果

　がん看護学の領域においてDodd Mらは，放射線治療を受ける患者について多くの成果を導き出している．以下は，研究の成果をまとめた論文に記されているものである．

a. 調査研究の成果[3]
① 患者は身体的な問題においてセルフケアデマンドやセルフケア不足を強く感じている．
② 患者が体験している副作用の数に比べて，自ら実践しているセルフケアは少ない．
③ 患者の多くは症状が強くなるまでセルフケアを積極的にとらない．
④ 患者の知識不足が，副作用の体験とセルフケア実施のずれに関与している．

> **コラム**　副作用とは，治療と有害事象との間に因果関係を否定できない反応．

b. 患者の知識不足への看護介入研究の成果[3]
① 患者に知識を提供した結果，セルフケア行動が効果的に行われるだけでなく，副作用が強く出現する前にセルフケア行動をとることが示された．
② 化学療法，放射線治療の副作用を管理する技術のプログラムについて，事前に患者に情報を提供した結果，患者のセルフケア行動が促進された．
③ 看護師によってコンサルテーションが行われた患者の群は，不安が低い状態で経過できた．

（2）症状マネジメントの概念モデル

　症状への理解として，痛みは「本人が，痛みがあるときにはいつも起こっていて存在するものである」という定義[4]が1989年に出されて以降，個人の主観的な訴えを尊重して理解することは，症状全般に及んでいる．また，1994年には，実践的な症状マネジメントの方略開発に向けて，Dodd Mら（カリフォルニア大学サンフランシスコ校看護学部の症状マネジメント教員グループ）の研究成果がモデル[5]として示された．その後，改定された概念モデル[6]が2001年に発表されている．また，Larson PJは，臨床での看護活動や学生指導に向けて改変された「症状マネジメントのための統合的アプローチ（integrated approach to symptom management；IASM）」[7]（図2）を示している．このIASMは，以下に示した7つの看護活動に沿って症状をマネジメントするだけでなく，研究の枠組みにも使われている．

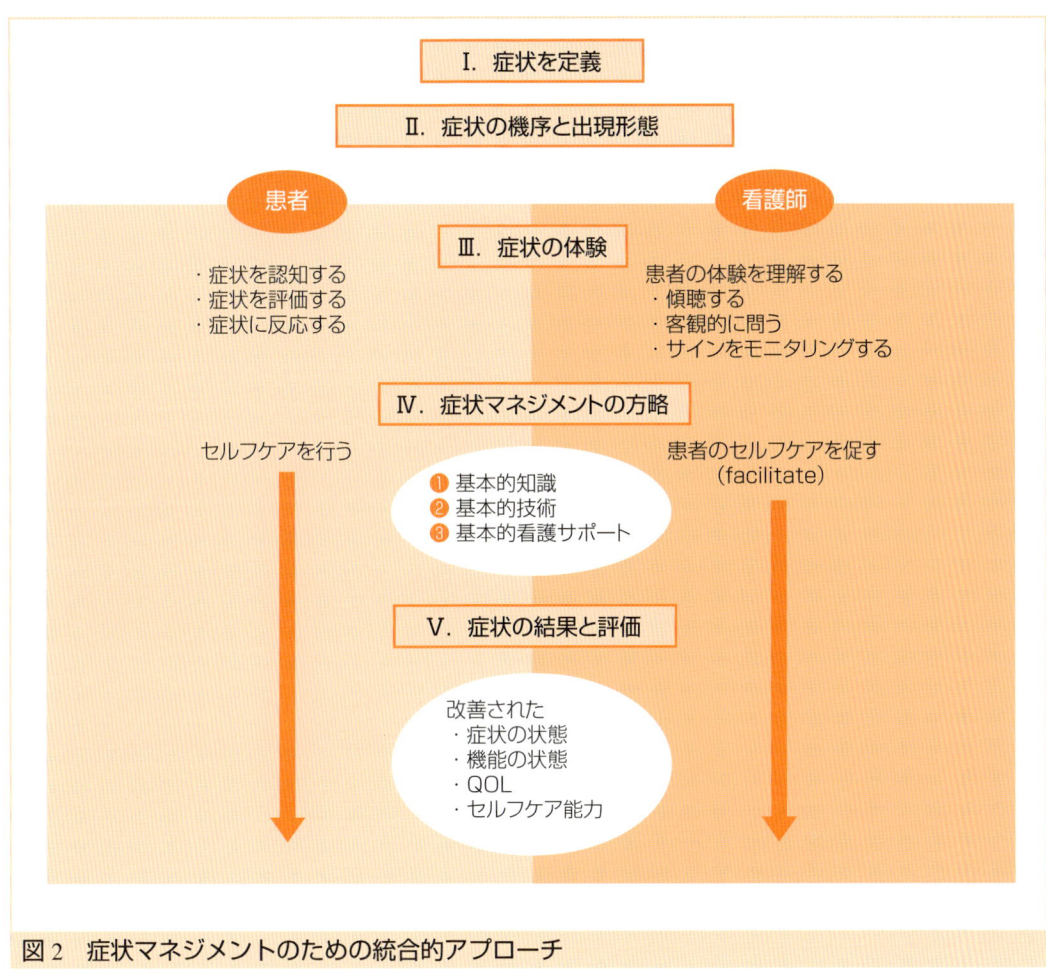

図2 症状マネジメントのための統合的アプローチ

(文献7) p36 より)

❶ 7つの看護活動

a. 症状を定義する
各症状の定義を示して,医療チームで共有する.

b. 症状の機序と出現形態を理解する
患者の病状の生理的・病理的・心理的機序を理解し,症状に関連する身体的・心理的変化やサイン(徴候)に気づく.

c. 症状の体験(認知,評価,反応)を理解する
IASMでは症状の体験として,患者の症状に対する認知と症状の評価,症状に対する反応を含む.特に症状に伴ってみられるサイン(徴候)を理解する.実際には,傾聴したり,客観的に患者に質問することで理解を深める.

d. 症状マネジメントの方略を明らかにする
患者,家族,医療チームがどのような方略を症状にとっているのかを明らかにする.

e. 体験と方略の結果を明らかにする
セルフケア能力の状態で該当するレベルを判断する.

看護師は望ましい症状マネジメントの結果を明らかにする．
患者も可能であれば症状マネジメントに参加する．

f. 看護師が提供する知識，技術，サポートの内容を決定して実施する
g. 活動による効果を測定する

患者の症状緩和の効果として，看護師は患者の病状，身体や日常生活行動機能，QOL，セルフケア能力などの状態を明らかにする．

2) 放射線治療を受けるがんサバイバーへの看護

がん放射線治療と看護に関する国外の研究論文は1984年以降に発表されているが，国内は2000年以降と差がある．放射線治療看護に関する国内外の文献検討では，久保田[8]が症状マネジメント，教育，治療対処の支援について，森本[9]は患者のセルフケアと情報，心理・社会的な影響，QOLを支える看護，外来での支援，困難など5つの視点から述べている．国外ではすでに，がん種別の専任看護師や専門看護師による看護介入が多様に行われている．例えば，身体のアセスメントとケア，患者・家族教育，放射線治療後のフォローアップや外来受診の予定作成，予防医学的側面からの説明，カウンセリング，ソーシャルサポートの助言，専門家の紹介などである．

国内は平成19（2007）年度日本がん看護学会の演題をみると，がん放射線治療看護は291件中8件にとどまっている（表1）．しかし，発表内容は，対象理解や文献をベースに，照射の部位に関連して特有の有害事象が生じることへの「予防プログラム」「セルフマネジメントプログラム」「看護援助」など，治療経過に即したより実践的・個別的な看護介入や，がんサバイバーのセルフケア能力に応じた看護へと変わってきている．

■ 表1 放射線治療看護に関する発表演題（2007年度日本がん看護学会講演集より）

1) 口腔がん患者：放射線治療に伴う味覚変化・口内反応と食物特性に関する文献検討と基礎的研究
2) 放射線治療を受ける頭頸部がん患者：口腔粘膜炎重症化予防プログラムによる事例介入研究（セルフケア能力に焦点をあてて）
3) 放射線排便障害を体験している子宮がん患者：セルフマネジメントプログラムの開発―IASMを概念枠組みとした介入事例研究―
4) 放射線治療を受ける頭頸部がん患者：日常生活の困難への対処
5) 外来放射線治療を継続する乳房温存療後患者：構え
6) 強度変調放射線治療を受ける前立腺がん患者：排尿障害と日常生活への影響
7) 粒子線治療終了後の患者：経過観察システムにおける看護の役割
8) 看護師：急性放射線皮膚炎のアセスメントにCTCAEv3.0を活用するための解説書の作成―批判的文献検討を通して―

(1) 放射線治療による有害事象と看護

　CTCAEv3.0 とは，Common Terminology Criteria for Adverse Events v3.0 の略である．和訳は「有害事象共通用語規準 v3.0（日本語訳版）」で，がん治療の臨床試験に汎用されている．日本癌治療学会のホームページ[10]からも 2007 年 3 月に出た改訂版[11]が入手できる．前頁の表 1 の 8)は，CTCAEv3.の臨床実践への活用に向けて作成された看護師向けの解説書である．内容は，放射線皮膚炎の理解と基準の正確な判定を意図しており，① 正常な皮膚と放射線治療についての基礎知識，② 放射線皮膚炎出現・悪化についての放射線治療に関連した因子，③ 放射線皮膚炎出現・悪化についての患者に関連した因子，④ 各グレードの病態，⑤ 基準を使用するうえでの注意[12]などである．

> **コラム**　グレードとは有害事象の重症度を示す（有害事象共通用語規準 v3.0）．
> 　　　　　グレード 1：軽度の有害事象，グレード 2：中等度の有害事象，グレード 3：重度の有害事象，
> 　　　　　グレード 4：生命を脅かす，または不能となる有害事象，グレード 5：有害事象による死亡．

(2) 治療による苦痛の緩和を目指した全人的な看護介入

　看護師が苦痛の緩和や不安の軽減を目指して患者とともにプロセスをたどることで，成果を得るための具体的なアプローチ方法を紹介する．Morse[13]が提唱している「看護ケアの実践過程とその成果を分析することで，より患者に適した看護介入を創出する方法」に基づいて，複数の症状を抱える終末期がん患者に適した看護介入を明らかにできた（図 3）[14]．これは，放射線治療を受ける患者の個別性に即し，タイムリーな看護介入を達成するためにも活用できると考える．

おわりに

　放射線治療を受ける患者への看護の質向上に向けて，教育・研究・実践面における今後の課題は多い．種々の症状やそのレベルに合わせた日常生活の支援，症状の軽減に向けた看護アプローチなどに加え，症状をチームで共有する場も必要である．さらに，緩和的放射線治療に取り組む入院中・外来通院中のサバイバーへは，QOL 向上に向けた多様な看護介入の開発が望まれる．さらに，国内においても，がんサバイバーと看護師がパートナーを組みながら症状をマネジメントする試みがいっそう増えることを期待したい．

　図 3 を提供してくださった望月美穂様（北里大学病院看護部）に深く感謝申し上げます．

（嶺岸秀子）

6. 2〜5の「個別性に即した看護ケアへと洗練化する過程」を繰り返す．患者と相談しながら，より患者の個別性に即した方法（症状が軽減する看護ケア）を検討する

5. 患者とともに，看護ケアの成果を確認してケアを継続するか，修正するか，中止するかを決める

4. 患者の意思を尊重して看護ケアを提案し，実践する

3. 看護師は，症状を軽減する看護ケアを検討する：既存の研究結果に臨床経験から得た知識も加える

2. 患者の症状体験や思いを理解するために話を聴く「苦痛に感じている症状や，現在のお気持ちについて自由にお話ください」

1. 看護師は放射線治法を受ける患者が体験する症状（有害事象・不安など）に対する看護ケアを既存の研究結果や文献から調べて知識を蓄積する

○：患者と看護師のパートナーシップ
□：看護師による知の蓄積と看護ケアの検討

個別性に即した看護ケアへと洗練化する過程

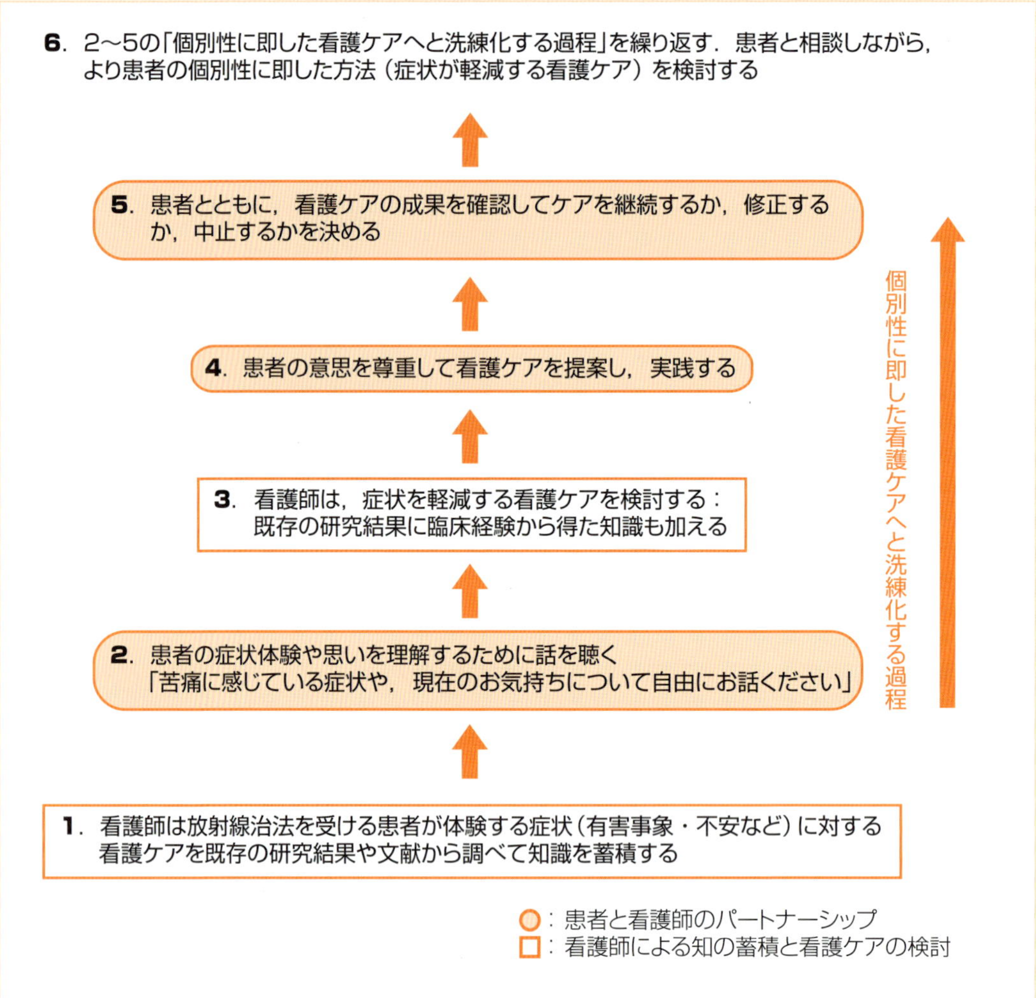

図3 治療による苦痛の緩和を目指した全人的な看護介入

（望月美穂作成文献 14）p86 を一部修正）

■ 文献
1) 島　昭樹・他，JASTRO データベース委員会：全国放射線治療施設の 2005 年定期構造調査報告（第 1 報）（第 2 報）．日放腫会誌，9：181-192，193-205，2007．
2) Orem DE（小野寺杜紀 訳）：オレム看護論．第 4 版，医学書院．
3) Dodd MJ：Self-care；Ready or Not! Oncol Nurs Forum，24(6)：983-990，1997．
4) McCaffrey M, Beebe A：Pain：clinical manual for nursing practice. Mosby, St Louis, 1989．
5) The University of California San Francisco School of Nursing Symptom Management Faculty Group：A model for symptom management. Imag J Nurs Sch, 26(4)：272-276, 1994.
〔UCSF 症状マネージメント教員グループ（河野文子 訳）：症状マネージメントのモデル．インターナショナルナーシングレビュー，20(4)：22-28，1997．〕
6) Dodd M et al：Advancing the science of symptom management. J Adv Nurs, 33(5)：670, 2001.
7) Larson PJ（和泉成子 訳）：Symptom Management —看護師の役割と責任．別冊ナーシング・トゥデイ 12，pp36-45，日本看護協会出版会，1998．
8) 久保田智恵・他：放射線治療における看護：国内外の文献検討．Quality Nurs, 7(12)：1039-1043, 2001.
9) 森本悦子：がん治療における放射線療法と看護実践の展望．Yamanashi Nurs J, 4(2)：11-17, 2006.
10) http://www.jcog.jp/SHIRYOU/ctcae.htm (2008/05/04)

11) Int J Clin Oncol, 9(Suppl Ⅲ)：1-82, 2004.
12) 祖父江由紀子：急性放射線皮膚炎のアセスメント：Common terminology criteria for adverse events v.3.0（CTCAE v.3.0）を看護師が臨床応用するための解説書の作成．聖路加看護大学大学院看護学研究科学位論文, 2007.
13) Morse JM et al：Qualitative Outcome Analysis：Evaluating, Nursing Interventions for Complex Clinical Phenomema．J Nurs Sch, 2nd Quart：125-130, 2000.
14) 望月美穂：多様な症状に苦悩する婦人科がん患者への看護介入の創出．北里大学大学院看護学研究科修士論文, 2007.

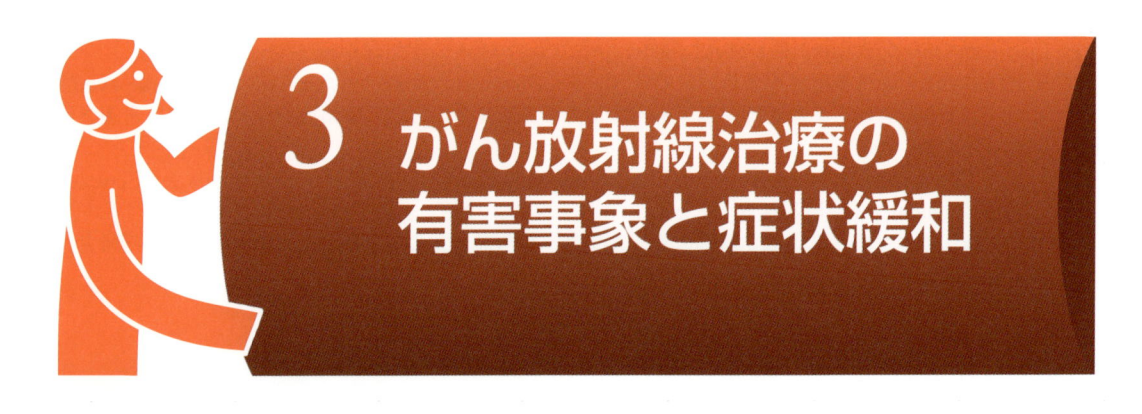

3 がん放射線治療の有害事象と症状緩和

1) 放射線治療の有害事象

　放射線治療による有害事象（adverse event）とは，治療や処置に際して起こる兆候や症状，疾患のことであり，その発生時期から急性有害事象と晩期有害事象の2つがある．

　急性有害事象は治療開始から終了後3カ月以内に起こる一過性の症状で，悪心，嘔吐，皮膚粘膜反応，脱毛，下痢，白血球減少などがあり，治療終了後，自然に軽快することがほとんどである．晩期有害事象は治療3カ月以降から数年にかけて起こる症状で，脳壊死，放射線脊髄炎，放射線肺臓炎，腸閉塞，白内障，発がん，不妊などがある．

　晩期有害事象は症状が出現したら治癒することは少なく，臓器によっては重症化や死に至ることもある．急性有害事象と晩期有害事象の主な症状は表1，2のように大別される．

■ 表1　早期反応*と晩期反応**

臓器・組織	早期反応	晩期反応
皮膚	脱毛，紅斑，水疱形成，びらん，潰瘍	色素沈着，萎縮，瘢痕，潰瘍
粘膜	充血，浮腫，びらん，被膜形成，潰瘍	線維化（腸管狭窄）潰瘍，穿孔
肺	放射線肺臓炎	放射線肺線維症
脳・脊髄	浮腫，脳圧亢進	放射線壊死，放射線脊髄炎，末梢神経麻痺
骨・脊髄	骨髄障害，骨芽細胞減少	成長障害（小児），骨折，骨壊死，再生不良性貧血，白血病
眼	結膜炎，角膜炎	白内障，角膜潰瘍，網膜症
泌尿器	膀胱炎，腎炎	膀胱腫瘍，腎硬化

筆者注）*急性有害事象を指す．　**晩期有害事象を指す．　　　　　　　　　　　　　（文献2）より）

■ 表2　臓器別の晩期有害事象と耐容線量

臓器	症　状	耐容線量
脳	脳萎縮・壊死	60Gy
脊髄	放射性脊髄炎，手足のしびれ，知覚異常，麻痺	50Gy
眼	白内障，角膜潰瘍，網膜症	5〜12Gy（白内障）　50Gy（潰瘍）
粘膜	萎縮，乾燥，線維化による狭窄，潰瘍	60Gy
唾液腺	唾液分泌量の低下	30〜40Gy
皮膚	潰瘍，萎縮，色素沈着	60〜70Gy
肺	肺線維化による呼吸機能低下	30Gy
骨・軟骨	骨壊死，骨折，成長障害（小児）	20〜30Gy（成長障害），60Gy（骨壊死）
甲状腺	甲状腺機能低下	45Gy
心臓	心筋症，心内膜炎，心不全	55〜65Gy（心筋症）

〈放射線治療による有害事象へのケアにおいて大切なこと〉

　患者にとって，がんによる症状と治療によって起きる有害事象は，身体的苦痛と精神的不安をもたらす．看護師は放射線治療に対する患者の不安軽減とそれぞれの症状に対処する力を高めるため，事前の説明や情報提供を行い，患者の治療目標を達成させるための支援を行うことが大切である．

① 放射線治療を完遂できるように，身体症状と有害事象を最小限にするためのサポートを行っていく．
② 初診時より，患者の心身の状況と背景を理解し，治療が継続できるよう支援を行う．得られた情報をアセスメントし，目標やケア計画に沿って看護介入を行う．
③ 症状への対処はその人の生活スタイルに合わせた方法を工夫することが必要であるため，患者・家族の信念や生き方などを理解しながら，日常生活について話し合っていく．
④ 有害事象の出現時期，消失時期，対処法などをパンフレットなどを用いて説明し，症状に対するセルフケアの力を高める．
⑤ 治療終了後，数カ月ごとのフォローアップを行う．そこでは，治療の効果や有害事象の観察，生活上の困難や悩みの把握を行い，継続的にサポートを行っていく．
⑥ 必要な情報を他職種と共有し，チームでサポートを行っていく．

2）皮膚への反応とケア

（1）急性皮膚障害

　皮膚は常に細胞分裂を繰り返しているので，放射線の影響を受けやすい部位のひとつである．皮膚の放射線早期反応は，個人差はあるが，20〜30Gy照射線量を超えたころから皮膚の紅斑（図1），色素沈着，乾性皮膚炎，脱毛，水疱形成などを生じる．皮膚炎の程度はX線のエネル

ギー量やターゲットとする臓器の位置，入射・出射角度，1回線量によっても異なる．一般に線量が多かったり照射野が広範囲であったり角度が直交である場合に炎症の程度は強度になる．

皮膚表面の腫瘍に電子線を用いて治療する場合は，皮膚のびらんや水疱を形成する場合がある．

頭頸部領域の治療では固定具にシェル（図2）を用いるため散乱線による皮膚炎症状が強く出現する場合がある．

また，化学療法を併用している患者は皮膚の角化細胞の放射線感受性が高くなっているので，皮膚炎症状が早期に出現することがある．

低タンパク血症などがある場合は皮膚炎の治癒が遅延化することもあり，栄養状態の改善も必要である．

治療終了後2週間ぐらいは一時的に皮膚炎が悪化することもあるが，治療後1カ月ほどで軽快し，6カ月で元の皮膚の状態に戻ることが多い．

頭部への照射の場合，毛嚢が障害されることで，20〜30Gyくらいで脱毛が出現することが多い．治療終了後，3カ月ぐらいで生え始める．

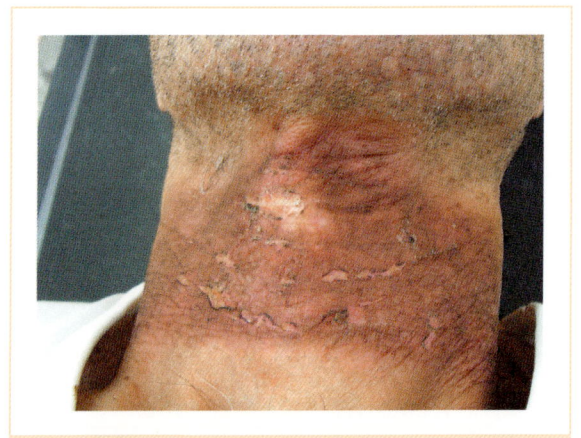

図1　喉頭がん患者の放射線皮膚炎

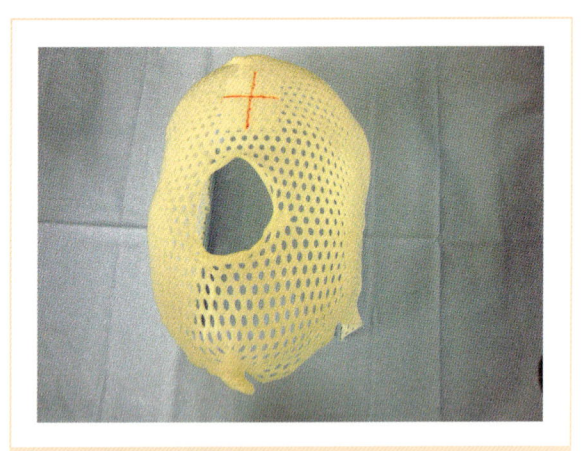

図2　頭頸部治療固定具　シェル

最近では日本でもサプリメントを服用する人が増えてきているが，患者が使用しているサプリメントにアルコール成分などが含まれていると，皮膚炎の増強につながる可能性があるので注意する．

(2) アセスメントと看護ケア

皮膚の反応は目に見える自覚症状であり，セルフケアも有効である．皮膚の乾燥，落屑，びらん，水疱，脱毛などの状況を観察し，症状によって栄養状態改善や薬物療法などを検討する．皮膚障害を予防し，早期に症状緩和ができるように有害事象出現の時期や対処法について説明し，患者自身がケアに取り組めるよう支援する．皮膚症状の状況によっては，皮膚科医師や皮膚・排泄ケア認定看護師などの専門家に相談する（4 放射線治療とスキンケア p42〜参照）．

① 皮膚のほてりや熱感に対する冷罨法の効果は，まだ根拠が示されていない．しかし，冷却することが患者にとって苦痛の緩和につながる快の刺激であれば取り入れてもよい（p50, 160

参照).冷却ジェルを使用する場合はガーゼなどで覆い,直接患部にあてないようにする.市販で放射線治療用の冷却パッド入りのブラジャーもある(図3).
② 軟膏,クリームなどの塗布,テープ貼付,摩擦,圧迫など,照射部位への刺激を避ける.
③ 皮膚の保湿は乾燥に対して有効であるが,保湿剤は治療に影響のない抗炎症作用のアズノール軟膏®などを医師に相談して使用する.
④ 皮膚に紅斑,掻痒感,ヒリヒリ感などの症状がある場合はステロイド軟膏,アズノール軟膏®などを使用する.その際,治療前は塗布しないこと.塗布しているときは軟膏を人肌のお湯で洗い流してから治療を行う.

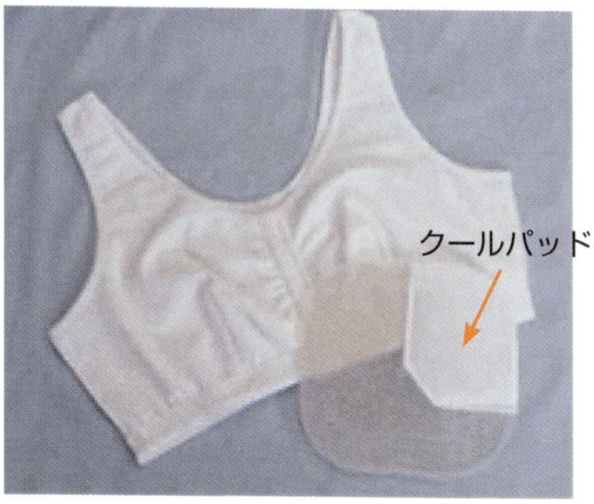

図3 冷却パッド入りのブラジャー
クールパッドを冷蔵庫で冷やし治療後,ブラジャーのポケットに入れ患部を冷却する.

⑤ 低タンパク血症がある場合は食事摂取の工夫や高カロリー輸液などを行い,栄養状態を改善していく.
⑥ 頭皮のケアについて,パーマや毛染めは薬品が頭皮にしみるので控える.洗髪は洗面器に2lぐらいのぬるま湯と1回分のシャンプー液を入れてよく泡立て,泡を髪につけやさしく洗髪し,十分すすぐように説明する.
⑦ シャンプー液は低刺激性のものがよい.
⑧ 頭皮の発赤や疼痛がある場合はリンデロンVGローションなどを使用する.
⑨ 屋外に出るときは頭皮を保護するよう帽子,バンダナなどを使用する.

(3) 晩期皮膚障害

長期にわたって照射することで発生する.皮膚の萎縮,色素沈着,皮脂腺分泌低下による乾燥感,皮膚温の上昇,線維化による硬結皮膚潰瘍が起こり,照射後数週間～数年後にわたって徐々に症状が出現してくることもある.

乳房などの照射の場合,萎縮により左右差がみられたり,乳房全体の硬結,発汗の低下により皮膚が熱っぽいなどのボディイメージの変化が生じることもある.

3) 粘膜への反応とケア

(1) 急性粘膜障害

放射線は粘膜感受性が高く,頭頸部がんや食道がんは照射野が口腔内や食道であるため,口腔や食道の粘膜への反応を認めることが多い.また,大腸がんや子宮がんなどは会陰部粘膜や腟粘膜などに影響を及ぼすことがある.特に口腔,咽頭の粘膜反応は比較的早期から出現するため,

予定の治療が完遂できるように粘膜障害の予防（p94参照）や早期の対処が必要である．

頭頸部がんでは照射野に唾液腺が含まれている．唾液腺には粘液腺と漿液腺があり，放射線は漿液腺に感受性が高く，さらさらとした漿液性唾液の分泌が減るので，唾液が粘っこくなりドライマウスとなりやすい．50Gy以上の照射では唾液腺の機能回復は難しくなる．

口腔への照射量が10Gy前後で口腔粘膜の発赤，違和感，味覚障害が発生し，15～20Gyでびらん，潰瘍が出現する．さらにその後，嚥下痛，嚥下困難の症状がみられる．カンジダ症やう歯（虫歯）が発生することもある．近年では，放射線治療と化学療法が併用して行われるケースもあり，照射前の段階ですでに口腔粘膜の障害がみられ，照射が加わることで症状が強くなることもあるため，照射前からのアセスメントとケアが必要である．

口腔や食道の粘膜の障害は，食に関する問題が起こりやすい．患者の栄養状態のバランスの崩れ，亜鉛不足，内服薬の副作用などから味覚障害も発生しやすくなる．粘膜障害や味覚障害によって楽しみだった食事が苦痛に変わってしまうこともある．放射線治療を受ける患者の苦痛を最小限に押さえながら，照射が継続できるよう日常生活における支援を考える必要がある．

(2) アセスメントと看護ケア

❶ 口腔内のアセスメント

口腔ケアの第一歩は口腔内のアセスメントである．現在はRTOG（radiation therapy oncology group）基準や，WHOのスケール，NCIのCTCAEv3（common terminology criteria for adverse events）などがある．CTCAEv3は有害事象共通用語基準として日本語訳JCOG/JSCO版がある（表3）．

■ 表3　有害事象共通用語基準 CTCAEv3.0 日本語訳 JCOG/JSCO 版〈口内炎〉

程度	Grade1	Grade2	Grade3	Grade4	Grade5
患者の状況	わずかな症状で摂食に影響なし	症状があるが，食べやすく加工した食事を摂取し嚥下することができる	症状があり，十分な栄養や水分の経口摂取ができない	生命を脅かす症状がある	死亡
診察所見	粘膜の紅斑	斑状潰瘍または偽膜	融合した潰瘍または偽膜	わずかな外傷で出血 組織の壊死 顕著な自然出血 生命を脅かす	死亡

❷ 口腔ケアのポイント

・口腔ケアのポイントは感染予防のための清潔保持と，症状緩和のための潤い，疼痛マネジメントである．
・口内炎の程度に合わせたケアを行う（表4）．
・やわらかいブラシ（スポンジ製）で清潔を保つ．食直後に行うのが効果的である．
・薄いレモン水（100mlの冷水にレモン液4～5滴）で乾燥を潤す．濃いと酸味が刺激になっ

てしまうので注意する．
- パイナップルはタンパク分解酵素を含有し，口腔内の清潔や口渇に効果的である．炎症がある場合は刺激になりやすいので注意する．
- 味付けの濃いもの，香辛料，柑橘系ジュース，極端に冷たいもの，熱いもの，堅いもの，水分の少ないものは避ける．食事は薄味の方が食べやすい．
- 唾液分泌促進剤の塩酸ピロカルピン（サラジェン®）は，唾液腺の受容体を刺激して唾液の分泌を促すため，頭頸部がん放射線治療後に使用できる．ウェットケアプラス®やオーラルバランス®は市販の口腔粘膜保湿剤で使いやすい．
- 口内炎の疼痛に対しては，NSAIDs や局所麻酔薬だけで不十分なときは，積極的にオピオイドを使用する．鎮痛補助薬（ケタミン）が有効なこともある．
- 患者の状況に応じて，NST（nutrition support team；栄養サポートチーム）に相談し，患者の栄養状態，摂取状態をアセスメント，評価し，対策を検討する．

■ 表4 頭頸部がん放射線治療の口内炎対策

口内炎の程度	対　策
Grade0～1	含嗽：生理食塩水（NaCl 9gを水道水1,000mlに溶かす） ハチアズレ，イソジン（刺激性が強いので状態に合わせて）など 1日8回以上，2～3時間ごと
Grade1～2	含嗽＋保湿剤，粘膜保湿剤：ハチアズレ＋グリセリン含嗽など
Grade3～4	含嗽＋保湿剤，粘膜保護剤＋冷却法（角をとった氷など） 　　　　　　　　　　　局所麻酔薬（キシロカインビスカス） 　　　　　　　　　　　NSAIDs 　　　　　　　　　　　オピオイド ハチアズレ＋グリセリン＋キシロカイン含嗽など

❸ 患者指導

　口腔ケアは患者自身のセルフケアが基本である．その必要性と重要性を患者と話し合い，その人の生活スタイルに合ったケアを取り入れていく．口腔の乾燥はう歯になりやすいので歯磨きを習慣とし，義歯の洗浄方法も話し合う．脱水を予防し，できるかぎり禁酒・禁煙とする．

(3) 晩期粘膜障害

　照射後3～4カ月後くらいに，開口運動の筋肉の拘縮による開口障害が出現することがある．この場合は1カ月後くらいから開口練習を行う．下顎骨壊死は照射後2年程度かけ進行し，重症例は外科的処置を必要とする．下顎骨への外傷は避ける．
　照射後も口腔内の清潔を保つことが大切である．抜歯など口腔外科での処置が必要な場合は照射野を確認し，照射野内であれば数年は抜歯を避ける．そのため，抜歯は治療前に済ませておく．

4) 消化器への反応とケア

(1) 急性有害事象

　消化器は放射線感受性の高い臓器の1つである．放射線治療により粘膜上皮細胞の再生を障害し，血管内皮細胞の崩壊と血管浸透圧の亢進によって，消化管の浮腫と炎症を引き起こす．それにより悪心・嘔吐，胃部不快感，食欲不振，逆流性食道炎，腹部痛，腸蠕動亢進，便意切迫，下痢などがみられる．放射線による消化器症状は照射量20Gy前後から出現することが多い．これらの症状による体力消耗，疼痛は治療中断を余儀なくさせることがあるため，早期の対応が必要である．消化器がんではなくても，照射野に消化管が含まれることは多いため，放射線治療による消化器症状に対する取り組みは重要である．

　1回の照射量を少なくすると症状が軽くなることがある．食道や胃が照射野となる場合は，照射前に粘膜保護剤や制酸剤を予防的に使用し，症状が出現した場合は制吐剤，胃酸抑制薬，精神安定剤などの薬物治療を行う．泌尿器科領域や婦人科領域，下部消化管領域の照射では，下痢や出血がみられることがあるため，止痢剤や整腸剤を使用する．下痢による肛門周囲のスキントラブルが発生すると出血や痛みが出現し，感染して膿瘍となることもあるので，肛門部の清潔保持に努める．

(2) アセスメントと看護ケア

　消化器症状は体力を消耗させ，治療継続への意欲の減退につながる．患者の症状を確認し早期に対処し症状緩和に努める．また，日々のセルフケアは症状の緩和や重症化の予防につながるため，患者自身のケアの力を高めることも重要である．

① 患者の日常生活における食事や排泄の状況を知り，アセスメントや計画に活用する．
② 食事内容の工夫を行う．お粥，うどんなど消化がよく残渣の少ないものを摂取する．温かい方が食べやすいという人もいるが熱すぎないように気をつける．無理に食事摂取を勧めず，患者の好む物やさっぱりした物，少量で高タンパク高カロリーの物を摂取する．食事回数は少量ずつ1日4〜5回に分けるのもよい．無理をせず食べたいと思うときに食事をする．
③ 刺激物を避ける．果汁ジュースや熱い飲み物などは避け，のり，わかめ，トマトの皮なども食道に張りつきやすいので避ける．
④ 粘膜障害や下痢などによって食事摂取量が低下し体力維持が困難な場合は，必要によって栄養管理を行う．
⑤ 頻回な下痢の場合は肛門周囲にびらんが発生することがある．排便後，ウォシュレットなどを使用し，擦り拭きは避け，押さえ拭きを行う．湿った状態であると搔痒感が増強されたり，感染の原因になるため温風などで乾燥させる．びらんの程度によっては保湿が必要な状況もあるため，皮膚疾患の専門家に相談する．
⑥ 痔核がある場合はウォシュレットを使用し，血行を促し，軟膏を使用する．

(3) 晩期有害事象

　消化管粘膜の線維化により潰瘍，出血，狭窄，瘻孔形成が起こることがある．子宮がんなどの腔内照射により数年後，出血やイレウス，腸穿孔，直腸腟瘻形成を起こすことがあるため，長期的な観察が必要となる．食道がんの場合，粘膜の線維化などによる狭窄で，嚥下障害，通過障害が起こり，外科的処置が必要になる場合もある．

5）放射線宿酔

(1) 急性有害事象

　放射線宿酔とは，治療開始日〜数日までに現れる一過性の症状で，主に悪心，嘔吐，全身倦怠感，頭痛，胸焼け，食欲不振などの症状である．人によっては治療終了まで続くことがある．原因として明確な機序の定義はないが，放射線照射による化学反応でフリーラジカルが蓄積され，大量に発生した過酸化物質によるとするもの，放射線による組織破壊によって産生されたヒスタミン系物質によるアレルギー症状が関与するもの，アポトーシスした腫瘍細胞が，体内で吸収される過程で起こる症状ではないかなどの説がある[2]．

　放射線宿酔症状は照射部位との関係もあり，広い照射野の場合に発生しやすい．また，悪性リンパ腫での腹部照射や子宮頸がん，卵巣がんなどの腹部リンパ節への照射でも起こりやすい．照射部位との関係のほかに，患者の放射線治療への受け止めや精神的不安が関与しているともいわれている．

(2) アセスメントと看護ケア

　患者は治療が始まる前から，有害事象に対する不安や恐怖をもっている．また，放射線治療そのものに対する恐怖感，通院治療継続への不安，がんが本当に治るのかなど様々な不安も抱えている．これらの患者の不安に耳を傾け，不安を少しでも取り除けるような情報提供や声かけを行う．このことにより宿酔症状が出にくくなる場合もある．また，宿酔症状の説明が暗示的にならないようにする．

① 放射線治療を始める前に放射線宿酔症状について説明し，必ず起こる有害事象ではないことや一時的な症状であり治療中か終了後は必ず消失することを伝える．
② 吐き気は照射1〜2時間後に起こることが多いため，照射前は食事摂取を控えた方がよい．
③ 高脂肪食や固形食物は胃内停滞時間が長いため，控えた方がよい．
④ 宿酔症状で食事摂取量が低下しているときは，栄養補助剤やゼリー状の高カロリー流動食品など食事の工夫を行う．
⑤ 食後と照射後は休息をとる．
⑥ ストレス解消を目的にリラクセーションを取り入れる．

6) 倦怠感

(1) 急性有害事象

　倦怠感とは，エネルギーが減少したと感じる主観的な感覚であり，身体的および精神的側面を含むものである[1]．放射線治療による倦怠感は，初回の照射だけで治療が中止となるような症状が出ることは少ないが，照射が進行するにつれて増強し，しだいに臥床しがちになる症状であり，照射後2〜3週間ほど継続する．倦怠感が出現しやすいのは，1回照射線量が多い場合，照射野が広範囲な場合，肝臓や腹部臓器への照射の場合，甲状腺や内分泌組織近傍への照射の場合，化学療法やホルモン療法などを併用している場合などにみられる．そのほかに，毎日の通院や疾患への不安，気力の減退など精神的要因も考えられる．患者の主観的症状であり適切な評価がしにくいが，治療を継続させるうえで早期に対処する必要がある．

　倦怠感が強い場合は休止や照射範囲や1回線量を検討する．倦怠感は放射線治療だけでなく他の要因でも起こりえるため，全身状態やその他の治療，基礎疾患，精神的状況などもアセスメントする必要がある．

(2) アセスメントと看護ケア

　患者の倦怠感に関する表現は,｢なんとなくだるい｣｢疲れている｣｢身体が重い感じがする｣｢治療を受けて帰ったあとで昼寝をしないと疲れがとれない｣｢かったるい｣など様々である．照射初日から体感し終了するまで持続する患者や，徐々に症状は気にならなくなり，生活に支障をきたさない場合もある．患者が訴える倦怠感は軽度であることが多く，薬物療法が必要となることはほとんどないが，個々の患者の訴えに応じた指導やケアが治療を継続させるために重要となる．
① 患者が倦怠感に対して行っているセルフケアがあれば情報収集する．
② 1日のうちで最も元気のある時間に活動する．
③ 患者が好むマッサージや指圧を取り入れる．
④ 質の良い睡眠を確保する．
⑤ 十分な栄養と水分を摂取する．場合によっては補液や副腎皮質ステロイドの使用も検討する．
⑥ 自分の身に起こっている現実的なことから心をそらせ，他のことを考えるという注意転換法も1つの対処である．
⑦ バランスの良い活動と休息は重要である．長い休息を1回取るよりも，頻回に短時間の休息を取る方が効果的である．
⑧ 不安や緊張を軽減するために，人とのコミュニケーションが大切である．

7) 骨髄抑制

(1) 急性有害事象

　照射野内の血液が損傷し，なかでも白血球，特にリンパ球の減少が起こる．すべての放射線治

療で起こるわけではなく，化学療法を併用し骨髄抑制の有害事象が現れる場合や，ホジキン病のマントル照射，精巣上皮腫の逆Y字照射，白血病や脊髄転移などの全脊髄照射時に白血球低下がみられる．「白血球 1,000/mm³ 以下，血小板 50,000/mm³」で治療を一時休止する必要がある（基準は施設により変わる）．

　治療を一時休止し，骨髄機能の回復を待つか，血液製剤や細胞賦活剤 G-CSF 投与を検討する．赤血球が減少し貧血になっている場合，細胞内が低酸素状態に陥る．細胞に酸素が十分供給されているときは，供給されてないときに比べ放射線感受性が3倍高くなり治療効果が上がるため，貧血，血小板減少がある場合は輸血などを行い，低酸素状態を改善する必要がある．白血球や顆粒球が減少すると易感染状態になるため，感染予防に注意する．また，出血傾向が進むと脳出血や多臓器へのダメージにつながるため，十分な観察と検査データを確認していく．

(2) アセスメントと看護ケア

　骨髄抑制によって白血球が低下しても，二次感染がないときは自覚症状がない場合が多い．自覚症状がないのに治療が休止されると，患者は治療が遅れることに不安を感じる場合がある．状況を説明し，数日は治療を休止しても影響がないことを伝え，不安を軽減することが大切である．
① 照射中は血液検査を行い，骨髄抑制の状況をモニターする．
② 外出するときはマスクを着用し，含嗽，手洗いを励行するよう指導する．
③ 風邪をひかないよう体を休め，十分な栄養補給とビタミン摂取を促し，人混みを避ける．また，身体を清潔に保つ．
④ 放射線が照射されている皮膚を掻破し傷をつくると，創傷治癒が遅延し感染しやすくなるため，掻破しないよう説明する．
⑤ 血小板減少がみられるときは採血時の止血を確実に行う．
⑥ 照射前より骨髄抑制が予測されるときは，患者に感染予防の知識や輸血が必要になる場合があることを説明しておく．

8) 放射線肺臓炎

(1) 急性有害事象

　肺は生殖器や水晶体に次いで放射線感受性が高い臓器である．肺へ 30 ～ 40Gy 照射されると放射線肺臓炎が起こる可能性がある．放射線肺臓炎の出現には，総線量，分割方法，照射体積が関係している．照射体積が小さい場合，胸部写真上肺炎像を呈していても問題となる症状がない場合があるが，腫瘍が大きく照射体積が広範囲になる場合は，夜間も止まらない咳嗽，喀痰，発熱，呼吸困難，酸素飽和度低下がみられる．特に，高齢者や化学療法後の易感染状態の場合などは，肺への感染を合併すると生命に影響が出ることもあるため，十分な観察と早期対処が重要である．

　放射線肺臓炎を予防する手段として，正常な組織を照射野から極力外すなど，照射方法や照射

範囲の設定を考慮していく．放射線治療の途中から放射線を照射する範囲を狭め，より病巣に絞った形で照射するので，症状は軽減することが多い．

近年，肺がんの「stage I 手術可能な初期のがん」に肺動体追跡照射（定位放射線治療；stereotactic radiotherapy；SRT）を行う施設がある．動体追跡照射は事前に気管支鏡にて腫瘍にマーカーを挿入し，マーカーをターゲットとして5方向から1回12Gyを4分割し，総線量48Gyを照射する方法である．この方法における放射線肺臓炎の発症率は少ない．

放射線治療と化学療法が併用されるケースが増えてきているが，抗がん剤のなかでもアクチノマイシンD，ブレオマイシン，シクロホスファミド，メソトレキセートなどは放射線との相乗効果により，照射部位以外にも放射線肺臓炎を生じることがある．また化学療法が放射線治療前後で使われている場合，肺臓炎症状が増強されることがある．この現象を「リコール現象」という．

放射線肺臓炎に対する薬物療法は，症状に応じてステロイド剤の投与，鎮咳剤，去痰剤，消炎鎮痛剤，解熱剤，抗生剤などを使用する．

(2) アセスメントと看護ケア

治療期間中に放射線肺臓炎を起こすことは少ないが，化学療法併用例や全身状態が不良である場合，治療期間中に症状が出現することがあるため注意が必要である．患者の症状や定期的に行われる血液検査，画像検査をフォローする．
① 呼吸状態，咳嗽，喀痰，発熱の状態を観察する．
② 低酸素は放射線の感受性を低くするため，血中の酸素濃度を確認し，酸素投与，ネブライザーなどを使用する．
③ 空気の乾燥を防ぐ．
④ 喫煙者には禁煙を指導する．
⑤ 咳嗽や呼吸困難の症状に対しては，ファーラー位など体位の工夫をし，含嗽などで痰を出しやすくする．
⑥ 安静にして，酸素消費を要する活動を控える．
⑦ 苦痛症状が出現してくると，病気の悪化や死への不安を感じるため，患者の訴えに耳を傾け精神的な援助を行う．

(3) 晩期有害事象

放射線肺臓炎を起こした場合，数カ月後には肺組織が萎縮し肺線維症へ移行する（図4）．肺線維化した肺胞は機能しないため，酸素療法が必要になることもある．ステロイド剤は無効であることが多い．日常生活における酸素消費を効果的に行えるような呼吸法などを指導する．

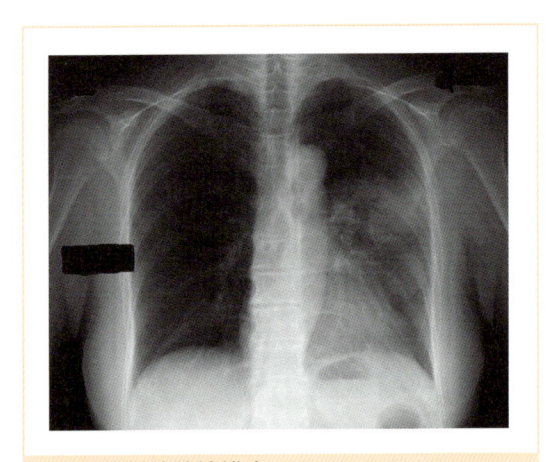

図4 放射線肺線維症

9）その他の症状と看護ケア

（1）浮　腫

　放射線の照射により，腫瘍および周囲の組織の血管透過性が高まり浮腫を起こす．特に，脳組織は周囲を頭蓋骨で囲まれているため，圧力が放散されず周囲の組織を圧迫する．この圧迫により脳圧亢進症状を起こし，頭痛，悪心，嘔吐，意識障害，構音障害，痙攣，不安，不穏などの症状が出現することがある．さらに症状が進行し脳ヘルニアを起こすと，生命の危険性がある．頭頸部腫瘍の場合，急激な喉頭浮腫により気道を圧迫し呼吸が停止することがあるため，治療開始から数日以内の観察が重要である．

　浮腫に対するケアとして，照射直後は安静や臥床を勧め，長時間のテレビや読書などは避けるようにする．排便をコントロールし，排便時の怒責は行わない．

　患者にとって脳，耳鼻科領域への照射は，生命活動の維持やコミュニケーションのための重要な臓器であり，有害事象の出現に強い不安感を抱くことがある．患者の不安を受け止め，事前の説明を行っていく．

（2）眼障害

　眼に対する放射線照射の急性反応は，結膜炎，角膜炎，虹彩毛様体炎などがある．結膜炎による眼瞼結膜の発赤や疼痛，目脂などの症状が出現する．水晶体は放射線感受性が高く，10Gy以上の照射で晩期有害事象として白内障を発症する可能性があり，将来的に白内障の手術の必要性が生じることがある．また，角膜潰瘍も晩期有害事象として現れることがある．

　視力障害，視野障害などが起きた場合は，患者の生活の質（QOL）を低下させるため，晩期有害事象についての説明や理解が必要となる．必要な情報を提供し，疑問や不安なことについて解消できるようケアをしていく．

　結膜の発赤，目脂，疼痛などの症状がある場合はステロイド点眼，抗生剤配合点眼，眼軟膏などを使用する．眼軟膏を使用する場合は，照射前に軟膏を拭き取るよう説明する．読書や目を使うような作業は避け，直射日光を避けるよう帽子やサングラスの着用を勧める．また，視覚の障害による転倒に注意する．

（3）腎・膀胱障害

　腎臓の耐用線量は23〜28Gy程度である．急性の障害としては血尿などの症状が出るが，臨床上問題となるほどではない．放射線腎症とは照射を受けてから6カ月〜1年以上経過したあとに現れる急性・慢性腎炎の症状である．

　膀胱の耐用線量は65〜75Gyである．膀胱がん，前立腺がん，子宮がんなど膀胱が照射野内にある場合，急性障害として頻尿，排尿時痛，残尿感，血尿などの放射線膀胱炎症状が出現する．放射線膀胱炎は一時的な症状であり，治療後1カ月程度で改善することがほとんどである．晩期症状として膀胱壁の線維化による膀胱萎縮や潰瘍，瘻孔形成などの症状があり，外科的処置が必要になる場合がある．

頻尿，残尿感，排尿時痛があるときは排尿改善剤，抗生剤，消炎剤を使用する．頻尿により水分を控える患者がいるが，適度な水分補給は膀胱のよどみを改善し，感染症を防ぐ効果があるため推奨する．

(4) 放射線脳障害

放射線の脳への急性有害事象としては，脳浮腫，頭痛，吐き気，脱毛，放射線性傾眠症候群などがある．中耳が照射野に入る場合は中耳炎を起こすことがある．晩期有害事象として脳壊死や認知症症状がある．脳壊死が進行すると脳圧亢進症状がみられ，外科的処置が必要となる．認知症症状は脳の萎縮がみられ，記名力低下，失見当識障害が起きる．また55Gy以上では永久脱毛の可能性があるため，事前の十分な説明が必要である．

脳障害の場合，意思疎通困難や人格の変化などが出現する可能性があるため，患者の変化に周囲が動揺する場合がある．患者・家族に病状や治療の説明と十分な理解と協力を得ることが必要である．症状出現の場合はステロイド剤の投与を行う．

(5) 骨・脊髄障害

放射線脊髄症は照射後数カ月〜数年で発症し，下肢脱力感や麻痺が出現する．小児の骨の耐用線量は10Gy程度である．骨や急性骨髄性白血病などの全脊椎照射は骨の成長障害が起きる．骨の照射による成長障害は将来的なボディイメージにかかわるため，患者や家族と十分対話することが大切である．成人の場合，骨壊死や骨折を起こすことがある．

自覚症状や麻痺出現時の日常生活への影響を考慮し，必要な人的資源，社会的資源の提供を検討する．

(6) 発がん

照射野内に発がんする可能性は極めて低いが，良性疾患や長期生存の可能性がある場合は発がんのリスクがある．発がんの要因としては，最初のがんを発症したときと同じような環境下でいる場合や，発がんしやすい体質，発がんしやすい臓器に放射線を照射している場合など様々である．万が一，発がんし放射線照射を行わなくてはいけない場合は，以前，放射線照射をした臓器への影響が残存するため，注意が必要である．

本稿執筆にあたり，ご支援いただきました竹田孝枝様（元北里大学病院看護部）に，深く感謝申し上げます．

（一守くみ子，近藤まゆみ）

■ 文献

1) Holley SP：Fatigue in cancer patient. Cancer Nursing, 14：13-19, 1991.
2) 大川智彦・他：癌・放射線療法．p391, 篠原出版新社, 2002.
3) 澤田俊夫・他：ナースのためのオンコロジー——これだけは知っておきたいがんの知識．JJNスペシャル，No74, 医学書院, 2003.
4) 加藤治文・他：ナーシングケアQ＆A19徹底ガイド 肺がんQ＆A．総合医学社, 2008.
5) 唐澤久美子：がん放射線治療の理解とケア．学習研究社, 2007.

6) 久保敦司 編：放射線治療グリーンマニュアル．金原出版，2005．
7) 小西恵美子：放射線治療における看護：海外の取り組み．Quality Nursing，7(12)：24-30，2001．
8) ジョアン・K・イタノ・他：がん看護コアカリキュラム．医学書院，2007．
9) 澁谷 均，笹井啓資・他 編：放射線治療―専門医にきく最新の臨床．中外医学社，2004．
10) 兼平千裕 編：よくわかる癌放射線治療の基本と実際―放射線治療に関わる看護スタッフと患者のために．真興交易出版部，2004．
11) 小口正彦・他：放射線治療後の管理とケア．がん看護，6(3)：205-212，2001．

4 放射線治療とスキンケア

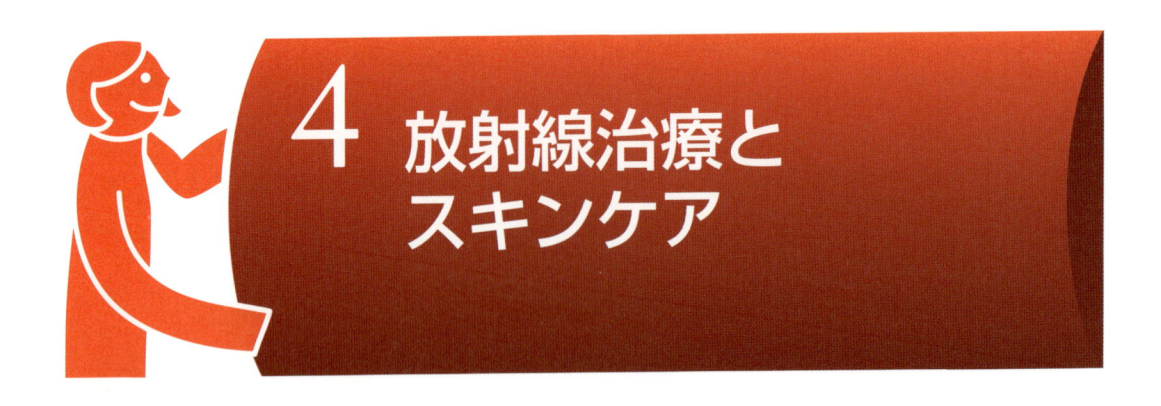

はじめに

　放射線治療の外部照射は，必ず皮膚を通過して病巣に達するため，皮膚への影響は少なからず生じる．皮膚障害の程度によっては患者の苦痛となり，日常生活に影響して治療を完遂することができなくなる可能性もある．そのため，治療前から皮膚障害予防のためのセルフケア教育を行い，早期対処に努める必要がある．本項では，放射線治療の有害事象のひとつである皮膚障害の予防と発生時のケアを中心に述べる．

1) 皮膚への影響

(1) 放射線による皮膚反応

　正常な皮膚の基底細胞は，細胞分裂や再生が盛んなため放射線感受性が高い．放射線照射により表皮内にある基底細胞（図1）が障害を受け，上皮細胞や角質層の減少や消失が起こり，新しい細胞の補充が間に合わず皮膚組織全体の機能が低下する．そして皮膚は菲薄化し，本来の防御機能が低下して外的な刺激を受けやすくなる．また，皮膚表面に存在する微小血管も放射線の影響を受けやすいため，血管内皮細胞の崩壊と血管の透過性が亢進して浮腫や炎症が起こる．

　一般に皮膚にあたる表面線量が多くなるほど皮膚反応は強く出やすい．皮膚表面線量は，照射線量が同じであっても，照射回数，皮膚への入射角度，照射野皮膚の形状などで異なる．また，皮膚の状態，スキンケア，体質，疾患，薬剤の使用などによっても放射線に対する皮膚反応は大きく異なる[1]．

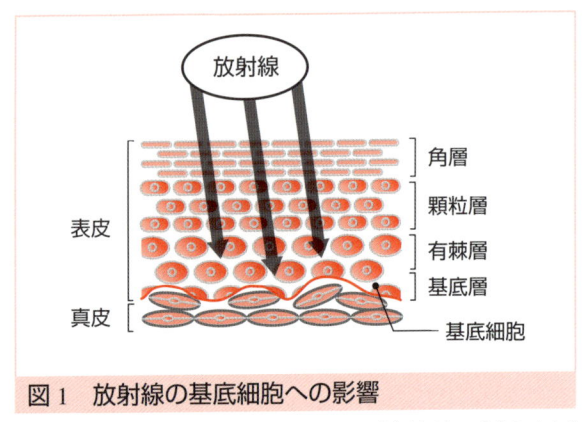

図1　放射線の基底細胞への影響

(文献1) p116より)

(2) 放射線皮膚炎の症状と発生時期

❶ 放射線皮膚炎とは

放射線皮膚炎（radiodermatitis）とは，放射線被曝の刺激により照射野の皮膚に急性・慢性炎症が生じた状態である[2]．放射線皮膚炎は，照射線量，照射回数，間隔など様々な条件に左右される．一般に照射線量が少量の場合は，一過性の紅斑のみで皮膚症状が現れないことが多いが，ある程度の照射線量を越えると紅斑，浮腫，小水疱，びらん，潰瘍などの急性炎症症状が出現する（急性放射線皮膚炎；acute radiodermatitis）．また，数年後に瘢痕，萎縮，角化，毛細血管拡張，潰瘍などの後遺症を残すこともある（慢性放射線皮膚炎；chronic radiodermatitis）．

❷ 症状と発生時期

放射線皮膚炎の症状や発生時期は，個人差や照射線量，照射部位にもよるが，照射開始から2〜3週間後に発生することが多い．しかし，患者の全身状態，年齢，栄養状態，皮膚疾患の有無，抗がん剤併用の有無などにより症状の出現時期や程度，回復にかかる時間は異なる．また，皮膚と皮膚が重なり合うところや可動性の高い，頸部，腋窩，乳房下，肘窩，会陰部，大腿内側，膝窩などは皮膚障害が発生しやすい（図2）．

急性放射線皮膚炎は，皮膚障害の程度によって第1〜4度の4段階に分類される（表1）．第1度は，紅斑が主体で，軽度の灼熱感を伴う．1回3〜4Gyの被曝では主に基底細胞の増殖が抑えられて上皮が菲薄化し，皮膚の乾燥や脱毛をきたすが，一時的である．第2度は，紅斑や腫脹とともに乾燥，掻痒感，落屑などを呈し，乾性皮膚炎と呼ばれる．また，感受性の高い血管変化が生じ粘膜の充血も起きる．第3度は，強い紅斑や水疱が生じる．水疱は癒合し，破れてびらんと滲出液を伴うため湿性皮膚炎と呼ばれる[3]．第4度では，水疱やびらんが悪化して深い潰瘍と壊死が生じる．潰瘍化は，近年の照射理論と照射技術の進歩により激減している[4]．

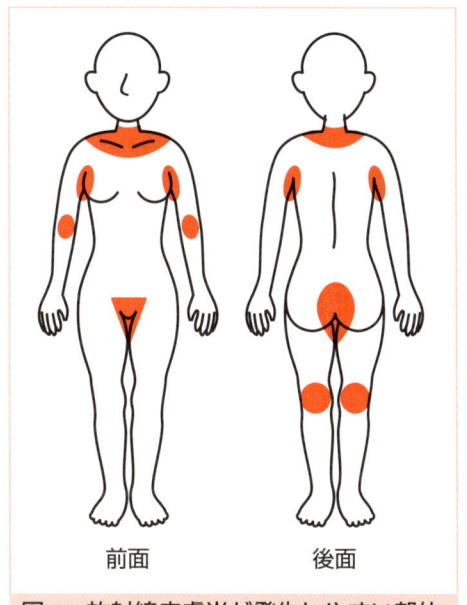

図2 放射線皮膚炎が発生しやすい部位

（文献1）p117より）

■ 表1 急性放射線皮膚炎の分類

分類	第1度	第2度	第3度	第4度
被曝線量	3〜4Gy	6〜19Gy	20〜25Gy	30Gy以上
時期	照射後〜3週	照射後2週〜	照射後1週〜	照射後1週間以内
症状	乾燥，脱毛，初期紅斑，軽度熱感	紅斑，腫脹，脱毛，落屑，掻痒感	強い紅斑，水疱，びらん	深紅色の紅斑，水疱，びらん，潰瘍

2) 放射線皮膚炎による影響とセルフケアの必要性

　放射線皮膚炎は，発生部位によっては，ごく軽度でも患者の苦痛となり日常生活に影響をきたす．例えば，肛門や会陰部周囲にびらんが生じた場合は，便や尿の排泄時だけではなく，下着がこすれることや，座位や歩行時にも痛みを伴う．肛門内の粘膜にも炎症が生じ，下痢に傾いていると排便時の痛みはさらに増強する．頸部や腋窩部に生じた場合は，首や腕を動かしたり，衣服の摩擦により搔痒感や痛みが増す．また，放射線皮膚炎が改善したあとに残る色素沈着や瘢痕は，ボディイメージの変化をきたし，治療後も羞恥心や悩みの原因につながる．

　放射線皮膚炎の発生時期や部位は，照射野に含まれる臓器や放射線の種類，1回の照射線量，総照射線量，照射方法などによりある程度の予測が可能である[5]．そして日常生活を注意して過ごすことで症状の軽減もしくは発生を防ぐことができる．この予防的ケアは患者自身が行うことであるため，治療前から正しい知識を習得し，自ら実施していく必要がある．患者が目標とする放射線治療の完遂に向けることができるように継続的にサポートしていくことが大切である．

3) 放射線皮膚炎を予防するためのセルフケア（表2）

(1) 治療前

> **Point**
> ・治療中に生じる可能性がある皮膚症状と発生しやすい時期について説明する．
> ・放射線皮膚炎の発生を予防するためのスキンケアと日常生活における注意点について説明する．
> ・放射線皮膚炎が発生したら，どのような対処が必要かを説明する．

■ 表2　放射線皮膚炎予防のため観察とケア

時期	主な項目
治療前	(1) 治療中に生じうる皮膚症状 (2) 発生しやすい時期 (3) 発生を予防するためのスキンケア (4) 日常生活における注意点 (5) 発生時の対処方法 (6) 早期対処後の一般的な経過
治療中	(1) 日常生活のなかで予防的なケアが実施できているか (2) 自覚症状の有無（搔痒，疼痛，熱感など） (3) 照射部位とその周囲皮膚の観察 (4) 困っていることはないか (5) 十分な栄養や水分は摂取できているか (6) 精神的サポート
治療後	(1) 治療後のケア継続の必要性 (2) 治療後も定期的な外来受診の必要性 (3) 照射部位とその周囲皮膚の観察 (4) 継続的なフォローアップ

医師から放射線治療の説明を受けたあと，安心して治療が受けられるように治療内容，治療経過について説明する．その際，治療中に生じる可能性がある皮膚症状と発生しやすい時期について具体的に説明する（表3）．皮膚症状の程度や出現時期，回復期間には個人差がある．しかし，日常生活における注意やスキンケアにより，ある程度の予防や悪化を防ぐことができる．そのために，セルフケアが必要であることを伝える．

スキンケアと日常生活における注意点は，照射部位により多少異なるが，ポイントは"照射部位とその周囲の皮膚への刺激を避けること"である（表4）．治療中は，皮膚の防御機能が低下しているため，外的刺激により損傷を受けやすい．そのため物理的刺激，化学的刺激，温熱刺激などを避けて皮膚を保護することが重要である．

具体的には，照射部位に絆創膏や湿布類は貼らないこと，こすったり掻いたりしないこと，直射日光やドライヤーを避けること，長時間の圧迫を避けることなどに留意する．清潔ケアは，照射部位の皮膚が脆弱になっているため入浴やシャワー時にこすらないことや，石鹸やシャンプー，クリームやローションなどの使用方法について説明する．衣服は，患者が普段着ているものを聞きながら説明する．特に直接皮膚に接触する寝巻き，下着，寝具などは，綿などの刺激が少なく柔らかい素材がよい．糊の利いたワイシャツ，マフラーやタートルネックセーターなどの毛が長いものなどは，控える．また，電気毛布，電気あんか，湯たんぽ，携帯用カイロなどの使用は，低温やけどや皮膚炎の悪化につながるので避ける．そして，これらの予防的ケアは，たとえ皮膚障害がみられなくても治療後2〜4週間は継続する必要がある．

放射線治療に化学療法を併用している場合は，皮膚障害の発生リスクが高まるため，より注意深く観察する．また，照射部位にストーマがあり，漏れや皮膚障害などのトラブルがある場合は，治療前に専門の看護師や医師に相談し，できるかぎり改善を図っておく．

放射線皮膚炎発生時の対処方法についても治療前から説明しておく必要がある．症状を早期に発見し，対処すれば悪化を防ぐことができ，治療を継続することは可能である．そのため症状が軽度だからといってがまんしたり，放置したり，自己判断で市販の軟膏などを使用せず，まず医師や看護師に相談するように話しておく．

以上のことは，患者の理解度に合わせてパンフレットやクリニカルパス，ビデオなどの視聴覚教材を活用してわかりやすく説明する．特に外来通院で治療を受ける場合は，同居家族にも説明して協力を得ておくとよい．

■ 表3　放射線皮膚炎予防のための説明（1）

● 皮膚症状の発生時期と症状 ●

- 皮膚症状は，治療開始から1〜2週間はほとんどみられない．
- 皮膚症状は，治療開始から2〜3週間すると発赤や熱感がみられ始める．
- 皮膚の乾燥，かゆみ，皮膚の表面が垢のようにむけてくること（落屑）もある．
- 皮膚炎は，治療が終わると回復に向かう．
- 治療数カ月〜数年後には，遅発性の有害事象が出現する場合もある．
- 治療後の定期健診が必要である．
- 皮膚症状の程度や出現時期，回復期間には個人差がある．
- 皮膚炎は，日常生活におけるスキンケアにより，ある程度の予防と悪化を防ぐことができる．

4 放射線治療とスキンケア

■ 表4　放射線皮膚炎予防のための説明（2）

● スキンケアと日常生活における注意点 ●

清潔ケア
- 入浴やシャワーは可能である．
- 皮膚炎の程度により入浴ができない場合は，清拭を行う．
- 照射部位は，ナイロン製のタワシやタオルなどの硬くてざらざらしているものでこすらない．水分を拭くときは押さえるようにする．
- 照射部位は，清潔を保つ．皮膚洗浄剤は，低刺激性（弱酸性）のものを使い，十分に泡立てた泡を手にとって汚れを包み込むようにして洗う．皮膚洗浄剤が皮膚に残らないように十分に洗い流す．
- 頭部に照射している場合は，洗髪はぬるま湯で洗い流す程度にする．照射方法から頭皮への影響が少ないと思われる場合は，水で薄めたシャンプーを使用し，頭皮をこすらず，流す程度に洗う．

衣服
- 下着や洋服は身体を締め付けないゆったりしたものにする（きついブラジャー，ガードル，コルセット，下着のゴム，ベルトなど）．
- 照射部位に刺激になる衣服は避ける（硬い襟のワイシャツ，ウール・アンゴラなど毛の長い素材のタートルネックセーター，マフラーなど）．
- 直接肌に触れる下着や寝具は，刺激が少なく柔らかい素材がよい．

刺激物を避ける
- 照射部位に絆創膏や湿布類を貼らない．
- 市販の軟膏を使用しない．軟膏は医師から許可されたものだけにする．
- 照射部位のひげを剃るときは，カミソリでなく，電気シェーバーで軽く行う．
- 陰部や肛門に照射している場合は，排泄後に硬いトイレットペーパーでこすらない．
- 肛門洗浄器（ウォシュレット）は弱めの水圧で使用し，押さえるようにして拭く．
- 毎日シャワーで肛門部を洗浄し，清潔を保つ．
- 頭部に照射している場合，頭皮はブラシやくしで地肌をとかない．ヘアトニックや育毛剤などの使用も避ける．
- 照射部位に携帯カイロ，温枕，電気毛布，電気あんかなどを使用しない．
- 照射部位に香水を使用しない．
- 許可されたクリーム，化粧品，ローション，パウダー以外は使用しない．
- 照射部位はこすったり，掻いたりしない．
- 爪は常に短く切り，先を滑らかにしておく．
- 照射部位は，直射日光（紫外線）があたらないように衣服，帽子，サングラス，日傘などで保護する．

その他
- 治療中は，温泉，プール，サウナ，岩盤浴，マッサージ，按摩などは避ける．
- 照射部位の長時間の圧迫を避ける．
- 長時間の臥床時には，体圧分散マットレスを使用する．
- 自力で動けない患者を介助するときは，皮膚の摩擦やずれが生じないようにする．衣服やシーツを引っ張らないで，身体を持ち上げて移動や体位調整を行う．
- 照射部位の粘膜は炎症を起こしやすい．仙骨部の治療の場合は，治療前に排便しておくことにより，直腸粘膜への照射を防ぐことができる．
- ストーマや瘻孔があり，装具を装着している場合は，照射時に毎回剥がす必要はない．治療前に袋内の排泄物を廃棄しておく．
- 皮膚障害は入院中だけでなく，退院後や通院治療中も生じる可能性があるので，予防的ケアは，照射終了後も2～4週間は続ける．

(2) 治療中

> **Point**
> ・日常生活における注意点，予防的なケアが実施できているか．
> ・皮膚症状はないか，照射部位とその周囲皮膚を観察する．
> ・困っていることはないか．
> ・十分な栄養や水分は摂取できているか，体力の低下はないか．

　治療開始直後は，説明された注意事項を1つひとつ確認しながら実施できても，数週間経過すると面倒さや不自由さを感じてケアが継続できていないことがある．治療中は，日常生活における注意点や予防的ケアがきちんと実施できているかを患者とともに確認する．実際の日常生活では，治療前の一般的な注意事項以外にも追加して説明しなければならないことがある．患者が困っていること，わからないこと，不快に感じていることなど，個人の生活に着目しながら相談にのる．そしてその人の生活に見合った対策を患者とともに考える．

　例えば「夜間，布団に入ると無意識のうちに掻いてしまう」という場合は，スキンケアの方法を聞いて保湿剤が含まれた皮膚洗浄剤を紹介したり，医師に相談して外用剤などを検討する．また，ストーマをもつ患者が「装具が貼ってある部分が無性に痒くなる」「最近，装具が剥がれやすくなった」という場合は，装具装着面を観察してスキントラブルの状態をアセスメントする．早期から皮膚・排泄ケア認定看護師に相談し，ケアに関する専門的なアドバイスを受けるとよい．

　また，放射線治療の有害事象は，皮膚炎だけではなく放射線宿酔症状といった全身症状もある．嘔気，嘔吐，倦怠感，体力低下のために清潔ケアが十分に行われていないと皮膚炎の発生リスクは高まり，感染が併発したり，治癒も遅延しやすくなる．治療中の患者の全身状態をみながら適切な栄養管理についてもアドバイスする．

(3) 治療後

> **Point**
> ・治療後もケアを継続することの必要性を説明する．
> ・治療後も定期的な外来受診が必要なことを説明する．
> ・治療後の皮膚炎の有無を観察する．

　治療が終了すると，予防的なスキンケアは，もう必要ないと思い込んでいたり，忘れてしまうことがある．単に「ケアは○日まで続けてください」というだけではなく，① たとえ治療中に皮膚障害が生じなくても照射野の皮膚は脆弱化していること，② 本来の皮膚の防御機能が回復するにはある程度の期間が必要であること，③ 治療後も皮膚炎が発生する可能性があることなど，"ケアを継続することの意味"を説明することが大切である．ケア継続の必要性を患者とともに再確認しセルフケアを推進していく．

　治療後は，放射線科外来への定期的な受診が必要である．外来受診時は，皮膚障害の有無を聞くだけではなく，照射部位をよく観察する．特に後頸部，臀部，腰背部は自分でみることがで

きないために皮膚症状に気づかなかったり，痒みに我慢できず掻いてしまうということもある．また，落屑を垢と勘違いして「ゴシゴシ擦ったら，皮膚がヒリヒリする」といったケースもある．患者の状態，認識，理解度，日常生活をみながら必要なことは繰り返し説明する．

　放射線治療におけるセルフケア教育は，一般的な説明をするだけに終わらず，患者や家族が困ったとき，忘れてしまったときなどに，いつでも相談に応じ，患者が自立して実施できるようにサポートしていくことが大切である．

4) 放射線皮膚炎発生時の対策

(1) 観察と症状アセスメント

　皮膚炎の発生部位や症状は，照射部位や照射線量との関係をみながら，放射線治療の有害事象によるものか，他に発生要因と考えられるものはないか，悪化要因はないかアセスメントする．局所の状態をよく観察したうえで全身状態，ケア状況，疾患，放射線治療以外の治療との関係などから全体的なアセスメントが必要である．

　特に放射線治療と化学療法を併用している場合は，多様な有害事象の症状が生じる可能性がある．皮膚や粘膜への障害が発生するリスクも高いため，注意深く観察する．

❶ 自覚症状と客観的症状のアセスメント

　自覚症状と客観的症状を観察する．自覚症状としては，掻痒感，灼熱感，痛み，腫れぼったさなどがある．これらは，本人だけが感じているものであり，個人によって表現の仕方は様々である．また，皮膚に異常所見がみられなくても「夜になると痒くて眠れない」「皮膚がひりひりする」「垢のように皮膚がぼろぼろむける」「髪の毛のフケが増えた」と語る人もいる．そして皮膚症状そのものが，精神的な悩みにもつながることを理解しながら患者の話を傾聴していくことが大切である．このような患者自身が感じている症状をありのままに聴きながら，発赤，腫脹，熱感，水疱，表皮剥離，潰瘍といった放射線皮膚炎特有の所見を観察し，照射時期や照射量との関連を考慮して症状の程度をアセスメントする．

❷ 二次的な刺激のアセスメント

　二次的な刺激により皮膚障害が発生したり，悪化するケースもある．例えば，掻痒感に耐えきれず，掻いてしまったり，ナイロン製のタワシで強く擦り擦過創を生じたり，摩擦やずれが生じて水疱が破れ，びらんに至ることがある．皮膚保護に対する過度な気づかいから清潔ケアが不十分になると，局所の感染を起こすこともある．特に会陰部は排泄物が付着しやすいため皮膚の浸軟，発疹，感染が生じやすい．また，腋窩や乳房の下なども汗で湿潤しやすい．さらに衣服の摩擦や圧迫などの物理的刺激，石鹸や薬剤などの化学的刺激など，悪化の引き金になる要因はないか注意深く観察する．

(2) 局所ケア

　肛門周囲，会陰部，そけい部，腋窩，頸部などしわやくぼみが生じやすい部分は，便・尿・汗

4）放射線皮膚炎発生時の対策

などの排泄物が付着しやすく，湿潤や摩擦が生じやすい．また乳房の下や腋窩など皮膚と皮膚が重なり合うところは，散乱線により皮膚線量が増加するため皮膚炎が発生しやすい．そのため，より丁寧なスキンケアと観察が必要である．

❶ 皮膚の保護と清潔

a. 軽度の紅斑や乾燥の場合

　汚れが少ない部分は微温湯のシャワーで流すだけでもよいが，排泄物が付着しやすい部分は，特に清潔ケアに配慮する．

　皮膚洗浄剤は，低刺激性で弱酸性，保湿成分が入っているものが望ましい．表5に市販の皮膚洗浄剤の例をあげる．皮膚洗浄剤を十分に泡立ててその泡を手に取り，汚れを包み込むようにして丁寧に洗う．そして皮膚洗浄剤が残らないように微温湯で十分に洗い流す．洗浄後は清潔なタオルで皮膚を押さえるようにして水分を取る．

　ただし，炎症やびらんがある場合は，皮膚洗浄剤が痛み刺激になることもあるので注意する．また，微温湯による洗浄で痛みを伴う場合は，温めた生理食塩水を使用すると痛みが軽減することもある．

■ 表5　弱酸性皮膚洗浄剤の種類と特徴

商品名	特徴	メーカー	規格・価格
ビオレU全身洗浄料	液状で泡立てやすい．赤ちゃんの肌も洗える．フレッシュフローラルの香り．	花王	90ml 300ml オープン価格 580ml
キュレル薬用全身洗浄料	きめ細かな泡立ち．低刺激で肌に優しい洗浄成分配合．皮膚の潤い成分であるセラミドを守りながら，汗や汚れをすっきり洗い流す．	花王	440ml　¥1,575
リモイスクレンズ	清浄と保湿の効果．クリーム状で汚れを取り，拭き取りのみでよい．泡立て不要．失禁部位やストーマ周囲などの部分清拭に用いる．	アルケア	5g/パック(10パック)　¥735 180g(1本)　¥1,575
セキューラCL	液状で泡立て不要．汚れた皮膚に直接スプレーする．その後，水で洗い流す．	スミス・アンド・ネフュー・ウンドマネジメント	118ml　¥1,292 236ml　¥1,722

（2008年12月現在）

b. 乾燥して落屑が多い場合

　乾燥して落屑が多い場合は，毎日，シャワーなどで身体を洗い，下着を交換して清潔を保ち，局所感染の予防に努める．また，保湿成分を含む皮膚洗浄剤を用いたり，医師に確認したうえで保湿クリームやローションを塗り，乾燥を防ぐ．

c. 搔痒感が強い場合

　搔痒感が強いときには，症状緩和を図るとともに搔破による皮膚損傷を回避する．室内の湿度

や温度，微温湯のシャワー，衣服や寝具の選択などに配慮し，爪は伸ばさず短く切って滑らかにしておく．搔痒感や熱感があるときは，衣服の上から氷囊やアイスノンなどで冷やすと効果的なこともあるが，冷やし過ぎないようにし，湿布は避ける．また，搔痒感は，他者との交流，仕事や手芸など集中してできることを行っている間は，症状が軽減することもある．日常生活に影響をきたすことが予測される場合は，医師に相談して鎮痒剤の経口薬や軟膏の使用を考慮する．

❷ 外用剤使用時の注意点

a. 使用できない外用剤

症状の程度によりケア方法は異なる．また，治療中でも軟膏の薬剤を使用することは可能であるが，種類によっては使えないものもある．金属を含む酸化亜鉛（亜鉛華軟膏），スルファジアジン銀（ゲーベンクリーム®）などは多くの散乱線を生じるため，皮膚炎が悪化しやすい．また，ベビーパウダーは，皮膚表面が乾燥したり，皮膚炎が悪化することもあるので避ける．

b. 症状に応じた外用剤

搔痒感があるときは，ジフェンヒドラミン（レスタミン軟膏®，レスタミンコーワ軟膏®）が用いられる．紅斑のみの場合は，アズレン（アズノール軟膏®）やアロエ成分が含有されている外用剤やクリーム，ローションなどが使用される．

紅斑に小水疱，びらんを伴うときは抗生物質加ステロイド外用剤（リンデロンVG軟膏®など）が用いられ，潰瘍化した場合は各種抗潰瘍剤を使用する[3]．

搔痒に対しては，mild～weakクラスのステロイド外用剤が効果的であるといわれるが，使用中は創傷治癒の遅延と皮膚萎縮に注意を払う必要がある[4]．

c. 使用方法

治療期間中に軟膏を使用する場合は，リント布や不織布などに軟膏を塗布してから皮膚にあてる．木べらや指で直接皮膚に軟膏を擦り込むと，痛みが生じたり，物理的な刺激になりうる．

軟膏を使用するタイミングは，照射後，入浴やシャワーのあと，就寝前などとし，1～2回／日を目安とする．

照射時には，軟膏が厚く残存した状態にならないようにする．

頭皮やストーマ周囲に皮膚障害が生じた場合は，軟膏よりもリキッドの方が使いやすい．また，ストーマ装具装着面に皮膚障害が発生した場合は，軟膏を塗ると装具が貼りつかなくなるため液状または粉状のステロイド外用剤を使用し，十分に乾かしてから装具を貼る．

外用剤は，必ず医師の指示により使用するとともに，正しい使用方法を説明し，皮膚の状態を定期的に観察する．局所ケアを行っても皮膚障害が改善せず，患者の苦痛が強い場合は，医師に報告・相談し，照射を一時中止することも検討する．

❸ ドレッシング材使用時の注意点

a. 選択時の注意点

一般的に発赤や水疱などに対してはポリウレタンフィルムドレッシング材（テガダーム®，オプサイトウンド®など），びらんや潰瘍などにはハイドロコロイドドレッシング材（デュオアクティブCGF®，コムフィールアルカスドレッシング®など）やアルギネートドレッシング材（アルゴダーム®，ソーブサン®，カルトスタット®など）が用いられることが多い．

しかし，放射線皮膚炎の場合は，治療による影響から症状が悪化するリスク，痛み，落屑，掻痒などの症状があることに十分留意して選択する．

また，ドレッシング材の厚みは，皮膚表面線量に有意差がないといわれるが[4]，金属を含有するドレッシング材は，散乱線を生じやすいため使用前に必ず放射線科医師に相談する．

b. 使用中の症状観察

放射線皮膚炎の急性期には，水疱が破れて癒合したり，びらんが拡大して滲出液が増加することがある．このような場合，粘着性ドレッシング材を貼付すると容易に剝がれ，頻回な貼り換えにより，かえって水疱やびらんが悪化してしまう．毎日の交換が必要な場合は，非粘着性のドレッシング材を用いる．しかし，非粘着性ドレッシング材は，滲出液が少ないと，乾燥したまま創面に固着し，無理に剝がすと出血や痛みの原因にもなる．このような場合は，生理食塩水で湿らせてから剝がすとともにドレッシング材の種類を再検討する．

ドレッシング材使用中は，皮膚炎の状態をよく観察し，治療との関連を慎重に評価して使用の継続・変更・中止のタイミングを見極める必要がある．

c. 特殊なケースの場合

ストーマや瘻孔があり，装具を装着している場合は，照射時に毎回剝がす必要はない．むしろ毎日装具を貼り換えることで剝離刺激が加わり，脆弱な皮膚を損傷する可能性がある．照射前は，袋内に貯留した排泄物を空にし，袋を折り畳んでコンパクトにして照射を受ける．

(3) 精神的サポート

放射線皮膚炎の程度によっては，治療の中止を検討しなければならないこともある．しかし，患者はたとえ症状が悪化しても「治療を中止したらがんが進行するのではないか」といった不安をもちやすい．また「ここで治療をやめてしまったら今までの苦労が水の泡」「医療者に相談したら治療が中止になるかもしれない」と思っている人もいる．特に通院で放射線治療を受けている患者のなかには，多少の皮膚症状が出現していても「あと少しの辛抱だからがまんしよう」と治療に臨み，日常生活に支障をきたすようになって初めて医療者に相談してくる人もいる．

また，放射線皮膚炎は，自覚症状としての掻痒感や痛みだけではなく，外見的変化をきたすため，患者の不安や羞恥心を増強させることがある．例えば会陰部や肛門部は，痛みや掻痒感があっても「恥ずかしいので見せたくない」と炎症や痛みがかなりひどくなるまでがまんしていることがある．また，治療後に残る照射部位の色素沈着や脱毛などがボディイメージの変化につながり悩んでいる患者もいる．

このような患者の治療への期待や希望，羞恥心，悩みや不安を考慮した精神的サポートが大切である．皮膚の状態を見たり聞いたりする場合もプライバシー，タイミング，場所に配慮する．また，放射線治療による急性の皮膚反応や脱毛は，回復することを説明し，適切なケア方法をアドバイスし，安心感につながるよう援助する．

そして皮膚状態だけではなく日常生活においてどのようなことに困っているか，悩んでいることはないかなど，患者の話をよく聴き，共に対策を考えていく姿勢が大切である．

おわりに

　患者は，がんを治したいという一心で放射線治療を決心し，治療に立ち向かう．そして治療を完遂することを目標に努力している．治療前は「放射線は原爆のようなもの」「放射線をするようになったらもう終わりだ」といった誤解をもっていた患者が，正しい知識を得て「がんを治したい」「少しでもよくなれば」という希望をもち，前向きに放射線治療に臨む．

　放射線治療は，照射技術の発展により重篤な皮膚障害に至ることは少なくなったが，紅斑や搔痒，びらんなどの皮膚炎はよくみられる．このような有害事象を予防し，症状の悪化を防ぐためには，治療前の十分な説明，治療中の観察とセルフケア，治療後の継続的フォローが重要である．

　放射線皮膚炎を予防するための知識をもち，適切なアドバイスを提供することは重要だが，決して一方的な説明に終わってはならない．看護師は，患者が困っているとき，辛いときにはいつでも相談にのり，患者の立場に立って共に対策を考えていくことができるパートナーとしての役割を担うことが大切である．

　本稿の作成において貴重なご指導をいただきました，北里大学医学部放射線科 小谷承子先生，同教授 早川和重先生に深く感謝申し上げます．

（松原康美）

■ 文献

1) 松原康美：9. 放射線治療のスキンケア．スキントラブルの予防とケア，松原康美 編著，医歯薬出版，2008.
2) 内山幸男：放射線治療概論．放射線治療技術の標準，日本放射線治療技術専門技師認定機構 監修，保科正夫 編，pp13-46，日本放射線技師出版会，2007.
3) 津川由加里：皮膚反応とその対策―がん放射線治療の副作用対策．がん看護，6(3)：187-189，2001.
4) 片山一朗・他 編：放射線障害―皮膚科学，pp290-291，文光堂，2006.
5) 岩本 拓，島田眞路：放射線性潰瘍の処置．改訂 ドレッシング―新しい創傷管理，穴澤貞夫 監修，pp250-252，へるす出版，2005.
6) 祖父江由紀子：放射線治療中の看護―化学療法を併用する患者へのケアを中心に．緩和ケア，15(3)：207-211，2005.

5 放射線治療の身体面への影響とケア

A. 外部照射法

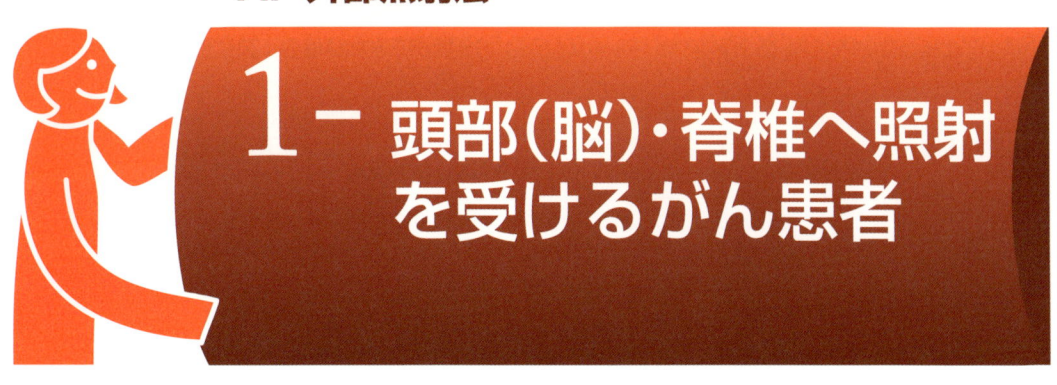

1 ― 頭部（脳）・脊椎へ照射を受けるがん患者

はじめに

　頭部の放射線治療は，脳腫瘍の組織型により照射の範囲が異なる．対象となる年齢も小児から高齢者まで広く，照射の目的も根治や症状緩和，緊急照射など多岐にわたる．また，脳腫瘍をもつ患者は，生命維持に直結する機能障害や意識障害，神経障害，麻痺などを有するため不安や苦悩も強い．脊椎腫瘍では神経や骨への影響により運動機能障害が出現して，患者の生活に大きな影響を与える．これらの症状を早期に発見して予防・治療するために外部照射が効果的である．
　本項では頭部の脳腫瘍に対する外部照射と，脊椎への外部照射（腫瘍による症状を緩和する目的の放射線治療）について述べる．

1) 頭部への照射

　対象疾患は，脳腫瘍が主であり，原発の悪性の腫瘍，転移性の悪性腫瘍がある．

(1) 脳腫瘍への照射目的と照射方法

　腫瘍の種類，大きさなどにより治療目的や方法には違いがある（表1）．転移性脳腫瘍への照射の目的は神経症状や脳蓋内亢進症状の改善を図り，患者の生活の質を維持，改善することである．脳転移が直接死因にならないよう予防する．照射の方法は全脳照射と定位放射線治療がある．

■ 表1　脳腫瘍の照射

適応疾患	目的	治療法・用量
悪性神経膠腫		手術，術後照射，化学療法 周囲浸潤部を含め60Gy以上
低悪性神経膠腫	通常は手術	全摘ができない場合：原発部位50〜56Gy術後照射
脳室上衣腫	術後遺残，悪性度が高い	悪性度低い：原発部位50Gy 悪性度高い：全脳30Gy後原発部位30Gy 脊脳髄液播種：30〜36Gy全脊髄照射
髄芽腫	放射線感受性が高いため手術では，神経症状がない程度に摘出し術後照射	照射量は年齢によって加減 6歳以上：全脳全脊髄36Gy後頭蓋窩（原発部位）54Gy
脳原発悪性リンパ腫	根治的全脳照射	全脳照射40Gy後腫瘍部分に限局させ50Gyまで
松果体腫瘍	胚芽腫は感受性が高く，化学放射線療法	
下垂体腫瘍	手術・薬物療法困難例に腫瘍増大抑制・分泌ホルモン正常化	全脳照射40Gy後腫瘍部分に限局させ50Gyまで
頭蓋咽頭腫	全摘困難時に術後照射	50Gy
視神経鞘腫	低侵襲治療としてガンマナイフ	
転移性脳腫瘍	症状緩和・緊急照射	3個以下，3cm以下ガンマナイフ．他は全脳照射

❶ 全脳照射

a. 全脳照射に対する正しい知識提供

　標準治療は，単発・多発腫瘍にかかわらず，全脳照射である．全脳照射では，30Gyを10回以上に分割して，40Gyを20回に分割して行う．対象は，転移性脳腫瘍の治療や予防，中枢神経系の悪性リンパ腫などである．全脳照射後6カ月以内に神経症状が悪化する場合，ほとんどが脳転移の増大によるものである．全脳照射による運動障害の改善は約30〜40％と低いが，痙攣や頭痛などの症状は約80％に有効である．

b. 全脳照射施行患者への治療方法の情報提供

　意識障害，神経障害，麻痺や精神症状を伴ったり，腫瘍の増大による症状の悪化や意思表示の困難など，患者・家族は不安を抱える．治療が開始されると照射により一時的な症状の変化があるが，軽減することを伝える．晩期有害事象に認知症の可能性があるため，予後を踏まえた治療の選択が求められる．

c. 治療計画時の特徴

　治療開始前に頭部固定に使用するシェル（熱可逆マスク）の作成が行われる（図1）．作成時の患者は，大きな器械のある部屋に1人でいることや治療開始に伴う緊張，シェルの圧迫などによる恐怖も伴う．対策として丁寧に説明を行い，シェル作成後の散髪や剃髪は固定精度の低下を防ぐために禁止となることもあらかじめ伝えておく（p61参照）．

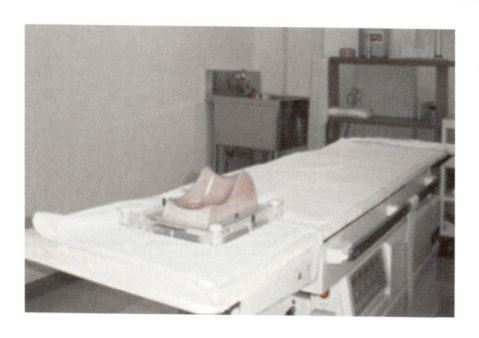

① 頭を架台に載せる．
② シェル作成の透明の板を準備．温めてあるが，熱くはないことを伝える．
③ 板を顔に載せたあとクーリング． 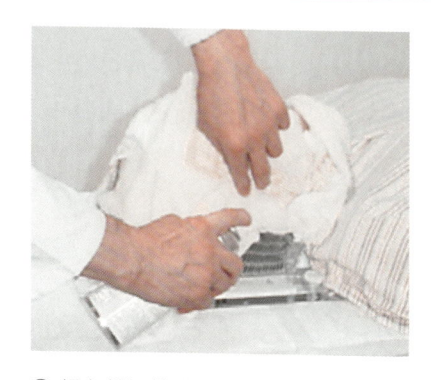
④ 網状になるため圧迫感はあるが呼吸はできることを伝える． 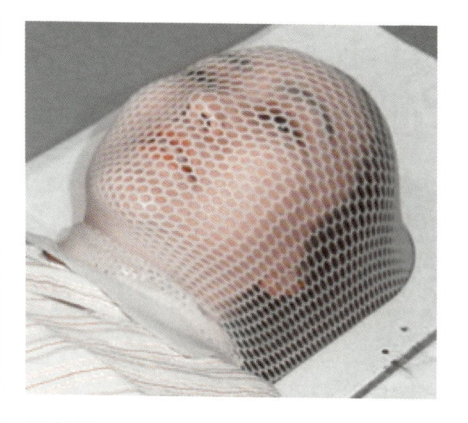
⑤ マーキングはシェルに施行． 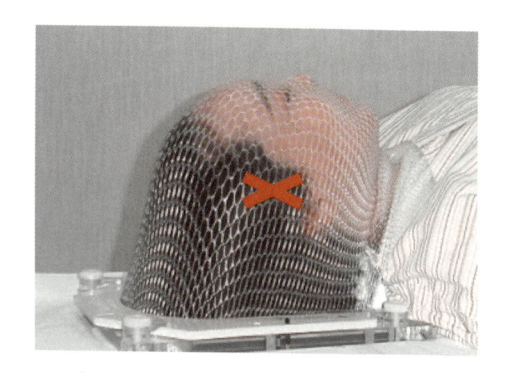

図1　シェルの作成

d. 出現しやすい有害事象（表2）

　全脳照射による有害事象は一過性のことが多く，晩期有害事象の出現も少ないといわれている．しかし，神経症状を伴うことで不安が増強する場合が多いため，その点を含めたケアが必要になる．具体的には，治療時のシェル使用は放射線皮膚炎の増強因子となるため，使用部位に注意する．また，脳浮腫は治療により腫瘍が反応することで出現するため，一時的に神経症状の増悪や悪心，嘔吐による苦痛や不安を伴う．患者は病状が悪化したと不安になることがあるので一時的な症状であることを説明し，早期にステロイド剤や高浸透圧剤の投与を行って軽減を図る．

■ 表2　全脳照射の有害事象

時期	症状	
急性期	脳浮腫 頭蓋内圧亢進症	開始後2〜3日は注意 疾患による症状と鑑別
亜急性期	脱毛	2〜4週間で出現
晩期	認知症	1年以上生存率で11% ただし，標準治療以外

❷ 定位放射線照射

定位放射線照射は，① 1回照射の場合の定位手術的照射（stereotactic radiosurgery；SRS），② 分割照射の場合の定位放射線治療（stereotactic radiotherapy；SRT）に分類される．

```
定位放射線照射
├─ 定位手術的照射（SRS）　1回照射．ガンマナイフなど（コバルトガンマ線）
└─ 定位放射線治療（SRT）　分割照射．サイバーナイフなど（リニアックなど）
```

また，本項は上記の治療の中で，特にガンマナイフに焦点を当てて説明する．
ガンマナイフは，201個のコバルトガンマ線源を埋め込んだヘルメットを装着し，多方向から一点に高線量の放射線を集中させる治療法である．通常は1回照射を行う．リニアックを用いた場合は，定位フレームの装着後，1回照射あるいは分割照射を行う．

a. 患者への治療法の情報提供

ガンマナイフは，腫瘍が3個以下，3cm以下の場合が適応になる．腫瘍が1個の場合では手術も適応になる．また，腫瘍径が3cm以上の場合は定位放射線での局所制御が低いため，手術での切除が優先される．

一般的に2～3日の入院で行われるため，外来受診時の段階で治療について説明を行う．パンフレットを使用することは，自宅で患者や家族が繰り返し読んで確認でき，理解を深められる．入院前の患者・家族からの「内容についての質問」に答えられるよう，医療者が配慮することで，安心した治療環境につながる．

b. 出現しやすい有害事象

- 治療直後～当日夜：吐き気，痙攣発作（高線量照射による周囲脳の刺激でまれに起こる）
- 数週～数カ月後：照射部位周辺の浮腫，照射部近傍の顔面神経麻痺，聴力障害，眩暈など．潜在性の病巣では一過性の円形脱毛．

(2) 日常生活への留意点と患者教育

照射前から意識レベルや痙攣，麻痺の状態を観察し，治療による有害事象と原疾患による症状の変化を早期に鑑別し適切な対応をする．

❶ 脳浮腫，頭蓋内圧亢進

排便時の怒責を避けるために水分摂取，食物繊維の多い食事を勧め，排便のコントロールを行う．ステロイドや利尿剤の投与時には，与薬管理や排尿などの患者の観察が重要である．

❷ 頭皮のケア

- 照射中のシャンプーは，爪を立てずにぬるま湯を使用する．ベビーシャンプーや刺激の少ない製品を使用し，よく泡立てて使用する．整髪料やカラーリングなど，金属基剤は放射線吸収を妨げるため使用を避ける．ドライヤーは冷風とし，ブラシやくしによる刺激を避ける．また，直射日光を避けるため，必要時には帽子，スカーフなどを着用する．

・脱毛は，通常3〜6カ月で新しい毛髪の発育がみられるといわれているが，脱毛が始まったときの患者の衝撃は大きいため，開始前から対処方法などの指導をしておく（図2）．再び髪が生えたときには髪質の変化が生じることもあることを伝えておく．

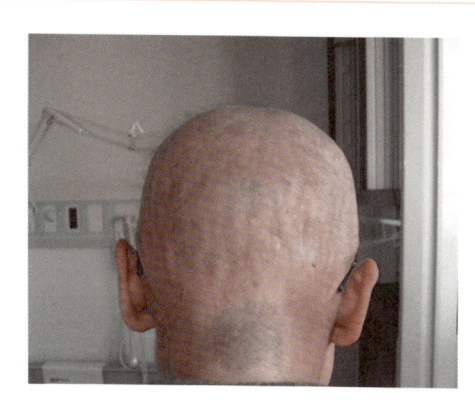

全脳照射による頭部全体の脱毛． 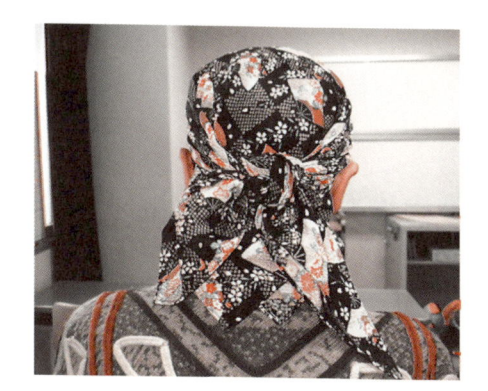　　　　　　スカーフなどによる工夫を指導．

図2　脱　毛

❸ 運動機能，認識障害

麻痺や痙攣，認識障害による転倒，転落事故の予防が必要である．また，照射直後は安静や臥床を促していく．

（3）疾患と治療の特徴から考えるよりよい看護援助

❶ 意思決定への援助

治療方法の選択は，症状が出現し緊急を要する場合と，予防的な照射（例えば，肺がんの脳転移予防）の場合がある．緊急の場合には，機能的に患者の意思決定が困難な場合もあり，家族を含め治療選択への支援が必要になる．また，晩期有害事象である認知症は，がん治療の効果があり治ったとしても，その後にコミュニケーションが困難であるなどのイメージが強くなることで患者・家族の不安を増強するため，正しい知識が必要になる．さらには，治療にかかる日数や費用，特にガンマナイフなど繰り返し治療を行う場合もあるため，治療法について相談できる環境が必要である．

❷ 患者の精神的な苦痛に寄り添う

意識障害，神経障害，麻痺などにより患者は，身体的な苦痛のみならず精神的な苦痛を感じている．治療を開始しているにもかかわらず脳浮腫などによる嘔気や視野欠損，錐体外路症状が出現すると，患者や家族は病状が悪化しているのではないかという恐怖が強くなる．対策として有害事象への指導や気持ちを表現できる環境の調整が必要である．さらには，失禁や徘徊など行動の変化に伴う苦痛を強いられたり，意図しない行動により自尊心が傷ついたりする場合がある．患者の尊厳が失われないような医療者の言葉かけが必要である．腫瘍部位と神経症状は専門書を参考にし，症状に合わせたケアを提供する．

❸ 家族支援

神経症状の出現があるため，家族はその様子を受け入れることへの戸惑いを感じる．家族の尊厳が失われないような配慮と支援が必要になる．

❹ 治療中の援助

治療中は，麻痺や痙攣などにより患者が動いてしまうことを予測し，放射線技師と連携し固定方法を考え．転倒，転落防止対策をする．

2) 脊椎への照射

(1) 脊椎腫瘍への照射目的と照射方法

脊椎腫瘍への照射目的は，脊髄圧迫や脳神経症状，病的骨折の予防や改善および疼痛の緩和によって生活の質が維持，向上することである．

麻痺に関しては，出現後の早い時間から治療をすることが回復につながるといわれている．特に運動・知覚の麻痺，膀胱直腸障害などの脊髄横断症状は24時間以内に治療を開始することで，神経症状の改善を期待できるため，早期発見が重要になる．

a. 放射線治療に対する正しい知識提供

転移性の骨腫瘍の場合には，疼痛緩和や骨折予防を目的として照射を行う．疼痛に関しては約90％で痛みが軽くなり，その内の半数はほとんど痛みを感じなくなる．特に前立腺がんや乳がんには有効である．脊椎の腫瘍は神経を圧迫し，そのことが原因で痺れや麻痺の症状が出現する．この場合にも照射が適応となる．症状の進行を遅延するには，早期に治療することが重要であり日常の観察が大切である．溶骨型病変の場合には，数カ月後に石灰化することから，骨折などのリスクも減りADLの拡大につながる．

b. 照射患者への治療方法の情報提供

照射野は腫瘍や症状のある脊椎で，照射方向は1部門～左右または，前後2部門の照射が多い．線量は，約20～30Gyを4～10回程度の回数で，1～3週間施行する．場合により1回の大線量の治療をすることもある．長期の生存期間が期待される場合は40Gyを20回で照射することもあるが，全身状態が不良な場合には6～8Gyを照射する場合もある．

疼痛が強く移動が困難で，照射の体位が保持できない場合や，長期の生存が期待できず急速な除痛効果を望む場合などは照射方法の検討が必要である．

また，外来・入院治療は患者の状態によって決定される．疼痛が強い場合や麻痺により歩行が困難な場合には，ストレッチャーによる移動となる．

c. 出現しやすい有害事象（表3）

小児の場合には，骨の成長障害への対応が必要になる．

■ 表3　脊椎照射の有害事象

時期	症状	部位
急性期（照射中〜）	皮膚炎	全般
	骨障害：骨芽細胞減少 造血器：骨髄抑制	
急性期（2週間〜）	食道炎：嚥下障害，嘔気	頸椎，胸椎
	下痢，嘔気	腰椎
晩期 （照射後6カ月以上）	倦怠感	全般
	骨障害：骨折，骨壊死 成長障害（小児） 造血器：白血病，悪性貧血 骨髄：放射線脊髄症（対麻痺）	

広範囲の場合の方が起こりやすい．

(2) 日常生活への留意点と患者教育

❶ 皮膚炎
・照射野をこすらない．爪は短くする．
・褥瘡があると悪化しやすく回復を妨げるため注意してケアする．ガードル，ストッキングによる圧迫を避ける．コルセット，カラーは，金属部位に注意し病態に応じて使用する．

❷ 食道炎
・摂食・飲水時：照射により粘膜が弾力性を失いもろくなるため，一度にたくさん飲み込むことは食道内腔に圧がかかる．そのために粘膜がひび割れをする場合があるので，咀嚼を十分に行うことが重要である．
・口内炎：粘膜保護に努め，痛みには鎮痛剤を使用する．痛みがあると食事を流し込んでしまい，粘膜炎を誘発，悪化させるため，食事の形態を変更したり，少量ずつ摂取することを伝える．内服薬の形態に配慮する．

❸ 消化器症状
・嘔気，食欲低下：照射が原因かを確認する．
・下痢，便秘：腰椎への照射の場合は，下痢になる可能性があるため排便状態の観察をする．オピオイドを使用中で緩下剤使用時は，すぐに中止しない．

❹ 病的骨折の予防
治療後，仮骨ができるまでには数カ月を要するため，その間には加重がかからないような生活の工夫が必要になる．

(3) 疾患と治療の特徴から考えるよりよい看護援助

❶ 疼痛を伴う場合
治療開始時には，疼痛を伴っている場合が多いため，体位の工夫や治療前に鎮痛剤の使用を検討して，照射時間内に同一体位の確保ができるようにする．

❷ 精神的な支援

脊椎照射の多くの場合は原発部位ではなく転移巣への治療となるために，患者は病気の広がりを自覚し不安が増強することが多い．また，疼痛や麻痺などによるQOLの低下は意欲の減退につながるため，QOLの維持，向上を目標とした看護が必要になる．患者の希望を聞き，治療効果をみながらADLの拡大を目指す．

（岸田さな江）

■ 文献

1) 井上俊彦 編：放射線治療学．pp322-338, 400-417, 南山堂, 2004.
2) 柄澤久美子 編：がん放射線治療の理解とケア．pp48-52, 108-132, 学習研究社, 2007.
3) 澁谷 均・他 編：エビデンス放射線治療．pp53-63, 70-94, 中外医学社, 2007.
4) 独立行政法人放射線医学総合研究所 監修：ナースのための放射線医療．pp89-97, 105-112, 朝倉書店, 2002.
5) 渋井壮一郎・他：特集 脳腫瘍—最新の最新の治療と看護．がん看護, 12(4)：391-404, 417-419, 422-426, 429-438, 2007．

5 放射線治療の身体面への影響とケア

A. 外部照射法

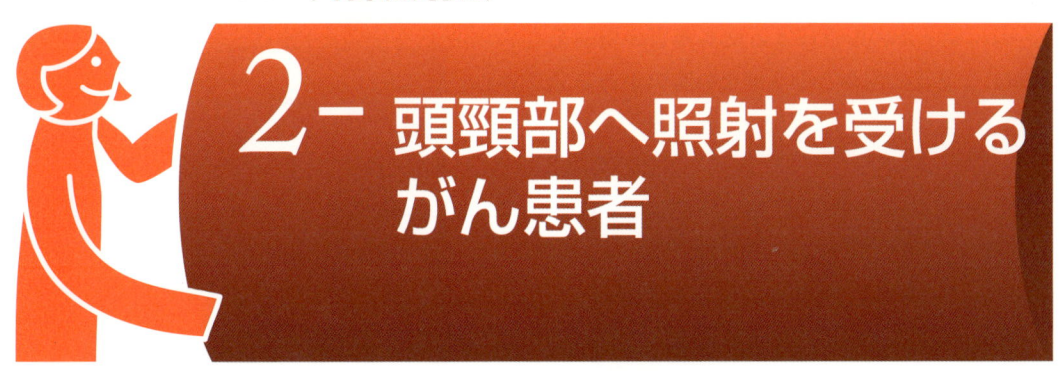

2− 頭頸部へ照射を受けるがん患者

はじめに

　頭頸部がんへの放射線治療では，切除による機能損失という最大の問題をなくし，機能を温存したまま治癒を目指すことができる．また近年では，頭頸部がん治療でも放射線治療と化学療法の同時併用療法が主流となり，放射線耐線量の低い口腔粘膜や，唾液腺が照射野に含まれるため，粘膜障害や味覚障害，ドライマウスなど，患者のQOLに大きな影響を及ぼす有害事象が多発する．よって，治療を完遂するためにも，病棟でのケアはもちろんのこと，患者のセルフケア力を高める関わりが重要となる．

1) オリエンテーションと看護

（1）照射開始前

❶ シェルの作成

　頭頸部は容易に動きやすいため，照射位置がずれないよう，シェルという固定具を装着して照射が行われる．よって頭頸部照射の場合，照射開始に先立ってシェルを作成する必要がある．

　シェルは，ホットプレートや恒温装置で70℃前後に加温すると軟化する性質をもつ，熱可塑性合成樹脂でできている（図1）．軟化した状態のものを頭頸部に密着させ，室温の数分間で硬くし，患者ごとのマスクを作成する．シェ

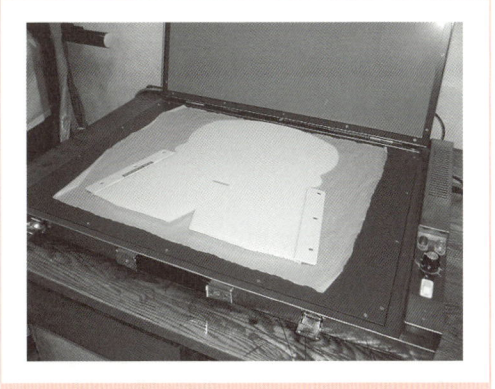

図1　シェルの加温

ルは3段階のサイズがあり，照射部位が頸部にかかるほど，シェルも頸部までに及ぶ大きなサイズのものを使用する（図2, 3）.

照射野をシェルに書き込むことができ，患者の顔にマーキングせずに済むことは利点といえる（図4）．シェルの厚さによる皮膚障害の増強を考慮し，有孔のものとそうでないものがある．

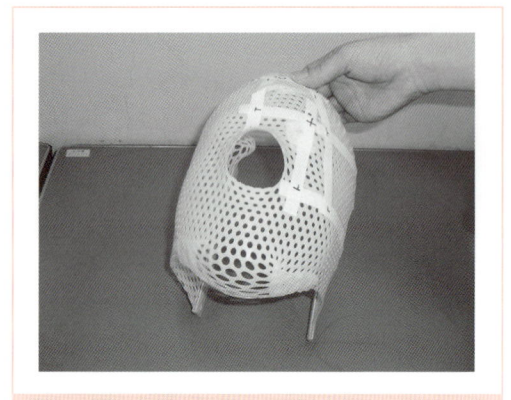

図2 頭・顔面用シェル（小）

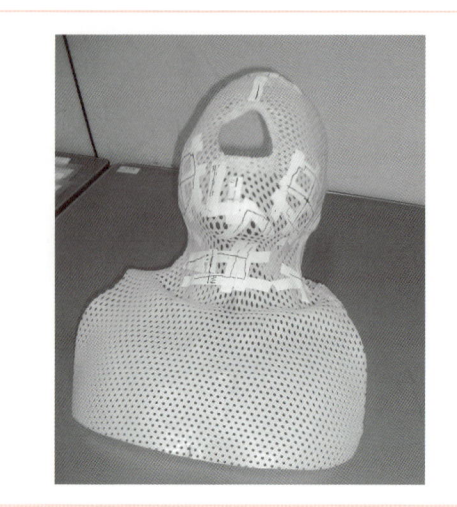

図3 シェル（大）

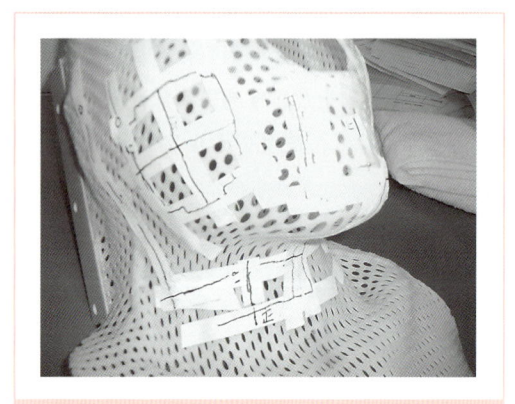

図4 シェルに照射範囲をマーキング

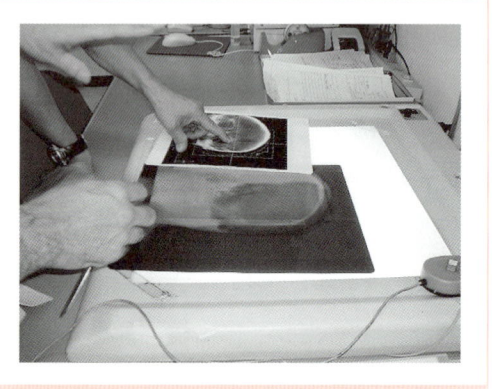

図5 放射線技師間で照射範囲の最終確認

看 護

軟化したシェルを頭頸部に押し付けられた際の圧迫感で，患者は息苦しさや恐怖心をいだくことが多い．シェルの必要性や，具体的な作成方法を事前に伝えておくことが大切である．また，シェルの材質にアレルギー反応を示し，皮膚の発赤やかゆみが出現する場合があり，これらの観察を要する．

❷ 治療計画用画像の撮影

照射に先立ち，治療計画用画像のX線撮影あるいはCT撮影を行う．

一般に，治療体位の決定，シェルの作成，CTシミュレーション画像撮影まで，一連の流れで行われるが，最低でも20〜30分程度を要する．CTシミュレーション画像をもとに，放射線治療医が照射範囲を最終決定する．次回，リニアックグラフィーの撮影と診療放射線技師による照

射範囲の最終確認（図5），続けて第1回目の照射を実施しており，初回時には多くの時間を要する．また，照射野を縮小する場合，再度CTシミュレーションを実施する．

看護

目的，必要性，ならびに初回は多くの時間を要することを事前に説明し，患者の了解を得ておく．点滴中の患者では途中で尿意をもよおすことのないよう，また疼痛が出現しやすい患者では痛みが増悪することのないよう，滴下調整や事前の鎮痛剤使用など看護者の配慮が求められる．

❸ ムセることへのケア

術後患者の場合，唾液貯留や嚥下障害による「ムセ」が起こりやすい．吸引の介入など必要なケアを病棟看護師が抽出し，放射線科の看護師と連携を密にする．

❹ 疼痛コントロール

照射体位や，同一体位の保持に際して疼痛などの症状コントロールが必要な場合は，毎回照射前に鎮痛剤を使用し，症状緩和に努める．

(2) 照射中

① 照射中は室内に1人となるが，診療放射線技師がモニターで常に患者の様子を見ている．照射範囲にもよるが照射時間は数分であり，すぐに照射は終了となる．

② 室内は真っ暗となるが，これにより放射線照射方向と部位の確認が可能となる．頭部をシェルで固定され身動きがとれない中，暗い室内で1人となることは患者の不安，恐怖心を助長しやすい．診療放射線技師，看護師の言葉かけが大変重要となる．

> **コラム** シェル装着を要するため，元々圧迫感や閉塞感を苦手とする患者や不穏のある患者の場合，患者・家族と話し合い，照射前に安定剤を使用するなど照射中の危険防止に努める必要がある．

(3) 照射後

① 頭頸部への照射では，照射部位の特性から口腔粘膜炎，咽頭炎，これらに伴う疼痛，皮膚炎，唾液分泌量の低下が生じるだけでなく，やがてドライマウスとなり食事摂取量の低下を招く．これらの基本的な症状を念頭におき，安易に経過観察せず，症状出現時は早期に対応を要する．

② 治療が進むに伴い，浮腫などでシェルの固定が苦痛となる患者もいる．照射後に，シェル固定部位の皮膚発赤の有無や，固定時の痛みの観察を行う．

2）照射部位に特有な有害事象とケア （表1 p66）

(1) 上咽頭・中咽頭

上咽頭がんでは，原発巣とリンパ節領域を含んで左右対向2門照射を行う．40Gyまで達する

と脊髄を外すように照射野を変更し，総線量65～70Gyが照射される．Ⅲ・Ⅳ期では，化学療法との併用が多い．下頸部に対しては前方1門照射が組み合わされる．

中咽頭がんのⅠ・Ⅱ期では，根治時に65～70Gy照射する．Ⅲ・Ⅳ期では，術後に50～60Gyの照射が行われる．

照射開始後2～3週目ごろから口腔・咽頭の粘膜炎や唾液分泌障害，味覚障害が出現し，しだいに咽頭痛，嚥下時痛をきたす．

唾液分泌の永久的な低下に伴うドライマウス，味覚障害は治療終了後6カ月程度で改善するが，唾液分泌低下による軽度の味覚異常は残存する．その他，顔面浮腫，甲状腺機能低下が出現する．

上咽頭への照射では慢性中耳炎，顎関節の線維化・拘縮による開口制限，視神経炎による視力障害が起こることがある．また側頭葉や下垂体，脳幹部が照射野に含まれることから下垂体機能低下をきたす．最も重篤なものでは，脳壊死や放射線脊髄炎による進行性の麻痺症状があげられる．中咽頭への照射では，粘膜や下顎骨の壊死があげられる．

ケア

頻回の含嗽（うがい），蒸気吸入や鎮痛剤の使用．

治療開始前にう歯（虫歯）の抜歯を済ませておくことが望ましい．

発現してしまった障害については有効な治療手段はなく，ドライマウスに対しては人工唾液の使用や含嗽を推奨する．唾液分泌障害はう歯の発生を助長するため，口腔内の衛生状態の改善や食後のブラッシングが必須である．

> **コラム** クライオセラピー（冷却療法）は口内炎の発症を遅らせ，程度の悪化を防止するのに有用とされている．含嗽と比べアイスボールにすることで口腔内に留まる時間が長くなり，障害された粘膜との接触時間を延長することができる．ただし，組織の酸素分圧が低下すると抗腫瘍効果も低下するため，がん近傍の粘膜を照射直前に冷却し，血流を低下させることは好ましくない．使用する時期，時間に配慮を要する．

(2) 下咽頭・喉頭

下咽頭がんでは，梨状陥凹がんが多く，早期であれば放射線単独で治癒の可能性が望める．他はほとんどが術後照射であり，50～60Gyの照射を行う．

咽頭がんでは，早期がんであるⅠ・Ⅱ期で左右対称2門で照射する．T1では60～66Gy，T2では66～70Gyの照射となる．下顎部では，前方からの照射となる．

照射開始後2～3週目ごろより粘膜炎，照射後半には嚥下時の疼痛が出現する．やがて嗄声の悪化，咽頭痛，咳嗽，照射皮膚面の発赤が出現する．長期的には甲状腺機能低下が起こる．

下咽頭の照射では，唾液分泌低下による味覚異常，喉頭浮腫，顔面浮腫が出現し，喉頭への照射では，まれに軟骨壊死のため喉頭摘出となる例もある．

ケア

含嗽，蒸気吸入，鎮痛剤，鎮咳剤の使用．治療中は禁煙し，発声を避け，飲酒を制限する．食事は摂取可能な刺激が少ないものとし，照射皮膚面は衣類がなるべく接触しないように指導する．

> **コラム** 消化性潰瘍剤の使用にあたっては，痛みが出現してからではなく，放射線治療開始時より投与開始することが効果的であるといわれている．頭頸部領域での放射線治療における看護では，いかに痛みを少なく栄養摂取を続け，治療を最後まで中断せずに行うかが大切となる．栄養士の協力も得て，摂取しやすい食形態へと随時変更し，良好な栄養状態を維持することが求められる．

(3) 舌

外部照射例では術後に40〜50Gy照射し，照射開始2〜3週目から照射野内の粘膜炎が出現し，咽頭痛や嚥下時痛も出現する．唾液腺は40Gyを超える線量で永久的な分泌障害を起こし，味覚異常，食事摂取量低下を引き起こす．組織内照射単独治療の場合，照射線量は70Gy/7日で，これらの障害はほとんど問題にならない．

小線源治療による粘膜炎は，治療開始後10日ごろから斑状に始まり，癒合しながら14日前後でピークに達する．やがて1〜2カ月かけて消退する．舌炎も照射開始後2カ月かけて消失するが，その間の栄養摂取に工夫を要する．組織内照射例では下顎骨露出あるいは骨壊死が起こる例がある．

ケア

蒸気吸入やハチアズレ含嗽を早期から行う．内転した歯やう歯に鋭縁があると粘膜炎が遷延するため，事前の削切や研磨，治療後のデンタルガードが必要となる．

粘膜炎の消失までは歯ブラシの使用や香辛料を含む食事，強い酒，喫煙は避ける．粘膜炎が消失しても毛先の柔らかい歯ブラシや，乳児用の歯磨剤の利用を勧める．強い香辛料は粘膜潰瘍の誘因となりやすい．

下顎骨露出や骨壊死に対しては，組織内照射中にスペーサを利用して線源と下顎骨の距離をとり，下顎骨の線量を低下させることによって，出現頻度を低くする．

(4) 口腔

口腔底や頬粘膜は上下顎に近いため，口腔がんの治療では，舌がんの放射線治療後よりも，顎骨の障害頻度が高くなる．外部照射例では，照射開始2〜3週目から照射野内の粘膜炎が出現し，咽頭痛や嚥下時痛が出現する．味覚障害や唾液分泌障害も起こり，食事の摂取量が低下する．やはり40Gy以下の治療であれば，有害事象は強くない．組織内照射例では治療開始後2週ごろに粘膜炎が出現し，その1週後にピークとなる．これは8週程度で消失するが，その間栄養摂取に注意を要する．外部照射例では，味覚障害あるいは唾液分泌障害が出現するが，組織内照射単独治療例では，ほとんど問題にならない．

しかし，口腔底の組織内照射例では，下顎骨露出，骨壊死あるいは口腔底の潰瘍が30％に出現する．特に歯肉に湿潤した腫瘍では，高頻度に下顎骨の露出が出現するといわれている．

ケア

蒸気吸入やハチアズレ含嗽を早期から行う．唾液分泌障害に対しては，可能であれば，対側の唾液腺を照射野から外す工夫をする．

(5) 副鼻腔

外部照射，動注化学療法および手術を組み合わせた三者併用療法を行う．動注併用の場合は50Gy程度，併用しない場合は60Gyまでの交叉2門照射を行う．

口腔粘膜炎（特に動注化学療法との併用では，患側の硬口蓋や軟口蓋の照射野に一致して多い），咽頭痛や嚥下時痛，放射線皮膚炎，患測の結膜炎・角膜炎．長期的には視力障害，患側の脳血管障害，前頭葉あるいは側頭葉の脳壊死，腫瘍の眼窩内進展例では白内障が起こる．また，開口障害によって咀嚼も難しくなる．放射線単独で60Gy以上の治療が行われると，白内障の手術を行っても網膜障害で視力が回復しない例もある．

ケア

ハチアズレ含嗽を早期から行う．点眼薬の使用．

(6) 外耳・耳下腺

外耳は70Gy以上の照射で外耳道の軟骨部分の壊死や，側頭骨の壊死が起こる．中耳や外耳道が高線量域に入る場合が多く，唾液腺機能低下，患測の中耳炎・外耳道炎，咬筋や翼突筋の萎縮による開口障害，50Gy以上では難聴が発生する．

ケア

局所の感染が起こらないよう清潔に保つ．耳掻きや，ピアスなどの金属類の装着は避ける．

■ 表1 有害事象と看護ケア

有害事象	症状	線量	看護	
口腔粘膜炎	疼痛	30〜	観察	口腔粘膜の白斑・発赤などの炎症所見．痛みの有無と程度
			ケア	口腔内用ステロイド軟膏(デキサルチン)の塗布． 食前に①局所麻酔(キシロカイン)入り含嗽薬で含嗽． ②キシロカインビスカスを食前に口腔内に含む．鎮痛薬投与照射後，氷片を口に含むことでクーリング． 刺激物は避ける(香辛料，酸物，熱いもの，酒，タバコ)． 少量ずつ数回に分けて食べ，食事は小さく刻む，軟らかく煮る，ミキサーにかけるなど工夫する． 口腔内衛生の励行．歯ブラシや市販の含嗽薬は使用しない． 食事時以外はできるだけ義歯を外す．
咽頭炎, 食道粘膜炎	疼痛	30〜	観察	痛みの有無と程度，嚥下時の違和感の有無と程度
			ケア	食道粘膜保護剤の処方． 刺激物は避ける(香辛料，酸物，熱いもの，酒，タバコ)． 少量ずつ数回に分けて食べ，食事は小さく刻む，軟らかく煮る，ミキサーにかけるなど工夫する．
皮膚炎	発赤・掻痒	軽度：20〜 著明：40〜	観察	放射線の入り口と出口側両方の皮膚を観察
			ケア	乾燥・掻痒対策：ベビーパウダーのみ塗布可．シッカロールや鉱物の入った軟膏は放射線を乱反射させるため，自己判断で軟膏，クリーム，ローション，化粧品は塗布しない． 刺激を避ける：制汗剤，剃刀，絆創膏，湿布は使用しない． 日焼けをしない． 痒くてもかかない． 柔らかい下着，寝巻きを使用． 清潔保持：湯船につかるとマーキングが消えてしまう可能性があるため，入浴するならば短時間で汗を流す程度にとどめる．摩擦を避け，タオルでこすらず，刺激の少ない石鹸を使用する． ＊皮膚炎や掻痒感が強い際は，医師と相談し軟膏を使用するが，照射前には軟膏が皮膚に残らないよう拭き取る． ＊照射後はクーリングし，炎症を抑える．
	乾燥・疼痛	40〜		
	潰瘍・びらん	60〜	観察	放射線の入り口と出口側両方の皮膚を観察
			ケア	予定線量終了後，軟膏を塗布し，ガーゼ保護．

唾液分泌低下	乾燥	32〜	観察	口腔内乾燥の有無と程度
			ケア	フッ素入り含嗽薬，人口唾液の使用，ネブライザーでの加湿，飲水． 口腔内衛生保持：柔らかい歯ブラシや綿棒，ガーゼによる口腔内清拭． 食事形態の工夫：水分の多い軟らかい食事とし，刺激物（酒，タバコ，熱いもの，辛いもの，酸っぱいもの，塩分の多いもの）を避ける．
味覚障害	栄養	30〜	観察	味覚の変化，食事摂取量，体重減少の有無
			ケア	必要時，液体状の栄養補助品の使用． 牛乳，アイスクリーム，チーズなど，食べやすく高タンパクな食事． 調理方法や味付けを工夫し，少量の食事を回数多く摂る．
喉頭浮腫	痛み 呼吸苦	45〜	観察	痛み・呼吸苦の有無，呼吸状態の観察
			ケア	ステロイド剤の吸入． 禁煙を徹底し，喉ごしの良い刺激の少ない食事をする． 含嗽・マスクを着用し，感染を予防，加湿器を使用し乾燥を予防する．
開口障害	痛み		観察	開口障害の有無と程度，痛みの有無，開口訓練と開口状態の確認
			ケア	声かけをし，患者と会話をする機会を多くもつ．日常訓練として，口を大きく開ける運動をし，患者自身も意識的に会話する機会をもつようにする．

3）有害事象に伴う日常生活への影響とケア

　口内炎による疼痛や咽頭炎による嚥下時の疼痛，ドライマウスにより水分を含まない食物は嚥下しづらくなり，味覚障害から食事をおいしく食べられなくなるため，食事摂取量は低下する．このように，頭頸部照射の有害事象では特に食生活に影響を及ぼす．

　また照射部位に皮膚炎が生じた場合には，顔面，頸部などの他者から見える部位であることからボディイメージの障害が問題となる．

ケア

　放射線治療により生じる粘膜炎の痛みは，治療期間中，悪化することはあっても改善することはない痛みである．粘膜炎予防は治療開始時から行い，そして疼痛が出現した場合は早期からの鎮痛剤使用が必要とされる．消炎鎮痛剤で鎮痛効果が不十分な場合には，積極的なオピオイド系薬剤の使用が推奨されている．

　薬剤の使用とともに，疼痛を最少にして食事摂取量を保持するため，全粥や5分粥へと主食形態を変更する．水分を多く含むメニューや嚥下しやすい食形態へと工夫し，食事をつくる家族の協力も必須であり，協力を得られるように調整する．

　皮膚炎の程度を観察し，適切な処置により，炎症の早期改善，悪化防止に努める．ボディイメージに対する感情の表出を促し，思いの変化をとらえる．障害を受け止め，自身でも創部の清潔保持や軟膏の塗布などのセルフケアに努められるよう，精神面をサポートする．

　帽子の着用，頸部を締め付けない程度のハイネックの衣類や，スカーフで頸部を覆い隠すなど具体的な情報を提供し，社会生活に影響をきたさないようにする．

> **コラム　頭頸部領域での放射線看護のポイント**
> ・口腔・食道粘膜障害による疼痛へのケア
> ・粘膜障害，ドライマウス，味覚障害による栄養面のケア
> ・顔面，頸部に皮膚障害が出現したときのケアと，ボディイメージの障害へのケア

4) 事　例―皮膚炎が悪化した患者の外来でのケア

> 70歳，男性．喉頭がん．66.4Gyを外来で照射．
> 照射野である頸部の皮膚炎が悪化し，発赤，痛み，滲出液を伴い，照射終了後も毎日ケアが継続された．ザルコニン®で消毒しリンデロンVG軟膏®を塗布後，ソフラチュール®を貼布する．さらにサランラップ®で保湿を図り，その上から包帯で固定した．患者に方法を指導し入浴時に交換貼布を勧めるが，病院での処置継続を希望される．
> 照射終了後2週間ほどかけて徐々に炎症範囲が縮小し，リンデロンVG軟膏，サランラップ®，包帯固定のみを継続した．
> 照射終了後3週目ごろには皮膚の痂皮化がみられ，清浄綿で清拭後，リンデロンVG軟膏のみ塗布を継続する．
> やがて痂皮化範囲も縮小していき，照射終了後4週目には入浴時にシャワーで洗い流し，リンデロンVG塗布を自身で行うよう指導し，ケアを終了した．

まとめ

　過去5年間に発表された頭頸部がん患者への放射線看護に関する日本の文献は15件であり，そのほとんどが有害事象に関するものである．治療方法の変化に伴い，放射線療法単独の影響に関する研究から，手術療法と放射線療法あるいは化学放射線同時併用療法による有害事象に関する研究へと変化している．多くが口腔粘膜障害や経口摂取量減少に伴う栄養状態の悪化に注目した研究である．海外文献（看護）では以前から，口腔粘膜障害に関する研究の他，体重減少や栄養状態の低下に着目した食の問題に関する研究が多くみられていた．日本のがん治療が進歩するに伴い，研究内容も海外文献と類似してきている．がん治療は常に前進し，次々に新たな分子標的薬が開発されその効果が研究されている昨今，放射線照射との組み合わせで使用される抗がん剤は様々である．有害事象をいかに予防し，発現を遅らせることができるか，患者がセルフケア力を高められるよう，まずは看護者のケア力（エビデンスに基づくスキル）を高めていくことが早急に求められる．
　また，有害事象の出現が日常生活に影響をもたらす場合が多く，患者個人のセルフケア力を高

めるとともに，食事形態の工夫や処置時の介助など家族の協力体制も事前に整えておくことが望ましい．仕事をはじめとした社会生活の調整を事前に済ませ，安心して治療に臨める環境を整えておくことも大切となる．

（早川満利子）

■ 文献

1) 井上俊彦：放射線治療学．改訂2版，南山堂，2004．
2) 平岡真寛・他：放射線治療マニュアル．改訂第2版，中外医学社，2006．
3) 石原純子，中村由紀子：頭頸部がん患者への放射線療法．がん看護，12(6)：596-600，2007．
4) 立石久留美：放射線療法．図説 がん看護マニュアル，国立がんセンター中央病院看護部 編，pp47-48，メジカルビュー社，1994．
5) 小野幸加・他：エレース™アイスボールによる放射線性口内炎の軽減効果．茨城県立病院医学雑誌，21(2)：161-167，2003．

5 放射線治療の身体面への影響とケア

A. 外部照射法

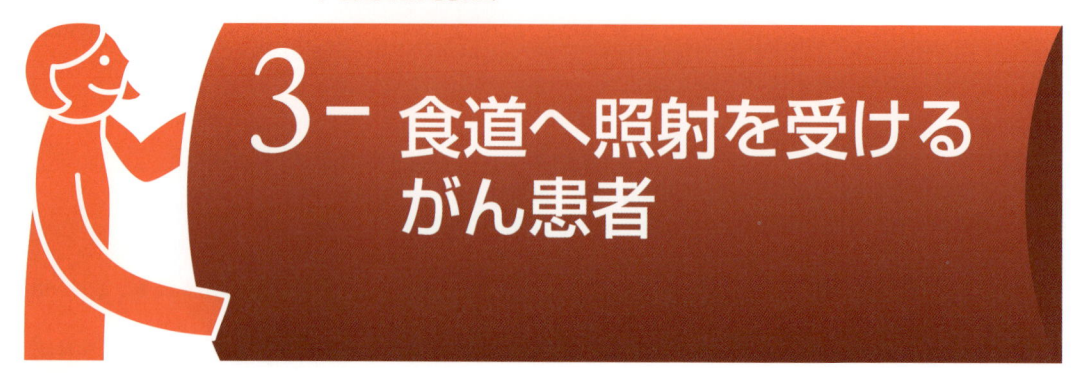

3 - 食道へ照射を受けるがん患者

はじめに

　わが国における食道がんの罹患率，死亡率は男性の方が高く，40歳代後半から増加する．食道がんの9割が扁平上皮がんで，喫煙と飲酒が相乗的に作用してリスクが高くなるといわれている．食道がんの早期発見率は2割程度で，粘膜下層を越えない場合は内視鏡的粘膜切除術の適応となる．食物のつっかえ感や体重減少の自覚症状がある場合は，すでに進行している状態である．TNM分類に沿って治療が選択されるが，近年，食道がんへの外部照射は化学療法と併用（chemoradiation：CRT）で行われるようになった．あるいは手術療法の前後や，全身状態が不良な患者，転移のある患者に症状改善やQOL（quality of life）向上を目的として行われる．

　本項では食道がん外部照射のオリエンテーション，起こりやすい有害事象のアセスメントとケア，日常生活の援助，心理・社会面へのケアについて述べたあと，高度の食道粘膜炎を併発した事例を紹介する．

1) オリエンテーション

　オリエンテーションは放射線科の看護師が行い，これから治療を受ける患者と関係を築いていく．内容は，① 放射線治療を受ける患者に共通のものと，② 照射部位別に分けられ，治療が完遂できるように事前に教育，指導をする．

　① 共通内容では，a. 放射線の正しい知識の提供，b. 医療スタッフの紹介，c. 治療の進め方，d. 治療継続の重要性を教育する．また，治療を開始してからの注意点として初期の放射線宿酔（しゅくすい）症状を説明してバランスのよい食事摂取や照射部位の皮膚ケアなどの日常生活の注意点を指導する（p46参照）．

　② 部位別では，食道への照射方法と照射することで起こる食道粘膜炎の症状（表1）について

説明し，禁酒・禁煙，粘膜への刺激が少ない食事の調理方法を指導する．また，食道粘膜炎の進行を予防するために摂取方法（p94, 95参照）についても指導する．食道粘膜炎の症状が進行すると患者にがんの悪化を連想させることもあるため，症状の変化と照射が終了すれば必ず回復することを事前に患者に説明しておく．また，照射範囲に声帯が含まれる場合は，嗄声の出現，口腔粘膜が含まれる場合は，義歯の取り扱いや，歯ブラシの選択などについても説明する．

■ 表1 照射量と食道粘膜炎の症状・看護

照射量	症　状	看　護
10～20Gy	乾燥感，粘稠感 （粘膜炎が起こる時期）	・口腔内の清潔保持 ・食事の形態変更（粥，軟菜）刺激物の禁忌
20～30Gy	粘膜発赤，咽頭痛 嚥下困難，味覚障害	・口腔内の清潔保持 ・食事の形態変更（粥～重湯，ミキサー食） ・経口栄養剤で補食 ・鎮痛薬，消炎薬の使用
30～40Gy	粘膜炎の増強，疼痛の増強，味覚消失	・口腔内の清潔保持 ・食事の摂取状況，栄養状態に合わせて補液追加 ・経管栄養 ・有効な鎮痛薬（オピオイドなどの投与経路は点滴，坐薬を選択）
40～66Gy	粘膜炎の増強，疼痛の増強，びらん，出血	・状況をみて流動食，経管栄養（場合によっては食事を休止して患部の安静を図る） ・積極的な疼痛緩和

（文献1）を参考にして作成）

2) 有害事象のアセスメントとケア

　放射線治療の照射野は原発巣や転移リンパ節の部位によって決められるので，病態を十分に把握しておく必要がある．わが国における食道がんの線量分割は通常または加速過分割照射で，CRTの場合は60Gy/30回/6～8週程度が標準的である．照射は前後対向2門法で開始して，40Gy程度で脊椎遮蔽を行う．その際に，胸腹部食道がんでは斜入対向2門法，頸部食道がんでは斜入前方2門法などが用いられる[2]．

　したがって，有害事象のアセスメントは，照射野や照射法に伴って食道の隣接臓器（図1）をも含めて行う．また治療中だけでなく，治療後も症状が出現することがあるため，十分な説明が必要である．

図1　食道の隣接臓器

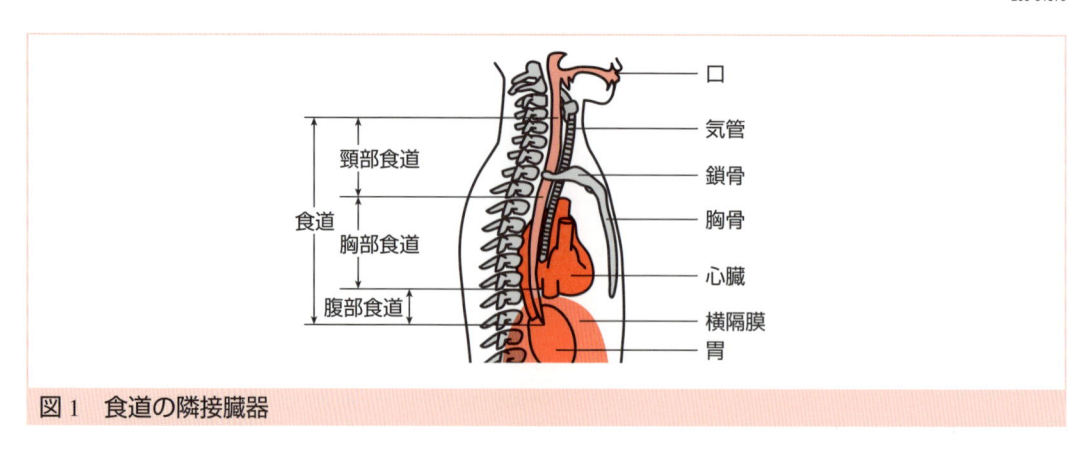

（1）食道粘膜炎（表1 p71参照）

照射部に一致して生じ，胸焼けや食事をするときの痛みを訴える．照射量によって症状が進行する．

（2）食道狭窄

照射により食道内腔が狭小化して生じることがある．つかえ感，痛みなどの症状は，治療中だけでなく治療後にも起こる．唾液を飲むことも難しい場合は，ガーグルベースやティッシュペーパーを携帯する．入院中であれば，なるべく洗面台の近くのベッドにするよう配慮する．対症療法として，内視鏡的バルーン拡張術やブジーが行われる．

（3）食道気管支瘻

放射線治療が奏効し腫瘍が縮小することで，食道の隣接臓器に穿孔を起こすことがある．気管に穿孔した場合は食道気管支瘻を，縦隔に穿孔した場合は食道縦隔瘻を形成する．発熱，胸部・背部の痛み，飲水時の"ムセ"などの症状が出現する．禁飲食で経過をみて，必要があればステント挿入などの対症療法が施される．

（4）心外膜炎

照射による晩期有害事象として，治療終了後しばらくして出現する．心囊液が貯留すると，倦怠感や労作時の息切れなどの症状が出現する．対処療法としては，心囊ドレナージが行われる．

（5）放射線肺臓炎（肺炎）

晩期有害事象として治療終了後しばらくして出現する可能性がある．主な症状は発熱，乾性咳嗽，呼吸困難感などである．

（6）大動脈浸潤

食道がんが大動脈に浸潤，あるいは隣接していると，治療期間中に穿孔して大出血を起こす可能性がある．したがって，治療開始にあたり十分な説明をし，緊急時の対応についても患者・家族と話し合っておく必要がある．

3）日常生活のケア

(1) 食 事

　食道粘膜炎を発症している場合，柑橘類，塩分，香辛料などは沁みるので避けた方がよい．痛みの増強に伴い，経口摂取が困難になる場合が多い．したがって，脱水にならないように水分を補給する．

　食事は粥，軟菜，ミキサー食などへ形態を整え，ヨーグルト，バナナ，ポタージュスープなどの軟らかい食品を勧める．十分な栄養が摂れない場合は，栄養価の高い食品やラコール®，エンシュアリキッド®などの経口栄養剤を補食する．

　また，無理に経口摂取にこだわらず，必要であれば輸液や経管栄養などの人工栄養も考慮する．

(2) 清 潔

・照射回数を重ねるごとに，照射部位の熱感，発赤，疼痛などの皮膚炎症状も生じやすい．熱い湯や長時間の入浴は避け，摩擦などの外的刺激を少なくするために柔らかい布で押さえ拭きする．
・口腔内を清潔に保つ．口内炎を併発した場合は，含嗽や柔らかい歯ブラシで歯磨きを行う．
・化学療法を併用している場合は，排泄後の洗浄綿やウォシュレット使用も習慣化できるように指導する．

(3) 活動と休息

　放射線治療では，倦怠感が出現することが多い．食後や照射後は，十分に休養をとる．特に食道がんで治療を受ける患者は高齢の男性が多く，経口摂取ができなくなってくると体力が著しく低下する．転倒リスクも高くなるので，患者自身が自分の体力低下と向き合って必要な援助を求めることができるように支援していく必要がある．

> **コラム　化学療法・手術療法と放射線治療を併用する場合の留意点**
> 　化学療法を併用する場合は，粘膜炎や感染が起こりやすくなるので，口腔内，陰部などの粘膜を清潔にして感染を予防する．
> 　手術療法と放射線治療を併用する場合は，全身状態を整えて手術に臨む．手術後は，再建術に沿った照射部位を把握する．

4）医療チームによる心理・社会面へのケア

　放射線治療の照射は数分だが，週5回で1〜2カ月は通わなければならない．また，放射線の治療効果が目に見えないことや，照射中は医療者も側を離れ治療室で1人孤独になることから，照射量の完遂に向け，どのように心理・社会面の支援をするかが重要になる．そして，放射線治

療を受ける患者にかかわる当該科と放射線科の医師，看護師をはじめとする医療チームメンバー全員が患者の情報を共有して支援することが必要である．特に，食道がんへの放射線治療では化学療法が併用される場合が多いので，薬剤師による薬剤管理指導が行われる．また，食道粘膜炎で患者の経口摂取が低下した時期には，食事の形態を工夫する必要があるため，栄養士への相談を調整する．さらに，疼痛が増強して経口摂取ができなくなると心理的苦痛も増強し，長期化するとなかには抑うつを併発する患者もいる．このように高度の有害事象を併発した患者の担当看護師はケアの方向性に戸惑う場合がある．専門看護師，認定看護師は，看護師の相談に応じながら，心理面のケアに加え必要時は心理療法士によるカウンセリングや，精神科の受診などを医師と相談し，薬物療法が適切に導入されるように調整する．

社会面では通院の手段を把握し，外来通院に支障があれば入院での治療も考慮する．その他，経済的問題を抱えている場合は，ソーシャルワーカーとの面談を調整する．

5）事　例―高度食道粘膜炎を併発した患者の経過とケア

> 岡さん（仮名），60歳代，男性．
> 妻と2人暮らしで，長女家族は近所に住んでいる．
> 元来健康で，1日20本の喫煙と焼酎3杯の飲酒を40年間続けていた．
> 食べ物の飲み込みづらさがあり受診する．検査後の診断は，甲状腺直下から胸部上部食道にかけて原発の食道がん，リンパ節転移，気管浸潤であった．
> 治療は放射線治療と化学療法を同時に始め，2クール目に入ると食道粘膜炎による疼痛が出現してきた．疼痛マネジメントに向けては，治療開始当初は粘膜保護剤（アルロイドG®，マルファ®など）を用い，痛みの増強とともに，ストロカイン®，ロキソニン®，デュロテップパッチ®（レスキューとしてオプソ®）と，鎮痛剤をステップアップしていった．完全な除痛が図れず，2クール終了後には経口摂取ができなくなったので，3クール目以降は経腸栄養を導入して抗がん剤も減量して治療を行った．4クール終了間際から，岡さんの活動が低下して元気がなくなった（図2）．
> 岡さんの思いを傾聴して共感的に寄り添ってきた担当看護師は，ケアの方向性や疼痛マネジメントについて相談していた専門看護師，認定看護師と共に，抑うつ症状を早期にアセスメントして精神科受診を調整した．抗不安薬（エリスパン®）が開始され，その1週間後には精神症状も回復して退院に至った．
> 食道粘膜炎も改善した岡さんは外来で腸瘻を抜去し，本来の明るさを取り戻してがんの治療を継続した．

図2 岡さんの経過

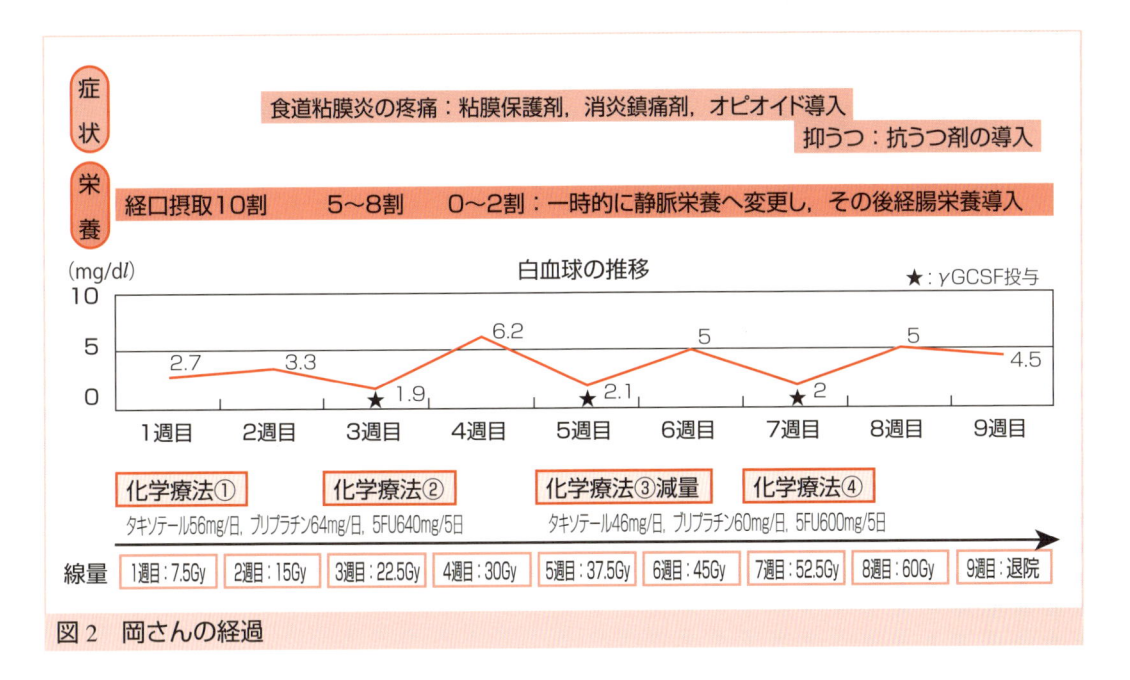

おわりに

　食道がんで放射線治療を受ける場合，有害事象である食道粘膜炎の発症で苦痛を強いられる．照射中にオピオイドでの疼痛マネジメントも行うが，痛みがすっきりとれるまでには至らないのが現状である．そして，照射が終了して食道粘膜が再生してくる2週間前後までは苦痛が持続する．加えて，経口摂取ができなくなり体力の衰えから，自己効力感が低下してくる場合も多い．この長くつらい治療の間，看護師は患者に寄り添い，照射が完遂できるように身体面のケアに加えて精神面の支援をすることが重要になってくる．

（千﨑美登子，片塩　幸）

■ 文献
1) 宮坂和男，道谷英子：放射線科エキスパートナーシング．改訂第2版，p180，南江堂，2005．
2) 放射線治療計画ガイドライン 2004（消化器：食道癌）．
 http://web.sapmed.ac.jp/radiol/guideline/esophagus.html（2005/11/15 更新）
3) 全田貞幹，西村哲夫：食道がんの放射線治療．がん看護，11(5)：559-562，2006．
4) Joanne K et al：Core Curriculum for Oncology Nursing, 4th ed, Elsevier Inc. 日本がん看護学会：がん看護カリキュラム．医学書院，pp422-427，2007．
5) がん情報サービス：食道がん：http://ganjoho.ncc.go.jp（2006/11/29 更新）

5 放射線治療の身体面への影響とケア

A. 外部照射法

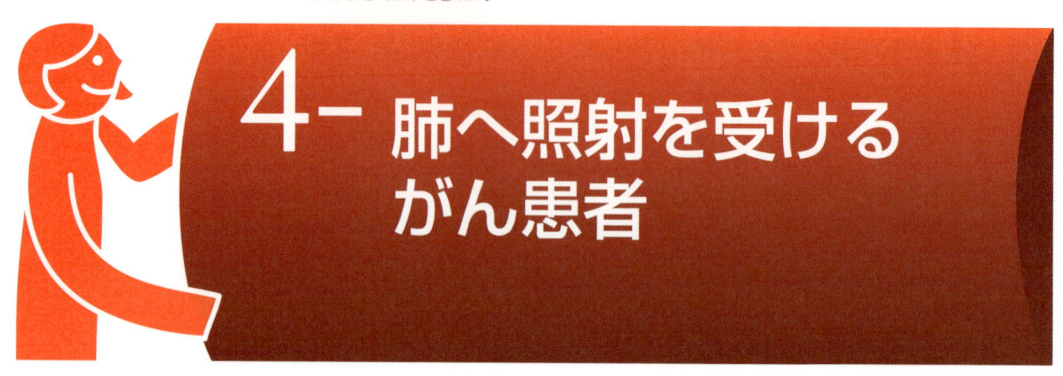

4 ─ 肺へ照射を受けるがん患者

はじめに

　肺がん患者への完治を目指した第一選択治療は，手術療法である．しかし，病期や年齢などにより，手術療法が適応とならない患者は，放射線治療や化学療法を選択することになる．また，症状緩和や脳転移予防などの目的で，肺がん患者が放射線治療を受ける機会は多い．

　一方で，肺がん患者は，治療効果の目安となる5年生存率は低く，2008年のがん部位別死亡率は男性で第1位，女性で第2位と難治性で最も困難ながんの1つである．加えて，壮年期から初老期にかけて罹患する可能性が高いことから，重要な家族・社会的役割を担っていることが多く，苦悩が大きいと考える．

　看護師は，放射線治療を受ける肺がん患者に，治療による身体ケアだけでなく，精神的・社会的側面など，全人的な視点からアセスメントし，継続的な看護援助をすることが求められる．

1) オリエンテーション

　放射線治療を受ける肺がん患者は，放射線科専門医から治療に関する説明を受ける．しかし，説明は短時間で行われることがあり，患者によっては説明内容を理解できていないこともある．そのため，時間と環境を整えて行う看護師のオリエンテーションはとても大切である．

　看護師が肺がん患者に行うオリエンテーションは，①放射線治療に関する正しい知識提供，②肺がん患者に行われる治療方法の情報提供，③出現しやすい有害事象と対処法の指導，④療養生活への留意点の教育，などが重要である．加えて，オリエンテーションの場で，看護師は，患者の精神的・社会的側面の把握や，信頼関係を構築することを意識することも大切である．

（1）放射線治療に対する正しい知識提供

　放射線治療に漠然としたイメージしか描いていないと，特に治療前は不安や誤解を生じることがある．放射線治療が約100年と長い歴史をもち，治療機器の進歩で優れた効果があるなど，その特徴について正しい知識を提供することが不安の軽減と治療の完遂につながる．

　筆者がこれまでの臨床経験で，肺がん患者に特に必要であると感じた知識提供のポイントを以下にあげる（表1）．

■ 表1　放射線治療を受ける肺がん患者に必要な知識

> ① 治療中は安静が必要なため，咳嗽や痛みを生じている場合には，治療前に鎮咳剤，鎮痛剤の予防的使用が望ましいこと
> ② 会話や咳嗽をしても，家族や周囲の人に被曝することはないこと
> ③ 治療効果をあげるため，医師が判断する重度の有害事象による休止を除き，休まず治療する必要性

（2）肺がん患者に行われる治療方法の情報提供

　放射線治療の目的には，①完治目的，②緩和ケア目的，③予防的全脳照射（prophylactic cranial irradiation；PCI）と大きく3つある．そのため，看護師は，どのような治療がどの目的で患者に行われるのかを把握したうえで，オリエンテーションを行う必要がある．

　肺がんの進行度はⅠ～Ⅳ期の病期で表すことができる（表2）．また，肺がんは，細胞の組織型の特徴によって，小細胞がん，腺がん，扁平上皮がん，大細胞がんの4つに分類され，さらに，放射線治療や化学療法の感受性や進展の速さの違いなどから，小細胞肺がんとそれ以外の非小細胞肺がんに大別され，治療方針が異なる（表3）．

　多くの施設では外部照射を行っているが，近年，外部照射のなかでも，定位放射線治療や呼吸同期照射などを行っている施設がある．ほかに，特殊な治療としては，胸腔内側から照射する密封小線源治療や，設置施設は数カ所と少ないが治療成績を示している粒子線治療がある．表4には，標準的な外部照射による肺がん患者への治療スケジュールを示す．

■ 表2　肺がんの病期と進行度

病期	進行度
ⅠA期	がんが原発巣にとどまっており，大きさは3cm以下．リンパ節や他臓器に転移なし
ⅠB期	がんが原発巣にとどまっており，大きさは3cm超．リンパ節や他臓器に転移なし
ⅡA期	原発巣のがんの大きさは3cm以下．原発巣と同側肺門リンパ節に転移あり．他臓器に転移なし
ⅡB期	原発巣のがんの大きさは3cm超．原発巣と同側肺門リンパ節に転移あり．他臓器に転移なし，あるいは，原発巣のがんが，胸膜や胸壁に浸潤しているが，リンパ節や他臓器の転移なし
ⅢA期	原発巣のがんが，胸膜，胸壁に広がっている．原発巣と同側肺門リンパ節に転移あり，他臓器に転移なし，あるいは，原発巣と同側縦隔リンパ節に転移あり．他臓器に転移なし
ⅢB期	原発巣のがんが，直接，縦隔への浸潤や胸水があり，原発巣と反対側の縦隔，鎖骨上窩リンパ節に転移あり．他臓器に転移なし
Ⅳ期	遠隔転移がある（肺，骨，脳，肝臓，副腎に出現しやすい）

（文献1）p43, 44より）

■ 表3　組織型・病期と治療方法

	病期	標準的治療
非小細胞肺がん	IA	手術
	IB，IIA，IIB，IIIAの一部	手術＋術後化学療法
	IIIA，IIIB（胸水なし）	化学＋放射線治療
	IIIB（胸水あり），IV期	化学療法
小細胞肺がん	限局型	化学＋放射線治療
	進展型	化学療法

■ 表4　肺がんに行う標準的治療法

A. 非小細胞肺がん
　導入化学療法後の通常分割照射法（1日1回1.8～2Gy週5回法）では，60Gy（約6週間）を最低合計線量とするよう強く勧められる．
B. 小細胞肺がん
　胸部照射の線量分割法として，全照射期間を短縮する加速過分割照射法（45Gy/30回/3週）を行うよう勧められる．
C. 予防的全脳照射
　線量分割は25Gy/10回から36Gy/18～24回程度，1回線量は2.5Gy以下を行うよう勧められる．

（文献2）pp55, 58, 63より）

（3）出現しやすい有害事象と対処法の指導

　患者は，事前に出現しやすい有害事象を医療者から聞いておくことで，症状に対して不安が増強することなく治療を受けることができる．出現しやすい放射線宿酔症状，食道炎，皮膚炎，放射線肺臓炎についての指導ポイントを以下にあげる．

❶ 放射線宿酔症状

　照射開始後から二日酔いのような症状（食欲不振，嘔吐，頭重感，全身倦怠感など）が出現することがある．一過性の症状であることを説明し，休息を十分にとるよう指導する．

❷ 食道炎

　食事がとりにくいときには，刺激物や熱いものを避け，軟らかく嚥下しやすいものに変更することを勧めておく．病院食にこだわらずに食べることや，少量ずつ数回に分けて食べることも指導する．

❸ 皮膚炎

　症状出現初期には掻痒感が出現する．掻いたり，タオルでこすったりしないように指導する．なるべく柔らかい下着を着用してもらうようにし，石鹸やシャンプーは弱酸性で香料などのない低刺激性のものを用意してもらう．

❹ 放射線肺臓炎

　照射期間中～終了後2,3カ月の間に発生することがある．風邪の症状に酷似しているため，患者は様子をみてしまうことがある．息切れ，咳嗽，発熱などの自覚症状が出現したときにはすぐ

に知らせるよう説明する[3]．

(4) 療養生活への留意点の教育

　患者自身が，有害事象を軽減するための生活の工夫を知ることで，自律的に治療へ臨むことができる．

❶ 禁煙，禁酒

　喫煙や飲酒は放射線治療による炎症の増強因子となる．特に治療中は，禁煙・禁酒の必要性を「放射線治療の効果がより出るように，粘膜を刺激するタバコやお酒は控えましょう」と，説明しておくことも必要である．

❷ 治療後の生活

　放射線肺臓炎は晩期有害事象で，その多くは治療が終了して数カ月以降に出現する．風邪の症状に類似しているため，患者はそのまま放置することもある．そのため，症状が出現した際には，すぐに医療者へ報告するように放射線治療終了前に伝えておく．

2）放射線治療を受ける肺がん患者・家族の体験

(1) 治療前

　肺がんの診断後，患者は死につながる肺がんの怖さを感じながら，未知なる放射線治療を受けることに対して不安な日々を送っている．そうしたなかでも，患者は肺がんや治療に関する情報を収集して，少しでも不安を軽減させようと試みている．

　症状の緩和や肺がんの転移に対して放射線治療を行う肺がん患者は，進行を目の当たりにして不安と焦りが強くなり，これまでのように生きられない体験に苦悩していることがある．

　家族は同じように戸惑いながらも，ショックを受けている患者を支えようと，患者にとって良い情報を集めたり，励ましたりしている．

(2) 治療中

　患者は初回治療を終えると，これから続く治療方法を理解し始める．

　肺がんの原発巣へ照射する場合，回数を重ねるごとに，皮膚炎や食道炎などの有害事象が起こる．有害事象に対応しながら治療継続することで，肺がんに立ち向かうことができていると感じ，闘病意欲を持続させることができる．

　進行を目の当たりにして焦りが強い場合，病状を正しく認識することが困難になる場合がある．そうしたなかでも，自分自身を見つめることができた際には，自分らしく生きることに意味を見いだしたりして，将来の願望や決意を表明することがある．

　家族は食道炎による食欲低下に対し，患者へ持ち込み食を差し入れたりして，家族ができることで，患者を支えようと努力していることがある．

(3) 治療終了後

　患者は治療が終了するころには，急性の有害事象も軽快傾向となり，治療を継続してきた安堵感を表現することがある．一方で，肺がんは放射線治療と化学療法を併用することが多く，「現在行っている」，または，「今後行われる」化学療法に対する関心が強くなる．自宅療養となる患者は，これからの生活に向けて，放射線肺臓炎を起こさぬように禁煙や感染予防に努めようと決意する．

　家族は治療継続してきた患者を労いつつ，患者同様にこれからの治療や患者と共に生活することへの関心が強まる．

3）放射線治療を受ける肺がん患者・家族のケア

　放射線治療を受ける患者への看護は，①身体状況のアセスメント，②患者・家族の教育，③身体ケア，④サポートとカウンセリング，⑤継続ケアなどが重要である[4]．

(1) 身体状況のアセスメント

　患者の年齢，組織型や病期によって治療方法は異なってくる．また，肺がんへの照射部位や回数，化学療法との併用などによって，有害事象の種類と出現時期や程度に違いが出るため，情報を収集していく．

　肺がん患者は，咳嗽や疼痛などの症状を呈している場合がある．放射線治療中は硬い治療台でじっとしなければならないため，治療が少しでも安楽に受けられるよう，症状の有無や程度をアセスメントしていく．

(2) 患者・家族の教育

　パンフレットを用いたオリエンテーションは，患者・家族が繰り返し情報を確認することができる．可能であれば，治療室を事前に見学できるような配慮や，治療室の写真を載せたパンフレットなどの提示も，漠然とした不安の軽減に有効である．

　患者は，有害事象がいつまで続くのかわからないことで不安が募る．そのため，有害事象の出現時期とともに軽快する時期も伝えることが重要である（表5）．

■ 表5　有害事象の出現時期，軽快時期

有害事象	出現時期	軽快時期
宿酔症状	照射開始直後〜	照射開始2週間程度
皮膚炎	照射開始1週間〜	照射終了後1カ月程度
食道炎	照射開始2週間〜	照射終了後1カ月程度
肺臓炎	照射中〜終了後6カ月	

(3) 身体ケア

　医療者が適切に有害事象へ対処することで，患者は1人で苦痛を抱え込まず，医療者と共に治療を乗り越えていく姿勢へとつながっていく．

❶ 宿酔症状
　日常生活の援助は，照射時間を考慮しながら行うことが重要である．患者が希望するようであれば，制吐剤や精神安定剤などの薬物療法も考慮する．

❷ 食道炎
　肺門や縦隔を含んで照射が行われた場合に現れる．医師の指示に沿って，粘膜保護剤や消炎鎮痛剤を使用していく．粘性のある粘膜保護剤は常温では飲みにくいことがあるため，1回分をアイス状にしてみることは工夫の1つである．重症度によっては，モルヒネ製剤の検討を医師へ依頼する．

❸ 皮膚炎
　照射部に限局して，火傷のような皮膚発赤，熱感，疼痛が生じる．また，軟膏処置がある際には，照射前に拭き取り，照射後に塗布する配慮が必要である．清拭を介助するときには，こすらないでやさしく押さえて拭くように心がける．

❹ 骨髄抑制
　化学療法の併用や投与の既往がある場合に起こりやすい．血液データを患者に提示していくことで，患者自身に自主的な感染予防や出血予防を促すことができる．

❺ 放射線肺臓炎
　症状がある場合には，医師の指示に従って抗生剤やステロイドなどの薬物療法，酸素療法を行っていく．温度・湿度によって，症状が軽快する場合があるため，加湿器の設置や室温の調整をしていく．

　身体ケアについては，早期対処が大事であるが，患者によっては有害事象を我慢することも1つの対処法である場合もある．患者がケアの有無を選択できるように，看護師はケアによる利点・不利点を説明して，かかわることが大切である．

(4) サポートとカウンセリング

　患者が主体的に治療へ取り組むための支援として，肺がんや治療への受け止め，どのような目標をもって治療へ臨もうとしているのかを共有していくことが重要である．また，治療へ取り組む患者の姿勢は，その人の価値観や信念が大きく影響していると考える．そのため，現在の肺がん体験だけでなく，これまでの人生を含めて患者全体の理解に努める．

　筆者の臨床体験で，患者が治療途中に「はじめから通院で治療したかった」と希望したことがあった．家族や周囲のサポート状況を把握し，治療環境の希望を確認しておくことも大切である．

　肺がん患者は男性が圧倒的に多く，時に，患者は配偶者に有害事象がよくならない苛立ちなどの感情をぶつけて発散することがある．患者の感情的な言動は，家族の健康に影響することがあり，家族の健康は患者の闘病生活に影響するため，家族への看護援助も必要と考える．

(5) 継続ケア

放射線治療は，放射線科の医師・看護師，診療放射線技師，呼吸器科の医師・看護師など多くの専門職がかかわることになる．そのため，患者の情報などを共有し，協働することが大切である．その1つに，「咳嗽や疼痛を抱えている患者」の場合には，治療を少しでも安楽に受けられるよう，放射線科に事前連絡して，鎮咳剤や鎮痛剤の予防的使用ができるよう配慮していく．

患者は，オリエンテーションの内容と実際の放射線治療体験にギャップを感じることがある．また，肺がんの治療方針として，放射線治療単独は少なく，化学療法が併用されることが多い．そのため，放射線治療終了に向けて，これからも続く化学療法に対して，不安を生じたりすることがある．問題解決には，治療前だけでなく治療中・終了時と継続的にオリエンテーションをすることや，看護師は患者の体験に関心を示し，継続的に支援をすることが必要である．

4）事　例―身体での苦痛が生じている肺がん患者を支えるチームアプローチ

> Aさん，男性，58歳．
> 妻と二人暮らし．大細胞肺がん（$T_3N_2M_0$ Stage ⅢA）．
> Aさんは，化学療法と放射線治療（2Gy/回，合計60Gy）の併用を行うと，医師から説明された．Aさんは「どんな治療でも受ける覚悟はある．副作用を乗り越えて治療を続けたい」と前向きであった．

看護ケアの実際

治療開始前

看護師は，Aさんと妻に面接を行い，医師からのインフォームドコンセントの内容への理解について確認をした．そして，放射線治療，化学療法による有害事象の出現時期や対策の説明を行った．また，放射線科看護師はパンフレットを用いて，主に放射線治療の方法・経過について説明を行った．

治療開始後

骨髄抑制が出現し始めたため，医師は「毎日の採血結果で照射をする」と，Aさんに説明した．実際，治療を休止することもあったため，Aさんは「一日も早く終了させたい」と焦った．しかし，看護師からの説明も聞いて，理解し，落ち着いた．

照射10回目頃になると，Aさんは嚥下障害を訴え始めた．看護師は，医師に相談して粘膜保護剤の投与を開始する一方で，栄養士には巡回訪問を依頼した．栄養士は，食事形態についてAさんと相談し，食べやすい内容に変更した．Aさんは，徐々に嚥下障害が軽減することを理解できて，不安が増強することもなく経過した．

退院指導

Aさんは外来通院で放射線治療を受けることになり，次回の化学療法まで一時退院すること

になった．看護師は，「放射線肺臓炎の早期発見に向けて，咳嗽増強や発熱時は早期受診をするように」と，Aさんと妻へ指導した．また，現在ある症状については放射線科看護師に連絡し，外来への継続看護を図る配慮をした．

おわりに

　今後も治療機器は進歩し，肺がん患者が放射線治療を選択する機会が増えると考える．放射線治療において，看護師は全人的な視点に立って，心身のケアを行う専門職であることを患者・家族や多職種に示していく．そして，患者がその人らしく治療，がん体験を乗り越えることにつながるような，患者を中心としたチームアプローチが望まれる．

　本稿執筆にあたり，事例を提供していただいた谷口陽子看護師長（北里大学病院看護部）に深く感謝申し上げます．

（我妻孝則）

■ 文献（5～10は参考文献）
1) 淺村尚生・他：肺がんがわかる本．pp43-44, 法研, 2005.
2) 日本肺癌学会 編：EBMの手法による肺癌診療ガイドライン2005年版．pp56, 58, 63, 金原出版, 2005.
3) 中村由紀子・他：放射線療法の看護．がん看護, 10(2)：130, 2005.
4) 近藤まゆみ, 嶺岸秀子 編著：がんサバイバーシップ—がんとともに生きる人びとへの看護ケア．p162, 医歯薬出版, 2006.
5) 小久保いく子, 小西恵美子：放射線治療患者の治療体験と願い　パイロットスタディ．Quality Nursing, 7(12)：11-18, 2001.
6) 小西恵美子：放射線治療における看護　海外の取り組み．Quality Nursing, 7(12)：24-30, 2001.
7) 辻井博彦・他：がん放射線治療とケアマニュアル．pp90-103, 医学芸術社, 2003.
8) 小西恵美子, 祖父江由紀子：放射線療法で知りたい看護のポイント．エキスパートナース, 20(10)：100-110, 2004.
9) 池田　恢・他：放射線診療と看護．pp60-75, メヂカルフレンド社, 2007.
10) 国立がんセンターがん対策情報センター：http://ganjoho.ncc.go.jp

5 放射線治療の身体面への影響とケア

A. 外部照射法

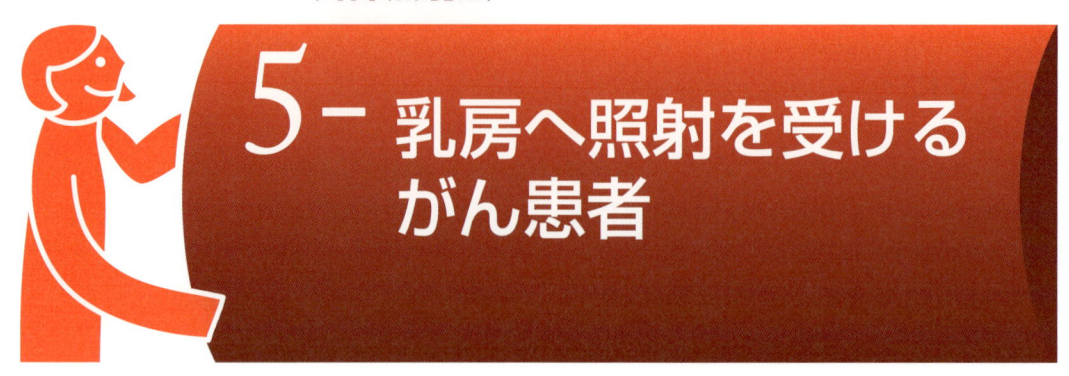

5 — 乳房へ照射を受けるがん患者

はじめに

　乳がんは様々な治療法の進歩に伴い，患者の QOL に合わせた治療法の選択が行われるようになってきた．早期乳がんに対しては，乳房を部分的に切除し，温存した乳房へ放射線治療を行うことが標準治療と位置づけられている．また，乳がんは腺がんのなかでは放射線感受性が比較的高く，原発巣の初回治療，局所再発，遠隔転移のいずれの場面においても放射線治療が重要な役割を占める．さらに，乳がんの放射線治療は外来通院で行われることが多く，患者のライフスタイルに合わせて治療できることが特徴ともいえる．

1) 乳がんの放射線治療

　乳がんの進行期別に放射線治療を分類すると，以下の 3 つに整理される．

(1) 早期乳がん：乳房温存術後の放射線治療

　温存した乳房への再発リスク低下を目的に治療を行う．温存乳房全体に照射する．

(2) 治療前 進行乳がん：乳房切除後の放射線治療

　「がんの腫瘍径が 5cm を超える」場合，「腋窩リンパ節への転移が 4 個以上」のときには，20 〜 30％の割合で胸壁再発が起こるといわれている．化学療法や内分泌療法などの全身療法と併用して，放射線治療を行うことで再発のリスクを少なくする．照射野は胸壁と鎖骨上窩が推奨されている．

（3）再発乳がん：胸壁・皮膚・リンパ節への局所再発，骨転移・脳転移などの遠隔転移

再発時に適切な治療が行われることにより，長期予後が期待できる．基本的に，化学療法，内分泌療法などの全身療法が行われ，そのうえで再発部位に対して放射線治療を行う．

2）放射線治療による身体的影響と乳がんサバイバーの体験

乳がんサバイバーにとって，手術後に再発予防として放射線治療を受ける場合と，再発・転移に対して放射線治療を受ける場合とでは体験の意味が大きく変わってくる．本項では，乳房温存術後の標準治療として放射線治療を受ける患者の体験について述べる．

（1）治療前

乳房温存術を行うサバイバーは，手術を受ける前に主治医から，「標準治療として放射線治療が行われる」ことを説明される．手術後，病理結果でがんの取り残しがないことを確認し，再発予防のための治療方針が決定される．化学療法が必要な場合には化学療法が先行され，必要でない場合には，放射線治療が開始となる．治療の組み合わせに関しては，主治医が説明を行う．放射線治療を行う際は，サバイバーが放射線科を受診し，放射線科の医師より放射線治療の目的と方法，有害事象についての説明を受ける．

サバイバーは，"乳がん"に対する恐怖感，治療によるボディイメージの変化に対する不安や戸惑い，手術を終えての安堵感から，新たな治療が始まる緊張，放射線治療に対する誤った知識や理解による不安など，様々な気持ちを抱えている．

（2）治療中

放射線治療は，温存乳房に対して1回線量2Gy，総線量50Gyを5～6週間かけて行う．治療中は，放射線技師が照射位置を合わせたあと，大きな機械のなかに1人で入って治療を受けるため（図1），サバイバーは孤独や恐怖感を体験する．治療時間は短時間で終わるものの，毎日通院が必要となるため負担感は大きい．

治療による急性有害事象として，乳房から腋窩にかけて放射線皮膚炎が出現する．症状は，照射開始後2～3週間目くらい（20～30Gy）から，皮膚の発赤，軽度のひりひりした痛み，搔痒感，乾燥感，熱感，日焼け様の色素沈着などが出現する．しかし，治療の継続が困難となるほどの皮膚炎は少ない．

放射線治療を何回か行い，身体への影響がさほどでもないことを体感したサバイバーは「この治療ならばやっていけそう」と安堵する．そ

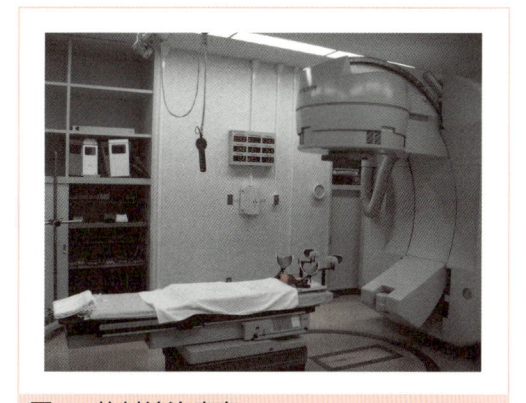

図1　放射線治療室

して，積極的に情報を集め，治療と生活との折り合いをつけていく．また，同じ時期に治療を行っているサバイバー同士で会話をするようになると，待合室などで語り合うことで，お互いに励まし合ったりする．

(3) 治療後

治療後は，晩期の有害事象の出現を確認するため，定期的に放射線科の受診を行う．また，主治医科の受診も継続される．他の治療（内分泌療法など）の予定があれば，この時期から開始される．放射線治療が終了しても2週間前後は急性有害事象が続くことがある．治療による晩期の有害事象として，照射部位の色素沈着，発汗低下とそれに伴う熱感，皮膚乾燥，浮腫，乳房のこわばりなどがあげられる．さらに，治療後数カ月以内に放射線肺臓炎が生じる可能性があり，発生率は1～3％ほどである．症状としては，咳，微熱，息切れ，呼吸困難などで，初期は感冒症状に似ているが，咽頭痛，鼻汁，くしゃみなどの症状はみられない．しかし，放置すると重篤化するリスクがある．

これまで毎日通院していたサバイバーは，急に通院の機会が減ったことで，ちょっとしたことに不安を感じたり，孤独になったりする．また，治療を終えた安堵感と新たに出現した身体変化に対する不安や喪失感を抱く．しかし，しだいに新たな生活を再構築し，自分なりの生活スタイルを獲得していく．

乳房切除後に再発予防のため，放射線治療を行う場合は，胸壁と鎖骨上窩への照射を行う．温存術後に比べて照射部位が広範囲となるため，上記の有害事象に加えて，放射線肺臓炎の発生率が4～7％に増加する．また，リンパ浮腫が増強するリスクも高くなる．サバイバーに再発のリスクが高いことを告げているため，予後への不安やボディイメージの変化に伴う喪失感はより大きいと推測される．

3) 放射線治療を受ける乳がん患者のケア

(1) 治療前

乳房温存術を行うサバイバーへは標準治療として放射線治療が行われる．そのため，手術前から"放射線治療"に関して簡単な説明がなされており，サバイバーにとって未知なる治療への不安は大きい．特に，がん告知から手術前までの時期は漠然とした不安感を抱くため，看護師はサバイバーの気持ちを理解し，不安を表出できるようにかかわることが重要であり，情報提供は患者のニーズに合わせて最低限にとどめる．

オリエンテーションは，手術後，放射線科の医師の診察を終えた時期に開始することが望ましい．看護師は，可能であれば医師からの説明の場に同席したあとに，別室にてサバイバーと面談する．その際，サバイバーの語りを促しながら，「疾患や放射線治療についてどのような思いを抱いているのか」や，「治療への不安や期待などのニーズ」をアセスメントする．そのうえで

パンフレット（図2）などを用いて治療に関する情報提供や情報整理を行うと効果的である．また，放射線治療では，患側上肢が照射野に入らないように肢位調整を行う（図3）．その際，患肢の挙上がスムーズに行えるためには，継続的にリハビリテーションに取り組む必要があることも説明する．治療時間の調整に際しては，サバイバーのライフスタイルを考慮し，希望に沿っていくことが大切である．

胸（乳房）に照射される方へ

◎ 乳房温存術後，残った乳房全体に25回放射線を照射します．

《放射線治療中の注意点について》

☆照射が始まって2〜3週間すると，照射部位が赤く日焼けしたようになり，照射が終了するころには皮膚が乾燥してヒリヒリする場合もあります．これは放射線の影響で，ほとんどの場合数カ月で軽快します．

☆照射部位の皮膚は弱くなっているので，かいたり，こすったりしないようにしてください．入浴やシャワーはかまいませんが，お湯をかける程度にして石けんを使ったりしないようにしてください．

☆下着はサイズをゆるめにし，皮膚にあたる部分は木綿やシルクなどの柔らかい刺激の少ない素材のものを使用してください．

《治療終了後の注意点について》

☆治療期間中の皮膚の印は，放射線治療が終了してからは，消えても差し支えありませんが，皮膚が弱っていることが多いので，無理におとさず，自然に消えるのを待ってください．

☆まれに，皮膚の色素沈着や乳房が硬くなることがありますが，特に心配はありません．

☆胸（乳房）の照射範囲に，肺が少し入っているために照射が終わったあと，3〜6カ月後に軽い咳などの肺炎症状を起こす方がごくまれにいらっしゃいますが，その際にはご相談ください．

☆治療終了後は，定期的に診察がありますので，何か症状が出たときにはお知らせください．

北里大学病院　放射線治療室
Tel ○○○-○○○-○○○○

図2　オリエンテーションで使用しているパンフレット

（2）治療中

看護師は，治療前からサバイバーの創や乳房，腋窩，乳頭の状態を観察し，治療中もその状態や変化を観察することがアセスメントするうえで重要である．特に治療中は，定期的に声をかけ，生活するうえで困難なことはないかなど確認する．そして，看護師から関係性を深めていくことがサバイバーにとっても治療を継続していくうえで励みとなる．

❶ 放射線皮膚炎

　放射線性皮膚炎の症状は，下着や服など皮膚が接触する部分に早期に強く出現する．そのため，きついブラジャーは避け，締め付けないスポーツブラや伸縮性の良い下着を選択する必要性について説明する．また，照射部位のマーキングが下着に色移りすることがあるため，色移りしても気にならないものを選ぶことを勧める．

　さらに，皮膚炎への対処方法として，局所の冷却（図4）とステロイド軟膏（ローション）の塗布が効果的である．ただし，放射線吸収率の低下を予防するためには，「局所の冷却は照射直前を避け，30分〜1時間程度である」と指導する．そして，「軟膏は眠前に塗布し，治療前には塗らない」を強調することが大切である．

❷ 照射野を保護するための生活上の注意点

・照射野は掻いたりこすったりしない．入浴時は石鹸の泡でやさしくなでる程度にする．
・照射野への湿布，絆創膏は刺激となるので避ける（治療終了後も約1カ月は貼付しない）．
・入浴剤や温泉は泉質によっては刺激になりうるので避ける．
・汗により症状が悪化する可能性があるため，清潔を保つ．

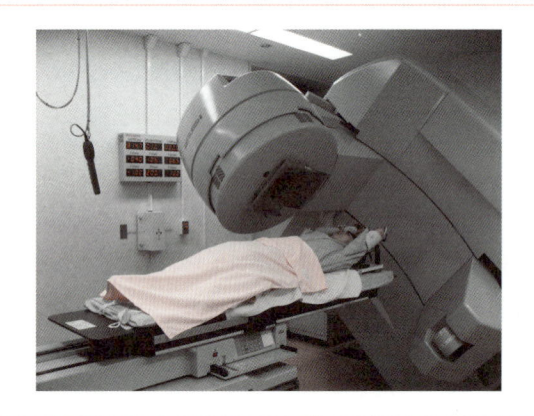

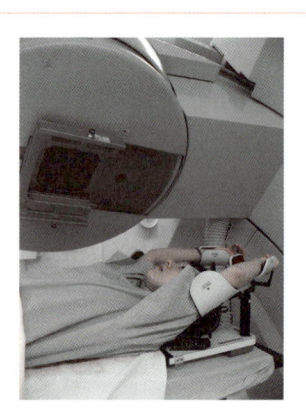

図3　放射線治療中の体位

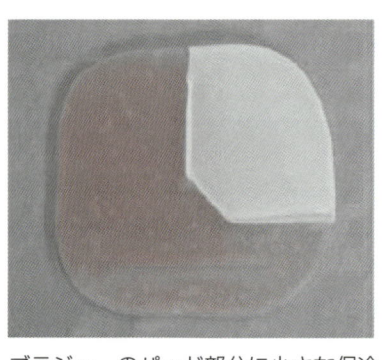

ブラジャーのパッド部分に小さな保冷剤を入れて冷やすと苦痛が緩和される．

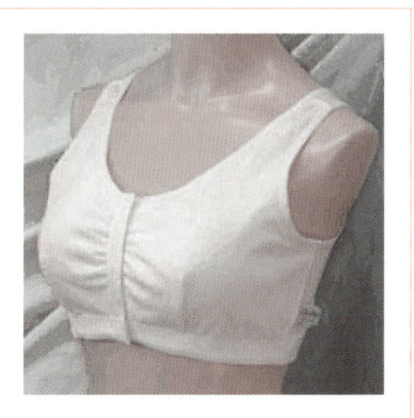

図4　放射線治療のために開発された下着（クールブラ）とクールパッド

（写真提供：KEA工房）

・照射位置のマーキングは薄くなっても自分で描かないで，必ず医療者に相談する．また，治療終了後は，マーキングを無理にこすって消さずに，自然に消えるのを待つ．

(3) 治療後

　放射線治療が終了しても2週間前後は急性有害事象が続くこと，さらに晩期の有害事象が起こりうることを説明する．サバイバー自身が自分の症状に気づき，対処できるようにセルフケアの観点からケアを行うことが重要である．また，放射線治療を行うことでリンパ浮腫のリスクが増加するため，サバイバーが自分で早期発見できるよう説明する．

　放射線肺臓炎は，治療後数カ月以内に起こることがある．症状としては咳，微熱，息切れ，呼吸困難であることを伝え，症状が出現したときには，外来に電話相談をして受診するよう説明する．

　治療後に出産を希望している場合，照射側の乳房からは授乳機能が失われるが，反対側の乳房からは授乳できることを説明する．妊娠希望に関しては，疾患との兼ね合いもあるため，主治医とよく相談し，その時期を検討することが大切である．

4) 事　例―放射線治療と日常生活との折り合いに向けたケア

> 川田さん（仮名），30歳代，女性（未婚）．
> 　乳がんと診断されてから両親と実家で暮らしており，仕事は手術前から休職していた．
> 　右乳がんで乳房温存術を行い，術後，放射線治療目的で放射線科を受診した．筆者は放射線科の看護師として，川田さんにかかわった．

看護ケアの実際

治療前

　治療前の面談で，川田さんは手術後の経過が順調で，体調が良いため"会社に復帰したい"と考えていた．しかし，「副作用のことが心配で……治療しながら仕事をしても大丈夫でしょうか？」と不安気に話した．仕事の内容など詳しく尋ねてみると，仕事は事務職であり，職場は病院から近く，時間の融通がきくとのことだった．

　筆者は，川田さんの状況を考慮しながら，（放射線治療前後での）生活上の注意点や有害事象に関してオリエンテーションを行った．さらに，有害事象症状の感じ方には個人差があることを伝え，「ほとんどの方は治療中でも普段と変わらない生活をしています」「仕事をしながら治療を行っている方もたくさんいらっしゃいます」と説明した．また，「川田さんの希望を取り入れて治療時間の調整を行うことが可能です」と伝えた．すると，川田さんの表情は和らぎ「そうですね，（仕事との両立を）やってみないとわからないですよね」「少し頑張ってみたいと思います」と笑顔で話した．

治療中

　治療を開始して10日目，放射線科医師の診察のあと，筆者が川田さんにこれまでの経過につい

て問いかけると，川田さんは今のところ有害事象症状がないこと，仕事に復帰したことなどを話し始めた．そして，「朝，放射線治療を受けて仕事に行くという生活リズムには慣れてきましたけど，毎日通院しなくちゃいけないし，朝が早くて疲れますね」と，ため息混じりに話した．筆者は川田さんが新たな一歩を踏み出したことを賞賛した．そして，放射線の治療期間が長期にわたることから，「心身ともに無理をしないことが大切であること」を伝え，「休みをもらいながら治療を継続してみてはどうですか？」と提案した．すると，川田さんも「そうですよね，まだまだ通わなくてはならないですもんね，会社と相談してみます」と明るい表情で話した．

治療終了後

治療の終了日に川田さんから筆者に声をかけてきた．川田さんは有害事象症状があまり辛くなかったと安堵したあとに「看護師さんと話したあと，会社に相談して週3回の出勤に変更できたんです」「会社を休みながら通院ができて，気持ちも身体もずいぶんと楽になりました」「治療も無事に最後まで終え，治療しながら仕事ができたことで，これからの自信につながりました」と生き生きとした表情で報告してくれた．

考察

本事例では，看護師が川田さんのライフスタイルを考慮して継続的にかかわることで，川田さんが治療を継続しながら社会復帰を果たし，自信を取り戻すきっかけにつながったと考える．乳がんの放射線治療は，身体への影響が比較的少ない．しかし，治療が長期間にわたり，毎日通院しなくてはいけないということの負担は大きい．看護では，サバイバーのライフスタイルや希望を取り入れるとともに，サバイバーが治療を継続しながら日常生活を過ごせるように折り合いをつけていく過程を支えることが重要である．

おわりに

乳がん治療は集学的治療が行われる．そのため，治療全体の流れを理解し，サバイバーの体験に寄り添いながら看護を提供することが求められている．さらに，放射線科の医師・看護師，診療放射線技師，病棟や主治医となる診療科の医師・看護師など多くの専門職が関与しているため，十分に連携を図り，サバイバーが安心して治療を継続していけるよう援助していくことが大切である．

本稿執筆にあたり，ご支援をいただいた北里大学病院放射線部医師，看護師，放射線技師の皆様，事例提供をしてくださった土屋さき子様に深く感謝いたします．また，写真撮影の際，ご協力いただいた鈴木舞様（北里大学病院看護部）に深く感謝申し上げます．

(児玉美由紀)

■ 文献
1) 唐澤久美子 編：Nursing Mook 43 がん放射線治療の理解とケア．学習研究社，2007．
2) 阿部恭子，矢形 寛 編：Nursing Mook 38 乳がん患者ケアガイド．学習研究社，2006．

5 放射線治療の身体面への影響とケア

A．外部照射法

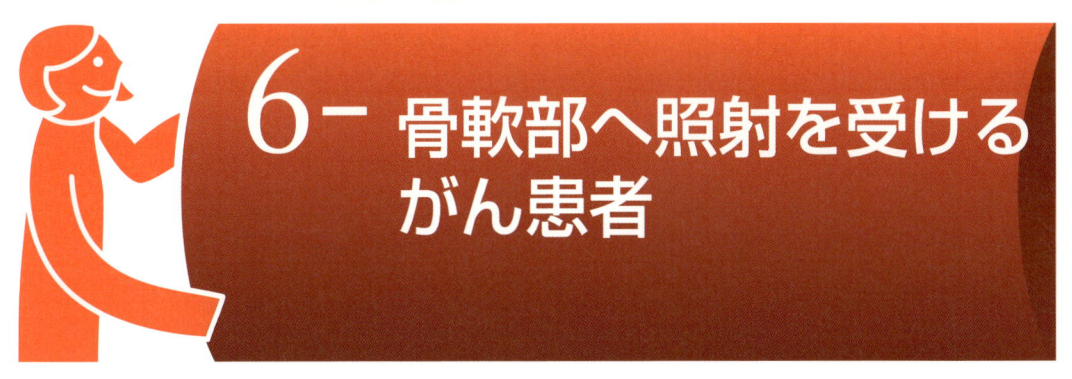

6 — 骨軟部へ照射を受けるがん患者

はじめに

　骨軟部腫瘍は骨や筋肉，脂肪などの軟部組織にできる腫瘍で，それぞれ良性と悪性に分類される．悪性骨軟部腫瘍は発生頻度が少なく，最も多い原発性悪性骨腫瘍（骨肉腫）も日本では年間約200例（または，人口100万人に2人の割合）の発生率である．発生頻度の低い腫瘍の場合は，年間で数例しか発症しない．しかし，骨軟部腫瘍は人体のあらゆる部位から発症しうるため，放射線治療においては治療計画の詳細および含まれる正常組織を把握し，有害事象の種類や程度を予測したうえでのケアが求められる．

　また，照射線量は，術前照射の場合は40Gy程度，それ以外の場合は60Gy程度である．組織によって感受性が異なるため1回線量や総線量の確認が必要である．照射部位や方向は，発生部位や近接するリスク臓器によって多彩である．照射範囲も疾患によって異なり，患骨全体を含む場合もある．各照射計画を詳細に把握し，患者ケアに活かす必要がある．

1）オリエンテーション

　オリエンテーションの主な目的は，①有害事象の予防と対策，②放射線治療に対する不安の軽減である．

（1）有害事象の予防と対策

　放射線治療の有害事象のなかには，発生する前からの予防的ケアにより，未然に防いだり，症状を軽度に抑えることが可能なものがある．これらに対し看護師が正しい知識をもち，患者に理解を促すことで有害事象の軽減につながるが，適切な指導が行われないと，予防可能な有害事象が予防できなかったり，不必要に症状が悪化してしまい，患者に不利益が生ずる場合がある．

現在，当院においては，照射部位および有害事象の症状別に作成したパンフレット（表1）を使用し，個別のオリエンテーションを施行している（有害事象の予防法と対処法については p94 を参照）．また，小児から成人まで対象年齢も幅広いため患者の理解力などを考慮しながら個別性に合わせたオリエンテーションや介入が必要であり，患者の発達段階や理解度に合わせ，患者の家族や病棟看護師を含めた指導に加え，有害事象予防を実践できるように協力依頼が必要な場合もある．

■ 表1　当院にて使用しているパンフレットの種類

※骨軟部腫瘍の放射線治療は照射部位が様々であり，予想される有害事象が異なるため，照射部位に合わせ使用するパンフレットを選択してオリエンテーションを行っている．パンフレットは計12種類，照射部位および副作用の種類別に作成．

① 共通：スケジュール，照射時の注意（大きく動かない），印（照射部位のマーキング）の保護
② 皮膚炎：照射部位，刺激の回避，入浴時の注意，衣類の選び方，症状出現時の注意
③ 脳：照射部位，刺激の回避，洗髪時の注意，脱毛の時期，脳圧亢進症状について
④ 口腔：口内炎・口内乾燥の予防と対処法
⑤ 味覚の変化：症状出現時の対処法
⑥ 咽喉頭炎：摂食時の注意事項，禁酒・禁煙，症状出現時の対処法，喉の安静，吸入
⑦ 乳房：照射部位，下着の選び方
⑧ 食道炎：摂食時の注意事項，禁酒・禁煙，症状出現時の対処法
⑨ 腹部：嘔気・嘔吐，食欲不振，下痢や便秘の可能性と出現時の対処法
⑩ 骨盤：肛門周囲粘膜炎の予防法と対処法，下着の選び方，下痢・便秘・膀胱炎出現時の対処法
⑪ 骨：骨の安静，骨折予防について
⑫ 眼：照射部位，刺激の回避，洗顔方法，眼脂の拭き取り方

（2）不安の軽減

　オリエンテーションにおいては治療の流れや注意事項，生活指導などの説明にとどまらず，放射線治療に前向きに臨めるようメンタルケアも重要である．なぜなら放射線治療を受ける患者はがんという病気以外にも，放射線治療特有の不安を抱いている場合が多いからである．被爆国であるため放射線そのものに対しての恐怖感，威圧的な装置や照射中の孤独感などの特殊な治療環境や，有害事象に対する不安などを抱いている場合が少なくない．看護師が患者の複雑な心情を受け止めながら不安の内容をモニターし，わかりやすい言葉で対応することで誤解が解け不安の軽減につながることも多い．有害事象対策のパンフレット以外にも説明用のスライドを用いたり，治療室を見学したりなど，患者の不安の種類や程度に合わせた柔軟な対応が求められ，治療前からの看護師の積極的な介入が患者の不安の緩和や闘病意欲の増進および有害事象の低減につながる．

　また，治療開始後も患者の精神状態を継続してモニターし，不安の軽減に努め，患者が前向きな気持ちで照射に臨めるようサポートが必要である．

〈当院にて使用している説明用スライドの項目〉

① 治療室の様子，ガントリーの動く様子
② 様々な固定具，小児の場合の固定の様子
③ 治療室の患者観察用カメラと操作室モニター
④ 正常組織への照射を避けるための工夫：マルチリーフコリメーター（multi-leaf collimator；MLC）
⑤ 放射線ががんに効くメカニズム
⑥ 分割照射を行う理由
⑦ 原爆と放射線治療の違い
⑧ 暮らしのなかの放射線

2）患者に生じる問題と看護の課題

　骨軟部腫瘍患者の放射線治療の場合，治療部位によっては，安楽な姿勢を再現・保持するためにシェルやモールドケアなどの固定具を作製する場合もある（図1）．事前に治療部位や痛みの有無を確認したうえで，同一体位の保持や再現性が可能かどうかをアセスメントし，医師や診療放射線技師と相談しスムーズに治療の準備を進められるよう努める．狭く固い治療台への移動の際に苦痛を伴わず行えるよう搬送方法の選択や，移動の介助を行う場合の注意事項および鎮痛剤使用の必要性などについては，担当医や病棟看護師と連携を図り，安全かつ安楽に治療が行えるようコーディネートが必要である．

　また，骨軟部腫瘍患者の場合は化学療法や手術と併用される場合も多く，抗がん剤の種類によっては皮膚炎や粘膜炎症状，骨髄抑制が放射線治療単独の場合よりも問題となりやすい．放射線治療に伴う有害事象のみならず，抗がん剤の種類や予測される有害事象と出現時期を把握しケアする必要がある．

　骨軟部腫瘍に対する治療のリスクとしては，非常にまれではあるが，創治癒不全，骨折，軟部線維化に伴う関節拘縮，二次がん発症の可能性がある．小児の場合は，放射線治療により骨の成

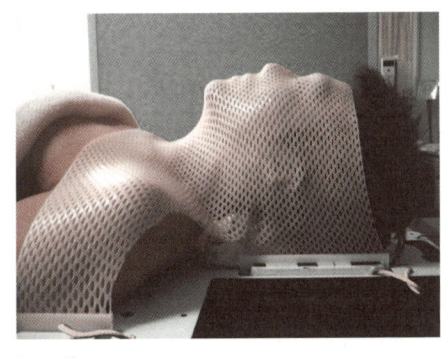

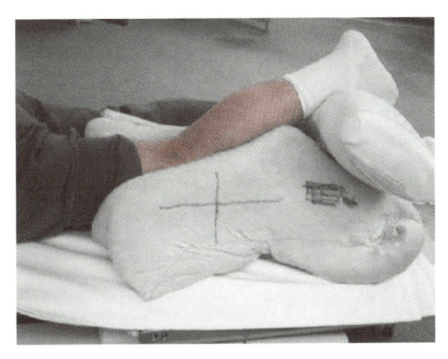

シェル　　　　　　　　　　　モールドケア

図1　安楽な姿勢を再現・保持するための固定具

長が阻害されやすいため，顔面骨の成長障害による顔の変形，脊椎や骨盤の成長障害による彎曲や低身長，四肢骨の左右差などの可能性がある．将来骨が成熟してから美容整形により変形を緩和する方法があることを説明する．

3) 有害事象の予防とケア

(1) 皮膚炎・リンパ浮腫

　治療計画の詳細を把握し，どこの部位にどの程度の皮膚炎の出現リスクがあるのかを予測したうえで患者指導を行う．放射線皮膚炎は，線量に準じてだけではなく，部位，線量，門数，使用する放射線の種類やエネルギー，ボーラスやシェルの使用の有無などが皮膚炎発生リスクに影響するため，強い皮膚炎発生の可能性についてのアセスメントが重要である．マーキング部位だけが照射野ではないため，具体的にどこの皮膚に皮膚炎が出現するのかを説明する．物理的刺激や化学的刺激が皮膚炎を誘発するため，予防の必要性をしっかりと説明したうえで，照射部位と患者のライフスタイルに合わせた指導を行う．

　照射部位はこすらない，ゴシゴシ洗わずよく泡立てた石鹸を載せてこすらず流すなど，わかりやすい言葉で日常生活の注意事項を説明する．

　目が照射野に含まれる場合は，眼脂をゴシゴシ拭き取ると刺激になるため，アイ浄綿®（目の周り専用清浄綿）などにて眼脂をふやかして浮かし，そっと拭き取るよう指導する．

　鼻腔が照射野に含まれる場合は，鼻をかむときなど鼻腔粘膜を刺激しすぎないよう指導する．頸部の場合は襟の刺激の回避が重要である．固い襟を避け柔らかい襟の衣服を選ぶ，襟元を大きく開く，もしくはシルクスカーフにて照射部位を保護する．Tシャツなど綿素材であっても襟ぐりでこすれる場合があるため，ランニングなど襟ぐりの広いものに変更するなど，照射部位とライフスタイルを考慮したうえでの具体的な指導を行うことで，処置を必要とする重篤な皮膚炎発生を防ぐことが可能である．

　リンパ浮腫が出現した場合は，リンパ浮腫専門看護師*にコンサルトし，悪化予防・苦痛の緩和に努める．

*当院では，日本医療リンパドレナージ協会主催の講習会を修了した看護師（リンパ浮腫専門看護師）がリンパ外来を行っている．

(2) 粘膜炎

　喉頭や食道が含まれる場合の粘膜炎予防としては，禁酒・禁煙を指導する．食事の際の刺激が粘膜炎症状の誘発，症状出現後の悪化につながるため，粘膜への刺激の少ない摂取方法の指導が必須である（表2）．これらを実践することで粘膜炎発症の予防につながり，重篤な粘膜炎発症を避けることが可能である．症状出現前から軟食に変更すると，噛まずに流し込む可能性が高くなるため好ましくない．粘膜炎症状出現後に軟食へ変更する場合も，嚥下時の1回量を少なめにするよう指導する．

粘膜炎発症時は，粘膜保護剤や鎮痛剤使用，食事メニューの変更や栄養士によるコンサルテーションの依頼の必要性を検討する．

口腔が含まれる場合は，歯肉を刺激しないブラッシング方法を指導し予防に努める．口腔乾燥に対しては症状に合わせて口腔化粧品（バイオエクストラ®，オーラルバランス®など）の紹介など，苦痛緩和に努める．

■ 表2 粘膜を刺激しない食べ方

1. よく噛む
   唾液の分泌促進，食べ物を細かく滑らかにし，粘膜損傷を防ぐ．
2. 嚥下時の1回量を少なくする
   照射により粘膜の弾力が失われるため，1回量が多いと粘膜内腔に負荷がかかり粘膜が損傷する．
   ごっくんと嚥下するのではなく，30回程度しっかりと噛み，咀嚼中に自然に極少量ずつ胃袋へ落下する量であれば刺激となりにくい．
3. 刺激物や熱すぎるもの，冷たすぎるものの摂取を避ける

(3) 消化器症状

胃や腸が含まれる場合は，嘔気・嘔吐，食欲不振，下痢や便秘などが出現する場合がある．症状に合わせ，与薬や食事メニュー変更，栄養士によるコンサルテーションの依頼の必要性を検討する．食べられないということが患者のストレスにつながる場合もあるため，一時的な症状であり照射後回復することを説明したり，バランスにこだわりすぎず嗜好に合わせて食べやすいものを摂取するよう促す．

おわりに

骨軟部腫瘍は悪性腫瘍のなかでも症例数が極めてまれであり，そのような特殊な疾患の患者とかかわるうえで，経験の乏しさから看護師自身が戸惑うケースも多いと予測される．しかし，放射線治療のケアは，疾患別に異なる訳ではなく照射部位により異なるため，各照射部位における看護ケアの理解ができていれば応用可能である．例えば，食道が照射範囲に含まれる場合，疾患が食道がんであろうが，縦郭を含む肺がんであろうが，骨軟部腫瘍であろうが，提供されるべき食道粘膜炎のケアは同じである．照射部位を理解し，各照射部位に合わせた積極的な副作用ケアが放射線治療の完遂，さらには患者の苦痛緩和につながる．

（末國千絵）

■ 文献
1) 野村和弘，平出朝子 監修／中馬広一，別府保男 編：がん看護実践シリーズ 12 骨軟部腫瘍．メジカルフレンド社，2007．
2) 野村和弘，平出朝子 監修／牧本 敦 編：がん看護実践シリーズ 13 小児がん．メジカルフレンド社，2007．
3) 国立がんセンターがん対策情報センター：http://ganjoho.ncc.go.jp

5 放射線治療の身体面への影響とケア

A. 外部照射法

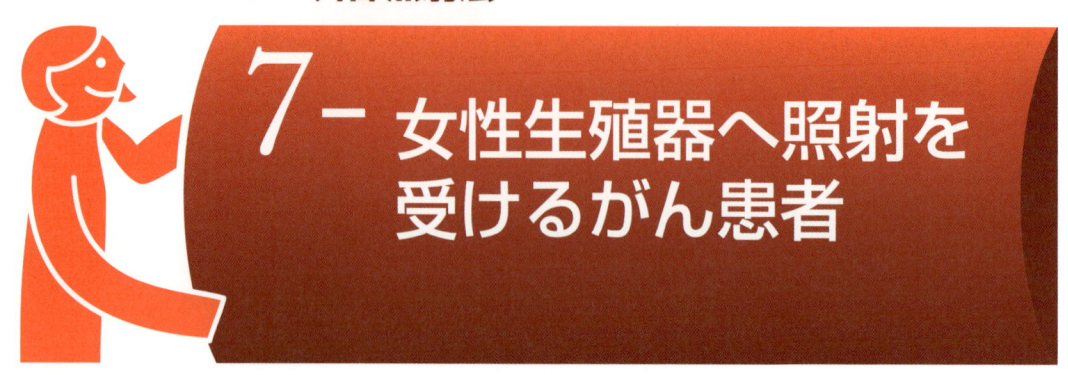

7 — 女性生殖器へ照射を受けるがん患者

はじめに

　女性生殖器がんは，卵巣，卵管，子宮，腟および外陰部で構成される女性生殖器から生じるがんのことをいう（図1）．わが国では，女性生殖器がんに対する主な治療は手術が汎用されてきた．一方，集学的治療における選択肢のひとつとして放射線治療の有用性が再認識されてきている．例えば，子宮頸がんに対する治療では，"放射線照射と抗がん剤投与を同時に行う治療法（concurrent chemoradiotherapy）"を導入することで，さらなる治療効果の向上が期待されている[1]．また，卵巣がんの進行例や再発例における症状緩和を目的とした放射線照射が効果をあげている[2]．放射線治療の適応範囲の広がりは，治療を受ける患者の年齢や病状の幅の広がりを意味する．したがって，治療を受ける患者の年齢，病状などに応じた個別的な看護が求められる．

　女性生殖器がんに対する放射線治療では，病巣である骨盤腔をはじめ隣接する消化管や膀胱，外陰部などに放射線有害事象が現れる．これらは，苦痛を伴う症状を引き起こし患者の治療意欲を低下させることもある．このため，有害事象の出現部位の予測と早期対処が重要である．

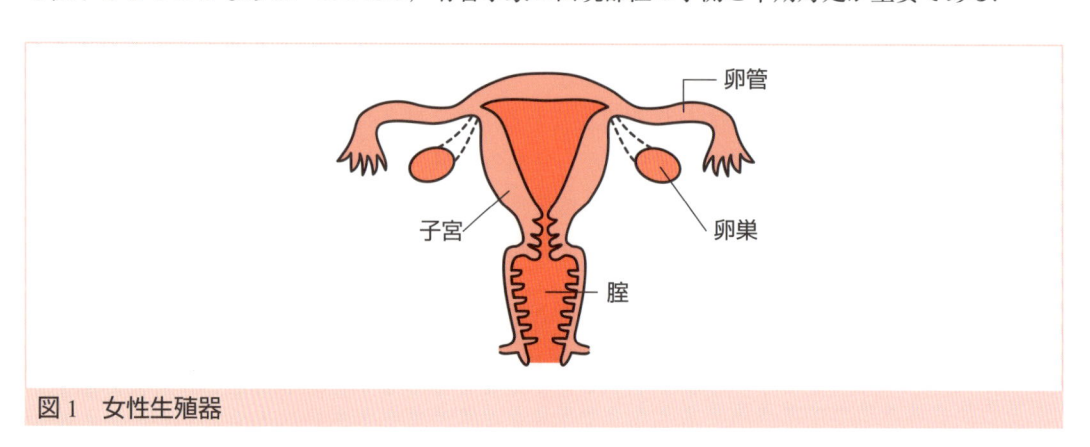

図1　女性生殖器

1) オリエンテーション

　放射線治療を前にした患者は，治癒への希望や有害反応に対する不安など様々な思いを抱えている[3]．したがって，オリエンテーションでは，患者の思いが十分に表出され，安心して治療が受けられるよう，十分な時間をとって進める．図2に，放射線治療を受ける女性生殖器がん患者へのオリエンテーションで用いている「患者用パンフレット」の例を示した．

放射線療法を受ける患者様へ

_____ 様の治療は，___月___日(　)から始まる予定です．
　順調に治療を終えられますよう援助させていただきます．ご不明な点やご心配なことがありましたら，いつでもお声かけください．

1. 放射線治療とは？
　透過力のある放射線を照射し，患部の治療や縮小，症状緩和を目指す治療方法です．局所治療のため，照射範囲外に副作用は現れません．

2. 治療のスケジュールは？
1) 日　数：週5回(月曜日〜金曜日の1日1回)
2) 回　数：20〜30回(約5〜6週間) ＊部位や大きさによって異なります．
3) 方　法：外部照射：最初の4,5週間(月曜日〜金曜日) 行われます．治療台に横になり，約1〜2分間腹部に照射します．
　　　　　腔内照射：照射開始4,5週目頃から週1回行います．
　　　　　　　　　　＊腔内照射では，腟内に機械を挿入します．この際，痛みを伴いますので，前もって痛み止め(坐薬)を使います．
4) 診　察：放射線医師と婦人科医師による診察があります．

[治療中の注意点とアドバイス]
1) 放射線治療を休止すると，治療効果が低下する可能性があるので，できるかぎり休まずに続けることが大切です．
2) 皮膚のマーキングは照射部位を示す大切なものなので，消さないようにしましょう．シャワー浴では，マーキング部位をこすらないようにしましょう．
3) 十分な休息と気分転換をしましょう．
4) 体調が良ければ，土曜日，日曜日の外出や外泊の許可が出ます．医師や看護師にご相談ください．
5) 手洗い・うがいを心がけ，感染予防に努めましょう．

3. 副作用にはどのようなものがあるのでしょう？
1) 放射線宿酔
　治療開始より数日から1週間で現れる一過性の悪心・嘔吐・頭痛などといった症状です．すべての人に起こるとは限りません．吐き気止めや頭痛薬を使用します．
2) 消化器症状
　治療開始2週目頃から現れます．主に，下痢や便秘などです．これは，放射線を照射する子宮の近くの腸粘膜が炎症を起こすことが原因です．下痢が強い時には，整腸剤や止痢剤などを使います．

[日常生活上のアドバイス]
＊下痢の場合，脱水を予防するために水分をたくさん摂るようにしましょう．
＊刺激物(辛いもの，冷たいもの，熱すぎるものなど)の摂取を避けましょう．
＊自分の好みに合う消化の良い，蛋白質の多い食事を摂りましょう．
＊一度に食べられない時は，数回に分けて摂取しましょう．
＊体を冷やさないようにしましょう．

3) 膀胱炎症状
　　　治療開始2週目頃から現れます．頻尿，残尿感，排尿時痛や尿の色調の変化などが生じます．これは，放射線照射による膀胱粘膜の炎症が原因です．

[日常生活上のアドバイス]
＊排尿時，尿の色調を観察してみてください．オレンジから赤色をしている時や排尿回数が増えた時には，すぐに医師や看護師にお知らせください．
＊水分を多く摂るようにしましょう．

図2　放射線治療オリエンテーションのパンフレット(例)

(つづく)

```
 4）皮膚・粘膜症状
    消化器症状や膀胱炎症状よりも，少し遅れて現れます．照射部位の前面および後面の皮膚（腹
    部，陰部，肛門など）に発赤，痛みやかゆみ，色素沈着，皮膚の硬化が生じることがあります．
 日常生活上のアドバイス
 *放射線を照射している部分の皮膚は，とても弱い状態にありますので，強くこすらないようにしま
  しょう．シャワー浴などの時は，刺激の少ない石鹸を使い，常に皮膚の清潔を保つことが大切です．
 *放射線照射前に，皮膚へ軟膏を塗ることは避けましょう．
 *絆創膏や湿布などの貼付，湯たんぽやカイロをあてることも避けましょう．
 *照射部位を強い日光に当てないようにしてください．
 *皮膚にかゆみや痛みが生じる場合，すぐに医師や看護師にご相談ください．
 5）下肢のむくみ（リンパ浮腫）
    手術によってリンパ節を切除した場合，放射線治療後の下肢のむくみが生じやすくなるといわれ
    ます．自覚症状としては，殿部から陰部にかけてのむくみ感や重だるさ，膝の裏に異物をはさむよ
    うな感覚，普段着用しているパンツや履きなれている靴がきつくなってくるなどがあります．
 日常生活上のアドバイス
 *下肢の清潔を保ちましょう．
 *下肢を傷つけないように注意しましょう（怪我，日焼け，虫刺され，水虫など）．また，除毛などの
  場合，電気かみそりを使用するなど工夫しましょう．
 *下肢に発赤，腫脹，熱感，痛みやかゆみなどが現れたら，すぐに医師や看護師にご相談ください．
```

図2 放射線治療オリエンテーションのパンフレット（例）

（つづき）

2) 有害事象とケア

　女性生殖器がんのなかで放射線治療が最も適用されるのは子宮頸がんである．その理由としては，放射線への感受性が高い扁平上皮がんが大部分を占めることや腔内照射による病変部への直接的な治療ができることがあげられる．2007年度における日本婦人科腫瘍学会の治療ガイドラインでは，これまで手術が中心だったⅠb期やⅡ期の治療についても放射線治療を選択肢に加えることを推奨している[4]．これは，放射線治療と手術の間で生存率に差がなく，根治を目指すことが可能であるという報告に基づいている．

　子宮頸がん治療における放射線照射野には，病巣である骨盤腔，隣接する膀胱や直腸が含まれる．再発予防や転移部位への治療が考慮されると，その照射野は傍大動脈リンパ節，肛門や会陰部へと広がる（表1, 2）．このため，消化器症状，膀胱の炎症，皮膚・粘膜の障害，リンパ浮腫，性機能障害などの放射線有害事象が生じることがある（図3）．さらに，がんの進行によっては，出血や帯下の排出，尿漏れが起きていることもある．このような状況に放射線照射が加わることで，皮膚や粘膜の状態悪化を進める恐れがある．したがって，照射範囲を把握しておくことは，放射線有害事象の出現部位を特定し，症状悪化を予防することにつながるといえる．

　放射線有害事象の出現時期は，照射中から照射10数年後までと幅広い．照射後数年を経て，膀胱粘膜障害による血尿のために貧血となり日常生活に支障をきたすといったように，がん治療がひととおり終了したあとに症状が現れることもある．このため治療後に現れる症状についての知識を得て，患者自ら障害に対する予防や処置ができるよう援助する必要がある．以下では，子宮頸がんに対する放射線治療における有害事象とそのケアを中心に記述する．

■ 表1　子宮頸がんの進行期分類と治療

病期		治療
0期		手術
Ⅰ期	Ia1	手術 高齢者や合併症により手術が難しい場合，根治的放射線治療が選択される
	Ia2	
	Ib1	
	Ib2	
Ⅱ期	Ⅱa	手術
	Ⅱb	手術，放射線治療（高齢者や合併症により手術が難しい場合，根治的放射線治療が選択される），同時化学放射線治療
Ⅲ期	Ⅲa	放射線治療，同時化学放射線治療
	Ⅲb	
Ⅳ期	Ⅳa	放射線治療，同時化学放射線治療
	Ⅳb	放射線治療，化学療法

■ 表2　子宮頸がんに対して行われる標準的な放射線治療

根治的放射線治療
　　外部照射と腔内照射の組み合わせによる治療．
　　照射範囲は，全骨盤で前後からの対向2門照射である．線量は45〜50Gy．

同時化学放射線治療（concurrent chemoradiotherapy）
　　放射線治療は全骨盤照射と腔内照射の組み合わせ．
　　外部照射の線量は40〜45Gy．使用薬剤は，CDDP単独か5FUとの併用．

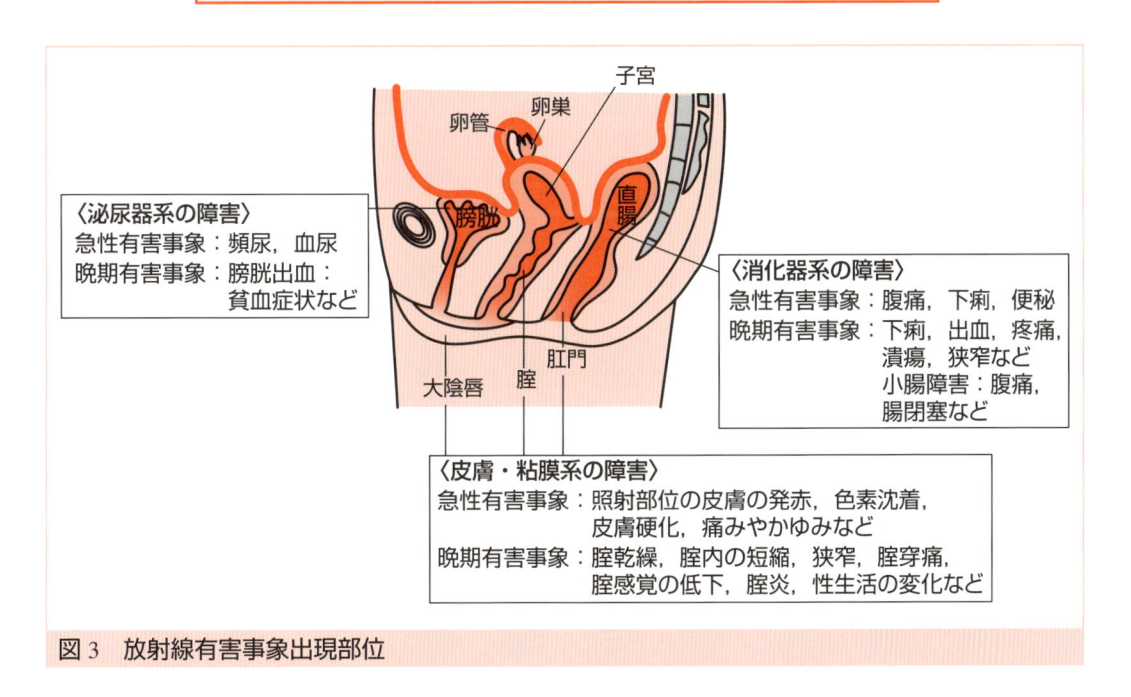

〈泌尿器系の障害〉
急性有害事象：頻尿，血尿
晩期有害事象：膀胱出血：
　　　　　　　　貧血症状など

〈消化器系の障害〉
急性有害事象：腹痛，下痢，便秘
晩期有害事象：下痢，出血，疼痛，
　　　　　　　潰瘍，狭窄など
　　　　　　　小腸障害：腹痛，
　　　　　　　腸閉塞など

〈皮膚・粘膜系の障害〉
急性有害事象：照射部位の皮膚の発赤，色素沈着，
　　　　　　　皮膚硬化，痛みやかゆみなど
晩期有害事象：腟乾燥，腟内の短縮，狭窄，腟穿痛，
　　　　　　　腟感覚の低下，腟炎，性生活の変化など

図3　放射線有害事象出現部位

● **子宮頸がんに対する放射線治療における有害事象**

　子宮頸がんに対する放射線治療における有害事象としては，放射線宿酔，消化器系の障害，泌尿器系の障害，皮膚・粘膜系の障害，下腿浮腫，骨髄機能障害などがある（表3）．これらの有害事象のなかには，治療開始から3カ月までに現れる急性有害事象と，治療開始から3カ月以後に現れる晩期有害事象の両方を有するものもある．一般的に急性有害事象は，照射終了とともに回復に向かうが，晩期有害事象では，回復が難しいとされる．放射線治療を受けたすべての女性生殖器がん患者に晩期有害事象が現れるということではないが，がん治癒後もなお放射線治療の有害事象による影響を受ける患者がいることを理解しておく必要がある．

■ 表3　子宮頸がんに対する放射線治療を受ける患者の経過と放射線有害事象

時間経過 放射線有害事象		治療中 1週目 2週目 3週目 4週目 5週目 6週目 7週目	治療後 1週目 3カ月 10カ月 1年 ⇒ 数年〜10数年
		急性有害事象：治療開始から3カ月まで	晩期有害事象：治療開始から3カ月以後
1）放射線宿酔		悪心，嘔吐，頭痛など	
2）消化器系の障害		腹痛，下痢，便秘	下痢，出血，疼痛，潰瘍，狭窄など 小腸障害：腹痛，下痢，腸閉塞など
3）泌尿器系の障害		頻尿，残尿感，排尿時痛，血尿	膀胱出血：貧血症状など
4）皮膚・粘膜系の障害		照射部位の皮膚の発赤，色素沈着，皮膚硬化，痛みやかゆみなど	腟乾燥，腟内の短縮，狭窄，腟穿痛，腟感覚の低下，腟炎，性生活の変化など
5）その他	(1)下腿浮腫，蜂窩織炎	骨盤リンパ節郭清を含む手術後照射の場合，下腿浮腫，蜂窩織炎の発生が増加しうる	
	(2)骨髄抑制	化学療法との併用中の患者や化学療法経験者の場合，骨髄機能の低下が生じる可能性あり	

＊がん治癒後も放射線治療の有害事象による影響を受けることがある．

（1）放射線宿酔

　比較的早期（数日〜1週間）に悪心，嘔吐，頭痛などの症状が出現することがある．文字どおり，乗り物酔いのような症状である．悪心，嘔吐による食欲の低下や後述する下痢や便秘などの消化器系の障害は，低栄養状態を引き起こすため注意が必要である．

ケア

　悪心や嘔吐に伴う食欲低下時は，消化の良い高タンパクの食事や分割食を選択したり，持込食を許可するなどして，効率的に栄養摂取が進められるようにする．悪心や嘔吐，頭痛の増強時は，対症的に嘔気止めや頭痛薬を使用する．

（2）消化器系の障害

❶ **急性有害事象**

　照射2〜3週目ごろより，腹痛や下痢などの症状が現れることがある．これらは，照射野に含まれる腸粘膜の炎症が原因であり，治療終了後も1〜2週間続くことがある．

ケア

冷たいものを控えたり，保温に努めるなど体を冷やさないようにする．消化の良い高タンパクの食事への変更も検討する．下痢があるときは，脱水に注意し，医師の指示のもとに整腸剤や止痢剤などの使用や輸液による電解質補正などを行っていく．

❷ 晩期有害事象

下痢，出血，疼痛，潰瘍，狭窄といった症状が，主に直腸やS状結腸などに起こる．出血は，放射線照射により毛細血管が破綻しやすい状態にあるために生じる．また，治療後10数年を経て小腸障害が出現することもある．小腸障害の症状としては，腹痛や下痢，腸閉塞などがあげられ，重症になると輸血や人工肛門造設術が必要となる．

ケア

放射線照射後，数年を経てこれらの症状が起こる可能性については，あらかじめ説明をし，症状が現れたら，医療機関を受診するよう指導する．日常生活上の指導として，便通の調整，およびそのための食事摂取（消化の良い食事）について説明する．

(3) 泌尿器系の障害

❶ 急性有害事象

消化器症状と同様の時期から，頻尿，残尿感，排尿時痛や尿の色調の変化などといった膀胱炎症状が生じうる．これらは，照射による膀胱粘膜の炎症が原因である．膀胱炎症状も，腸粘膜の炎症と同様，治療後約2週間続く．

ケア

排尿時の色調を観察し，「オレンジ～赤色をしているとき」や「排尿回数が増えたとき」には医師や看護師に知らせるよう伝える．また，水分を多く摂るよう指導する．手術操作の関係で尿意を感じにくくなっている患者の場合，導尿施行時の手洗いや手技そのものの習得が不十分であると，上行性感染の原因となり，膀胱炎症状をさらに悪化させる可能性があるため，注意を要する．場合により，抗生物質や輸液などが処方されるため，患者の訴えをよく聞き，症状を把握していく．

❷ 晩期有害事象

照射後1，2年以降より，膀胱からの出血が生じることがある．

ケア

排尿痛，膀胱のしぶり感，血尿などがみられたら，すぐに医療機関を受診するよう指導する．血尿の程度によっては，めまいやふらつきなどの貧血症状を呈することがある．患者のなかには，これらの症状を抱えながら日常生活を送っていることもある．定期的な外来受診時には，尿の性状に異常がないか，貧血症状がないかなどを尋ねることも重要である．

(4) 皮膚・粘膜系の障害

病巣の浸潤の程度によっては，照射範囲がより恥骨下縁まで延長されることがある．このため，肛門部や外陰部の皮膚や粘膜の炎症が生じやすくなる．一方，性器出血，尿漏れや下痢のある場合は，照射範囲でなくとも肛門部や外陰部に皮膚障害が生じる可能性があることが報告されている[5]．

❶ 急性有害事象

消化器系や泌尿器系の障害よりも少し遅れて発症する．照射部位の前面および後面に発赤，色素沈着，皮膚硬化，痛みやかゆみを伴う．特に，会陰部や臀裂部など皮膚がしわになっている部分は，線量がやや多くなることや湿潤環境であることにより皮膚の状態が悪化しやすい．

ケア

ⓐ 照射部位の観察

女性として，陰部をみてもらうことに抵抗があり，異常を感じてもなかなか相談しづらい場合がある．また，照射部位後面は，患者自身も確認しづらい．このため，皮膚や粘膜の異常の発見が遅れてしまうこともある．患者の羞恥心を軽減しつつ照射部位の観察を看護師が確実に行うためには，十分な説明とともに，1日のなかで観察を行う時間帯を決めたり，余分な露出を避ける配慮も必要である．

ⓑ 排泄時の指導

排泄後は，柔らかいガーゼなどで押し拭きをする．ウォシュレットを使用する場合，水温や水勢にも注意する．また，乾燥のしすぎにも注意する．

ⓒ 日常生活の指導

放射線照射部位の皮膚は，脆弱な状態になっていることを患者に理解してもらい，陰部の保清に努める．帯下や出血があるときはパットを使用し，汚染時は速やかに交換するよう指導する．また，シャワーや座浴にて清潔を保つようにする．水分を拭き取る際は，皮膚がこすれないようタオルは使用せず，ガーゼで押し拭きにする．

ⓓ 症状出現時

かゆみの強い場合，医師の指示のもとに軟膏を使用する．この際，照射の前に軟膏を使用すると皮膚反応を強めるため，照射後に塗布する．

❷ 晩期有害事象

腟乾燥，腟内の短縮，狭窄，腟穿痛，腟感覚の低下，腟炎，性生活の変化などがある[6]．

ケア

手術による子宮や卵巣の摘出や放射線治療による腟粘膜の変化は，セクシュアリティに大きく影響する．日本では，性に関する話題に医療者が触れるのは主に手術療法後である．放射線治療後に性機能障害を踏まえ，医療者が患者と話をすることは少ない[7]．医療者は，患者が抱える性の問題についても可能なかぎり，オープンな態度を心がけることが必要である．性交痛には，リューブゼリー®（図4）などの潤滑剤などが有効である．

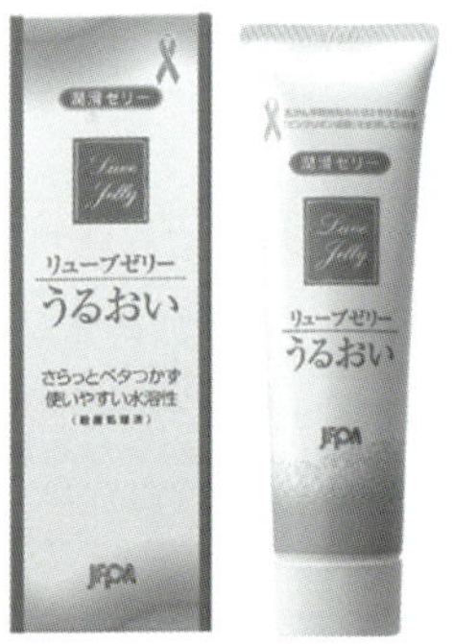

図4 リューブゼリー®（ジェクス）

(5) その他

❶ 下腿浮腫

子宮頸がんに対する広汎子宮全摘出術施行後に放射線治療を行った場合，下腿浮腫の出現率が高まる[8]．リンパ浮腫は，放射線治療によるリンパ管の閉塞が原因と考えられている．

ケ ア

下腿浮腫は，日常生活に影響を与え，ボディイメージの変調をきたすため予防的な視点をもって取り組む必要がある．日常的なケアの指導としては，皮膚の保護，リンパマッサージ，弾性ストッキングの着用などである．

❷ 骨髄抑制

局所への放射線照射では，重大な骨髄抑制は生じない．しかし，化学療法との併用療法や化学療法を経験している患者の場合，骨髄機能低下が増悪するため，白血球，血小板などのデータに注意する．

ケ ア

感染予防のためのうがいや手洗いの励行，人混みや風邪をひいている人との接触を避けるなど，日常生活での留意点を説明する．

3) 事 例―皮膚障害が強く出現した患者への治療の完遂を支えるケア

> Aさん．60歳代．女性．未婚．
> 1年前から茶褐色の帯下を自覚するが放置していた．
> 最近になり帯下の増量とるい痩を自覚して婦人科を受診した．子宮頸がんステージⅢと診断され，放射線治療目的で入院となった．医師から病状説明を受けたAさんはショックを受けながらも「早く治療を終えて退院したい」と治療には前向きであった．
> 入院後のAさんは，体力の低下により歩行が困難であり，トイレ移動には看護師の介助が必要であった．また，羞恥心が強く，帯下などでパットが汚染されていても自らは看護師にいうことはなかった．

放射線治療を行ううえで問題となりうる状況のアセスメント

① 入院時より，るい痩が著明であり，放射線治療の有害事象により食欲が低下し，さらに栄養状態が悪化する可能性が高い．
② 帯下が持続して排泄されているため，陰部が常に湿潤している．加えて，下痢の出現により皮膚トラブルを引き起こすリスクが高い．また，ADLの低下や羞恥心によって，自ら陰部の清潔を保つのは難しく，皮膚変化を見逃すと考えられる．
③ 有害事象が出現することで，治療の継続への意欲が低下する可能性がある．

看護目標

放射線治療による有害事象を最小限に抑える．皮膚トラブルが出現したときには，早期に対処し，悪化なく治療が終了できるように支援する．

実施したケアの内容

有害事象の予防と対処

- 食事については，NST（nutrition support team；栄養サポートチーム）が介入して定期的な栄養状態の把握と食事摂取状況の確認を行った．食欲低下時には，本人と相談のうえ，栄養付加食品を取り入れるなど工夫した．
- 1日1回は，臀部と陰部の皮膚状態を確認して陰部洗浄を行った．パットが汚染したときには速やかにパット交換を行った．また，皮膚がこすれないように，タオルは使用せずに，ガーゼで押し拭きにした．さらにトイレでは，ウォシュレットの使用を促した．

治療を継続するうえでの精神的な支援

- 病気体験や治療への思いなどについて定期的に話を聴く機会をもった．
- 退院という目標を支える気持ちをもってかかわった．

ケアの評価

- 治療の終了まで食事摂取量は保たれ，入院時よりも体重が増加した．
- 治療を開始してから2週間ほどして下痢症状が強くなり，陰部や臀部にびらんが出現した．そのため，整腸剤の投与を行うとともに，皮膚科医に依頼して処置（生理食塩水での洗浄，リンデロンやユーパスタなどの軟膏処置）を施行した．また，皮膚状態が悪化しないようにパット汚染時には毎回，陰部洗浄を行い，清潔と乾燥が保持できるようにケアを強化した結果，皮膚状態は改善した．
- Aさんの思いを十分傾聴することで，最後まで治療を完遂して退院することができた．

おわりに

放射線治療を受ける女性生殖器がん患者への看護ケアでは，栄養状態の維持，排泄に関連した異常の早期発見と対処，外陰部や肛門周囲の皮膚および粘膜の異常の早期発見と対処が中心となる．特に，女性生殖器は，デリケートな部分であるため患者の羞恥心に十分配慮したケアが求められる．また，身体的ケアに加えて，患者の思いを理解し，治療を完遂するために，共に歩み続ける姿勢をもち，かかわることが大切であるといえる．

（唐橋美香，望月美穂）

■ 文献

1) 村上文洋，嘉村敏治：子宮頸癌に対する化学療法の実際．産婦人科の実際，55(10)：1533-1541，2006．
2) Corn BW et al：Recurrent ovarian cancer. Effective radiotherapeutic palliation after chemotherapy

failure. Cancer, 74：2979-2983, 1994.
3) 赤石三佐代・他：初めて放射線治療を受けるがん患者の気持ちとストレス対処行動に関する質的研究. 群馬保健学紀要, 25：77-84, 2004.
4) 日本婦人科腫瘍学会 編：子宮頸癌治療ガイドライン2007年版. 金原出版, 2007.
5) 首藤佐和子・他：子宮癌の放射線治療に伴う外陰部・肛門部・仙骨部皮膚障害の実態. 日本がん看護学会誌, 17(suppl)：116, 2003.
6) Fran Cartwright-Alcarese：Addressing sexual dysfunction following radiation therapy for a gynecologic malignancy. Oncol Nurs Forum, 22(8)：1227-1232, 1995.
7) 木谷智江・他：「婦人科がん患者の性（セクシュアリティ）への支援」実現に向けて～第1報～. がん看護, 11(7)：793-797, 2006.
8) Matsuura Y et al：Long-standing complications after treatment for cancer of the uterine cervix — clinical significance of medical examination at 5 years after treatment. Int J Gynecol Cancer, 16(1)：294-297, 2006.

5 放射線治療の身体面への影響とケア

A．外部照射法

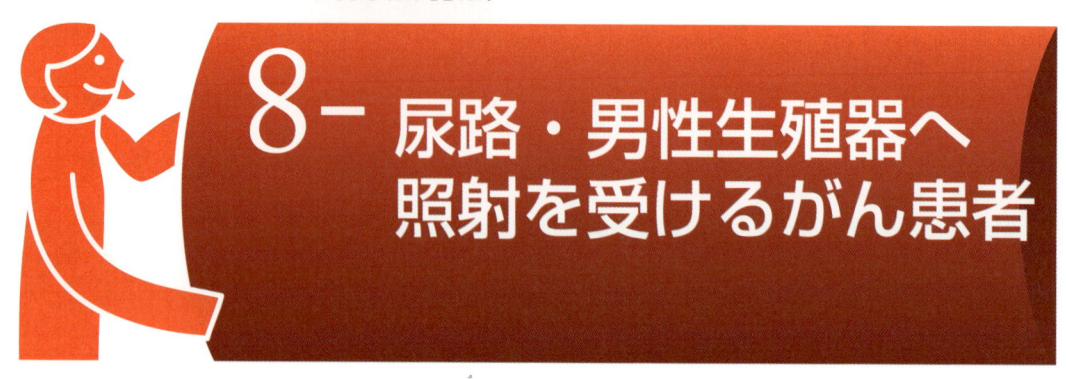

8 — 尿路・男性生殖器へ照射を受けるがん患者

はじめに

　尿路・男性生殖器のがん疾患は，前立腺がん，膀胱がん，腎盂がん，尿管がん，精巣（睾丸）がん，陰茎がんなど，多様である．尿路・男性生殖器がんは，排泄機能や性機能に障害をもたらす可能性をもっている点に特徴がある．また，患者の自尊感情やボディイメージといった自己概念，および性的役割といったセクシュアリティに多大な影響をもたらす．特に前立腺がん患者では，複数の治療方法が適応となるため，選択する際の意思決定に戸惑いを感じる場合がある．

　放射線治療では，治療効果が目に見えて確認しにくい一方，有害事象と呼ばれる"正常組織への照射による影響"が出現するため，患者の不安は高まりやすい．それゆえ，患者のみならず家族も含めて，疾患や機能障害への理解が深められ，治療によって生じる反応に対しても納得して治療が受けられる支援が必要となる．本項では，前立腺がんと膀胱がん患者への治療・看護を中心に解説する．

1) 尿路・男性生殖器がんの特徴と放射線治療

(1) 前立腺がん

　前立腺がんは男性に特有の疾患であり，また高齢者に多いため，人口の高齢化に伴って近年増加傾向にある．進行は穏やかであるが，転移はリンパ節や骨に多くみられる．治療には手術療法のほかに，ホルモン依存性があることから内分泌療法がある．また放射線治療では，外部照射法，小線源療法（低線量率組織内照射，高線量率照射）が行われるなど治療の選択肢が多く，複数の治療法が適応になることもあり，患者は意思決定に戸惑うことがある．腫瘍が前立腺に限局し転移がない場合は，根治的治療として放射線治療が適応となる．身体への侵襲が少ない放射線治療は，特に高齢者の患者にとって大きな利点となることがある．

前立腺がんの外部照射法（図1）は患部である前立腺に1日1回（1.8～2Gy），週5回の分割照射で，6～7週間前後（総線量60～70Gy）を必要とする．通常，前立腺のみを標的にすることが多いが，小骨盤腔を標的にすることもあり，前立腺と小骨盤腔では副作用の違いに注意する必要がある．

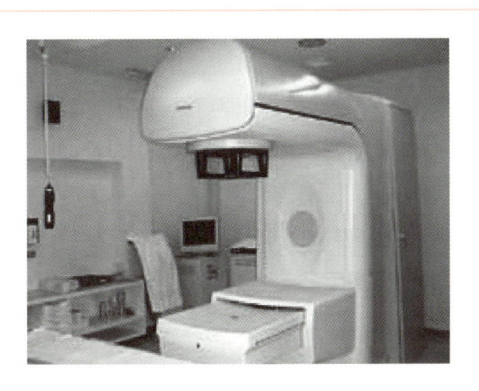

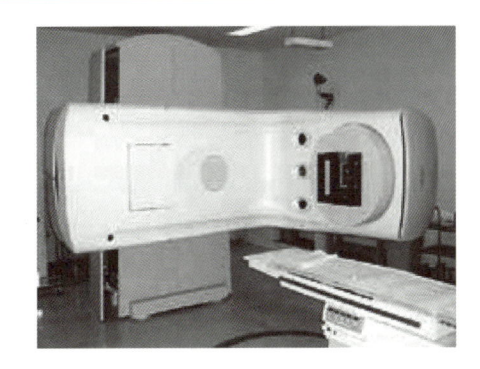

照射前に器械が振子のように移動することを説明する．器械が大きいので重圧感や恐怖心を和らげるように配慮する．

図1 高エネルギー放射線発生装置：振子照射の場合には装置が移動する

(2) 膀胱がん

膀胱がんは，50歳以降に増加し，男性に多いといわれている．病巣の浸潤度により，粘膜固有層までの浸潤であれば表在がん，筋層まで浸潤していれば浸潤がんと呼ばれる．表在がんの場合は放射線治療が初期治療で選択されることはほとんどないが，浸潤がんで手術が難しい状態にある場合には，放射線治療や化学療法が実施される．通常，骨盤部（膀胱とリンパ節領域）に総線量40～45Gyを照射し，その後膀胱に限局して15～20Gy行う．

2) 放射線治療を受ける尿路・男性生殖器がん患者と家族へのケアポイント

(1) セクシュアリティへの配慮

尿路・男性生殖器がん患者では，セクシュアリティへの影響や，ボディイメージの混乱から自尊感情の低下が予測される．しかし，羞恥心や社会が求める"男性らしさ"の概念から，悩みや不安を家族・医療者にストレートに表現しにくい状況がある．患者と家族が気兼ねなく話し合えるような関係性の構築に看護師が努めれば，家族は最高の協力者となりうる．パートナーである家族と患者が将来設計や家族計画を語るうえで，性的役割と子どもの問題を避けて通ることはできない．治療を続けながら患者と家族がお互いの思いを語り合って理解を深めるならば，新たな家族ダイナミクスが形成され発展していくであろう．このことを考慮に入れた看護支援も必要である．

(2) 前立腺がん放射線治療選択における意思決定支援

　前立腺がんは近年増加していると同時に，スクリーニングが可能になったことで無症状の時期に発見されるケースも増えている．

　早期に発見ができることで治療方法の選択も増えており，男性機能への影響などから放射線治療を選択することも少なくない．しかし，治療選択の過程においては，放射線では腫瘍が残るのではないかという不安や性機能への影響などで手術か放射線治療のどちらを選択するか悩むこともある．特に高齢層の患者では，排尿に伴う障害や性機能への影響での悩みは医療関係者にも相談しにくいことが多いため，相談ができる環境や冊子，情報が安易に入手できるような工夫が必要である選択や自己決定においては，それぞれの治療法の特徴や後遺症（**表**1），生活への影響影響などを伝え，患者や家族とともに話し合うことが大切である．

■ 表1　前立腺がんの治療法による特徴と合併症

	特　徴	合併症
前立腺全摘術	早期の場合は根治的切除が可能	性機能障害や尿失禁がある 全身麻酔などの処置が必要になることがあり，高齢者などでのリスクがある
放射線治療	侵襲が少ない 外部照射と小線源治療法がある 外来通院で治療が可能 性機能障害や尿失禁の可能性が低い	治療期間が2カ月近くかかる 排尿痛や血尿，直腸の出血が稀にある

3) 尿路・男性生殖器がん患者への放射線治療に伴う有害事象とケア

　放射線治療は，局所療法である．身体への影響は緩やかであり，形態や機能を温存できるといった利点がある一方で，有害事象を生じる可能性もある．患者にとって治療の効果は目に見えにくいが，有害事象による苦痛や不快感は感じ取りやすい．そのため，治療の有効性に疑問を抱いたり，苦痛ゆえに治療を中断したいと思ったりする患者も少なくない．つまり，いかに有害事象を予防できるか，あるいは，生じた有害事象を悪化させずに済むかは，患者の治療継続の意思にかかわる課題となる．看護師は，セルフケアと看護援助の観点から，有害事象の予防，早期発見，対処について，患者にわかりやすく解説する．

(1) 急性有害事象

❶ 放射線宿酔，骨髄抑制

　放射線宿酔や骨髄抑制という事象は，前立腺のみを標的としている治療の場合には全く起こらない．また，骨盤を含むやや広い照射部位であっても，ほとんど問題にならない．

❷ 放射線粘膜炎

a. 膀胱・尿道の粘膜刺激症状

　解剖学的な位置関係をみると，前立腺は膀胱と尿道に接するように位置している．そのため，前立腺に放射線を照射すると，これらの粘膜にも変化を与え，頻尿や排尿痛などの症状が出現する．特に，頻尿は比較的多く出現し，照射回数を積み重ねるに従って強くなるが，照射が終了す

ると数ヵ月で軽快する．
　頻尿が強い場合は$α_1$ブロッカーなどの薬剤を用いた対症療法を行う．ただし，患者が頻尿であることを気にするあまり，水分の摂取を控えることは，尿路感染の危険性を高めるため望ましくない．不眠の原因となるような夜間頻尿を回避するためには，水分摂取の時間帯を工夫するなどして，十分な水分摂取を促していく．自宅でも積極的に水分を摂るよう，患者と家族の理解・納得を促すために説明を行う．
　これらの援助の前提には，患者・家族からの情報収集が必要である．治療前の排尿回数や残尿感の有無を把握しておくことで治療後の程度を判断でき，患者の症状に対する受け止め方も予測できる．粘膜刺激症状が出現してから対処を始めるのではなく，治療前から予測して，患者からの情報収集と，知識提供をしておくことで，対処も円滑に行われ，患者の心構えもできる．

b. 結腸の粘膜刺激症状

　前立腺への照射では直腸炎が生じやすいが，ほとんど無症状か軽度の刺激症状のみである．小骨盤に照射する場合にはS状結腸に炎症が起こる．特に下痢はよくみられる症状であるが，止痢剤や整腸剤，粘膜保護剤などを内服することで調整でき，放射線照射が終了すれば軽快する．これらの症状は，治療前から予測できるため，患者へは症状が出現する時期を知らせる．看護師は，患者の排便回数や便の性状，それに伴う下腹部の違和感や腹痛の有無を確認して早期発見に努める．また，食事の形態をできるだけ消化のよいものにして，高タンパクで低脂肪の内容を選択するよう指導する．
　下痢をすると，それを止めようと水分摂取を控える患者もいる．その場合，脱水状態に陥る危険性があるので，口渇感の有無や口腔粘膜の乾燥の程度を観察して，脱水の兆候を把握することに看護師は努める．放射線治療を受ける患者にとって，水分摂取は，尿路感染と脱水の予防という2点から重要である．

❸ 放射線皮膚炎

　外部照射法では皮膚を貫いて，標的となる腫瘍に放射線を照射する．そのため，照射野内に限局する形で，入射する側の皮膚（入射点）と出射する側の皮膚（出射点）に，発赤や熱感，搔痒感などの症状が出現する場合がある．しかし，高エネルギーX線を位相し，前立腺のような深部を標的とする場合には，皮膚表面への線量は低く，皮膚炎は全く起こらないか，軽度である．皮膚への線量がおよそ20Gyを超えると出現しはじめるが，治療を終えて数週間が経過すると皮膚炎は軽快してくる．その後，色素沈着を残すこともあるが，徐々に薄くなっていく．
　患者は，搔痒感があると無意識のうちに搔いたり，こすったりしがちである．また，症状を和らげるために自己判断で軟膏を塗布したり，強く洗ったりする行動をとりやすい．よって，症状を悪化させないためには，"皮膚への機械的な刺激を避ける"のが肝要であることを患者によく理解してもらう．例えば，"照射野には絆創膏や湿布を貼ることを避ける"といったように具体的な説明をする．また，指定された軟膏以外のものを皮膚に塗布する場合は，"放射線照射に影響を及ぼす危険性があるので，医療者の確認を事前に得てから塗布する"ように患者へ説明する．
　照射の方法によっては，肛門周囲の皮膚に炎症をきたすこともある．この場合にも，"ウォシュレットの使用"を勧め，"排便後に強く拭かない"ように指導する．照射野を清潔に保つことは，

感染予防の観点からも大切であるが，"刺激の少ない石鹸を選択して皮膚を保護することが重要である"ことを，患者に理解してもらう．

皮膚の状態によっては，ステロイド剤の入った軟膏を塗布するなどして，薬剤による皮膚炎の緩和を目指す場合もある．

(2) 晩期有害事象

❶ 直腸・肛門の器質的変化

治療後6ヵ月～数年の経過で直腸や肛門に出血や潰瘍，狭窄を生じることがある．出血はおよそ10%くらいにみられるが，その多くは軽症で"自然に治癒するので過度に心配しない"ように説明する．しかし，出血の頻度や量が増加する場合には受診を勧める．実際に処置（止血，輸血）が必要となる中等度以上の出血は，5%以下である．

潰瘍や狭窄がひどく，薬剤を使用した内科的な治療で対応が困難なときは，人工肛門を造設するなど外科的な処置が行われる．しかし，極めてまれである．患者へは，"食事を消化のよい形態にし，高タンパクで低脂肪の食品を摂取する"ことを指導する．治療中から開始し，治療終了後も引き続き食事制限を実行する必要があるため長期的な取り組みになる．患者の努力のみならず，家族や主な調理者にも再度確認して，協力体制を整えることも重要である．さらに，"普段から自分の便を患者自身で観察し，性状や量を知る"，"変化が生じたときには，早く気づいて受診行動につなげる"ことを促す．既述したように，ウォシュレットの使用と，排便後に強く拭かないことを継続して心がけ，機械的な刺激を回避する方法を再指導する．

❷ 膀胱・尿道の器質的変化

膀胱や尿道に対する放射線の影響としては，膀胱炎による頻尿，排尿時痛，排尿時の違和感，血尿，尿失禁が起こる．膀胱萎縮や尿道狭窄がある場合には，ときに尿路変更術などの手術が必要となる．照射終了後も，頻尿や排尿時痛の程度に変化がないか，残尿感は続いているかなどの観察を患者自身で行うこと，新たな症状の出現や変化があったときは受診することを指導する．

生活面では，早期有害事象の時期と同様で，濃縮尿に注意して十分に水分を摂取し，尿路感染を予防することが重要である．また，刺激の強いコーヒーやアルコール類などの食品，タバコは，症状が悪化しているときは避けるように説明する．

❸ 性機能障害

加齢と，晩期有害事象による血流障害が重なると，勃起不全や射精障害が徐々に進むことがある．ただし，勃起不全に至るまでの期間は個人差が極めて強い．性機能に関する問題は，セクシュアリティや自己概念に関連した個人的な問題でもある．患者は，性機能に関する悩みや心配事を医療者に相談してよいものかわからず，言い出すタイミングを逃すことがある．羞恥心もあって話しにくいようであれば，同性の看護師や医師に相談できる機会を提供する．患者から医療者に何も相談しないからといって，解決できていると判断するのではなく，話しやすい環境を整えて相談できる雰囲気づくりを心がけていく．

現実には，パートナーが患者の疾患と心理を理解し，サポート役として機能できることが望ましい．看護師は，パートナーの精神的な支援を行いながら，医療者との信頼関係が深まるように

努める．効果的なサポート役を担う1人としてのパートナーを気遣い，共に協力し合い，患者の支援態勢を整える．

❹ 皮膚への影響

　陰茎がんの場合は，照射部位の皮膚に色素沈着や毛細血管の拡張，皮下硬結，皮膚の乾燥がみられるのが特徴である．照射中と同様に，照射終了後も機械的な刺激を回避し，保湿と清潔を保つことで皮膚の回復を促す．特に，尿路・男性生殖器のがんでは，下腹部が照射部位となるので，柔らかい綿素材の下着を着用し，ベルトなどで身体を締め付ける必要のない衣服を選択する．また，剃刀の使用を避け，刺激の少ない石鹸を使用して皮膚の清潔を保ち，クリームなどで保湿をする．皮膚に浸潤や水疱をみつけたときは，受診することを指導し，決して自己処置で済ませないよう伝える．

4) 患者・家族へのオリエンテーション

　これまで述べた有害事象を体験する患者・家族に，起こりうる事柄とその対処法を知ることは，安心して治療を継続することにつながるため，尿路・男性生殖器にがんをもつ患者へのオリエンテーションに活用できる．ここでは，オリエンテーションの目的と，それを達成するための主な視点についてのみ解説する．

(1) オリエンテーションの目的

- ・患者が放射線治療に関する具体的なイメージをつくれるように，十分な説明をする．
- ・患者が治療を継続して受けられるように，動機づけをする．
- ・患者が有害事象を予防し，異常を早期発見できるように，セルフケアを促進する．

(2) オリエンテーションの内容

❶ 担当医や放射線治療医からの説明内容と，患者・家族の理解

　治療に対する正しい理解が，適切な健康管理行動につながるため，治療開始前に理解の程度を確認する．医療チームで一貫した方針をもって治療を提供していくには，患者がどのように治療を理解しているかを知っておくことは重要である．

❷ 疾患を患者がどのように受け止めているか

　放射線療法を受ける患者である前に，がんという病気を抱えている人として，病気をどのようにとらえ，受け止めているかを看護師が知ることは，治療に向かう患者の心理を理解することでもある．がんという病気を受け止められないうちに，治療を開始する患者も多いが，治療に毎日通いながら様々な他患者や医療者と出会い，話すなかで自分を見つめ直す機会を得る．つまり，疾患の発見や告知の段階から治療の段階まで，一連の病気体験のなかに患者は存在している．

　治療を受けながら自分の抱える病気について考え，受容過程も変化するため，看護師が患者の治療開始時における受け止め方を知っておくことは，その後のアセスメントの基盤として要とな

る．治療開始時だけではなく，通院の機会にも声をかけ，日々の精神面の変化について継続的にアセスメントしていくことは必要である．

❸ 既往歴と現病歴

診療記録から，これまでの疾患の経過を知ることができる．また，患者に疾患の経過を尋ねることは，病気体験の軌跡を知る機会となる．患者の全体像をとらえ，個々の患者にとって，この治療がどのような位置づけにあるのかを知り，治療の意味を把握することで，看護師は，治療に向かう患者の動機づけをアセスメントできる．

❹ 身体状況

短時間ではあるが，放射線治療時には照射に最適な体位で，動かずに安静を保持することが求められるため，それが可能な身体状況にあるかをアセスメントする．

❺ 心理状態

継続して治療を受けるためには，心が安定していることも必要な条件である．治療に臨むうえでの患者の心理状態をアセスメントして，支援の方法や程度を考えていく．

❻ 家族関係やキーパーソンからのサポートの程度

家族からのサポートは，治療を継続するうえで大きな支えとなる．多くのサポートを得られる場合は患者の強みとして活かし，サポートを得にくい場合は代替となる支援策を模索しながらアセスメントする．また，治療によって患者がこれまで担ってきた役割が妨げられるだけでなく，毎日の通院によって家族員の生活も変化を迫られるため，治療開始の時期は家族ダイナミクスの危機となることがある．がん患者として放射線治療を受けることが，家族関係を崩壊させるのではなく，より絆を深めるきっかけとなるよう家族全体をアセスメントし支援していく．

❼ 放射線治療に関する知識・イメージ，不安や疑問の有無

一般的に，放射線に対するイメージは，必ずしも良いものとは限らない．そのため，他の治療を受けるときよりも，抵抗感や不安を抱きやすい．それゆえ，不安や疑問をよく傾聴したうえで，がん治療に有用とされる放射線の意義を伝える．泌尿器系のがんでは，多くの場合，有害事象は軽度であるが，予防や対処の方法もあることを伝え，既述した日常生活の注意点やセルフケアの方法に関する情報提供へつなげていく．

5）事　例―前立腺がんの外部照射の後，晩期有害事象に悩んでいたAさんへのケア

> Aさん，60歳代，男性．
> Aさんが気になっていたのは，① 晩期有害事象の可能性も高い出血を"がんの再発"と疑い1人で悩んでいることと，② 治療中の性交の安全性，などであり"誰に相談したらよいのか"ということであった．

経過と看護のポイント

　Aさんは前立腺がんの根治を目指し，化学療法と放射線治療を併用して治療する方針であった．放射線治療では，外部照射法を用いて1回2Gy照射し，約2カ月かけて70Gyを照射した．この間，明らかな有害事象もなく順調に治療を継続していたので，外来看護師は体調を確認し皮膚状態の観察を行い，身体面のケアを主体としてかかわっていた．

　放射線治療を終了して10カ月が経過したころ，Aさんは便に少量の血液が付着していることに気づき，"がんの再発"と思って悩んでいた．1カ月後，かかりつけの泌尿器科を受診した際，思い切って排便時に出血があることを医師に伝えたところ，放射線治療に伴う晩期有害事象であると診断された．看護師がAさんに，晩期有害事象について説明したところ「そうだったんですか…治療が終わって10カ月も経って…まさか治療の影響で出血とは思いもよりませんでした」「もっと早く知っていたら…あんなに悩まずに，すぐ受診したのに…」「でも，"がんの再発"じゃなくて本当によかったです」と，一気に話した．看護師は，Aさんが定期受診をする際には，放射線治療科や泌尿器科の看護師が連携して晩期有害事象の観察をできるよう調整を行った．

　また，Aさんは「実は放射線治療中から性生活について悩んでいたが，誰に相談したらよいかわからなかった」と話を続けた．看護師は，骨盤部の外部照射は，その日の照射が完了すれば，体内に放射線は残らないため安全であることを説明した．Aさんは，「病気を治療しているときに，こんな相談をするなんてタブーだと思って…」「でも，自分が受けている治療なら，安全であることがわかってほっとしました．早く相談してみればよかったな」と話し，笑顔で帰宅した．看護師は，Aさんが定期受診をする際には，男性の放射線技師や医師に相談できるよう環境づくりを行った．

まとめ

　尿路・男性生殖器にがんをもつ患者が放射線療法を受けるということは，患者のみならず，家族の人生のあり様にも大きく影響する．羞恥心をもちやすい疾患であることに目を向け，プライバシーの保護や相談のきっかけづくりにも特別な配慮が必要である．また，治療中だけでなく，治療後も引き続き有害事象に対するセルフケアが求められることから，患者の健康管理能力を最大限に活用することや，心理的な安定を導くことが大切であり，長期的な視点をもって患者にかかわる姿勢が看護師に求められている．

（向野香織，岸田さな江）

■ 文献
1) 中村由起子，高尾智恵子：前立腺がん―最新の治療と看護　放射線治療（外照射）の看護．がん看護，9(6)：509-516，2004．
2) 大北　薫・他：標準看護計画で学ぶ主要疾患のケアキーポイント　前立腺癌　前立腺癌の放射線療法（外照射）を受ける患者の標準看護計画．泌尿器ケア，10(6)：541-545，2005．
3) 辻井博彦 監修：がん放射線治療とケア・マニュアル．医学芸術社，2005．

4) 近藤まゆみ，嶺岸秀子 編著：がんサバイバーシップ—がんとともに生きる人びとへの看護ケア．医歯薬出版，2006．
5) 澁谷　均・他 編著：エビデンス放射線治療．中外医学社，2007．
6) 兼平千裕 編，東京慈恵会医科大学放射線治療部 著：よくわかる癌放射線治療の基本と実際—放射線治療にかかわる看護スタッフと患者のために．真興交易出版部，2004．

5 放射線治療の身体面への影響とケア

B. 特殊な放射線治療

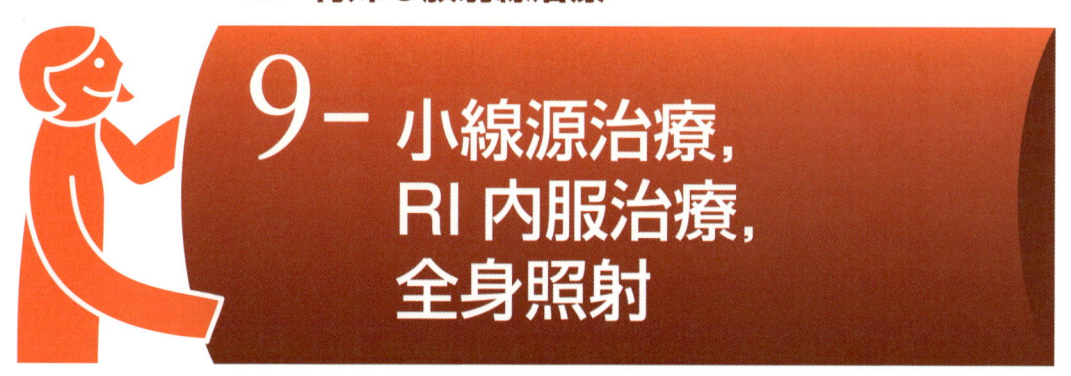

9 — 小線源治療，RI内服治療，全身照射

はじめに

　放射線治療には局部の外部照射のほかにも，いろいろな方法が利用可能となってきている．小線源治療は日本ではいまだ歴史が浅いが，欧米では10年以上がん治療の一環として取り入れられている．小線源治療は治癒を目的とする場合のほかに，緩和ケア目的に使用されることもあり，また外部照射と併用されることもある．「RI内服治療」は放射性物質を内服する甲状腺がんなどの治療であり，特別室を必要とする．「全身照射」は造血幹細胞移植の一貫として行われる方法である．これらの特殊な放射線治療は，がん放射線治療の可能性を大きく広げてきたと同時に，これまでの外部照射のみの治療とは違った看護を要することとなる．提供可能な治療は施設により異なるが，がん看護にかかわる看護師は様々な放射線治療の知識をもち，個々の患者に対応できることが求められる．

1) 小線源治療[1]

　小線源治療は一時的または永久的に放射線源を埋め込む方法でブラキセラピー（brachytherapy）ともいわれ，外部照射と併用されることもある．

　照射には低線量照射（ロードース，low dose rate：LDR）と，高線量照射（ハイドース，high dose rate；HDR）がある．基本的に低線量照射は埋め込み治療で1回につき，およそ0.4〜2Gyを照射する．高線量照射は，およそ1分間に0.2Gyを術中に照射する．

(1) 小線源治療の適応

1. 局所的腫瘍の縮小を目的
   婦人科系悪性腫瘍（a. シリンダー，b. タンデム・オボイド），／頭頸部がん（腔内カ

テーテル）／肺がん（気管支カテーテル）／乳がん（拡張可能型カテーテル：inflatable catheter）／前立腺がん（シード埋め込み：一時的もしくは永久）

2. 腫瘍に併発する症状の軽減を目的
   軟性組織性肉腫／中咽頭がん／眼球内黒色腫，網膜芽細胞腫／髄膜腫／悪性脳腫瘍
3. 手術による摘出が不可能な腫瘍の場合
   肺がん／食道がん
4. 以前に放射線を照射した部位の病変コントロール
   婦人科系疾患の再発／頭頸部がん／消化器系がん

(2) 小線源治療に使用される放射線

セシウム 137
イリジウム 192（Ir-192）
ヨウ素 125（I-125）
パラジウム 103（Pd-103）
金 198　など

(3) 婦人科系悪性腫瘍患者：小線源低線量照射のマネジメント[2]

❶ オリエンテーション・術前ケア
　（1）下剤による腸前処置　　（2）処置に対する説明　　（3）承諾書の確認

❷ 術後ケア
　（1）床上安静にする（ローリングは可）．
　（2）尿道カテーテルを使用する．
　（3）湿ガーゼによるパッキングをする．
　（4）アプリケーターは縫合により固定されていることもあるので，術式により患者に説明をする．
　（5）止瀉薬を必要に応じ使用し，腸の状態の調節を行う．
　（6）低残渣食で，臥床の姿勢で食べやすい食事を提供する（必要に応じ食事介助を行う）．
　（7）ベッドアップは 30 度以上高くしない．
　（8）挿入された放射線器具の位置をチェックする．
　（9）深部静脈血栓などの臥床安静による二次障害を防ぐ（弾性ストッキング，呼吸指導など）．
　（10）疼痛管理をする．必要に応じ鎮痛剤を与薬する．特にアプリケーター摘出の 0.5〜1 時間前には十分な鎮痛剤を与薬し，疼痛予防を行う．
　（11）放射線器具の摘出後は氷罨法により出血を最小限に抑え，痛みも軽減する．
　（12）臥床安静に対応する（ナースコールを手元に置く，水分などの身の回りのものに手が届くよう配置する）．

(13) 性生活への支障を含め腟狭窄などの長期副作用について説明するとともに，性生活障害の相談をしやすい環境を提供する．

❸ 退院指導（質問や急変があった場合の連絡先を含めて）
以下の症状がある場合は，即指定された連絡先へ連絡するか，救急外来へ受診する．

(1) 膀胱，腸，腟からの過剰出血
(2) 激痛
(3) 尿内や腟からの臭気のある滲出物の混入
(4) 発熱
(5) 排尿時の疼痛や頻尿
(6) 4時間経っても排尿がない場合
(7) 食事や止瀉薬を使用しても止まらない下痢

（4）婦人科系悪性腫瘍患者：小線源高線量照射のマネジメント（タンデム・オボイド）[3]（図1）

❶ オリエンテーション・術前ケア
(1) 処置に対する説明：手術を通しての照射であるため，手術に準じた準備が必要となることを患者に再度説明する．
(2) 承諾書の確認を行うとともに，患者に質問はないかを確認する．不安を表出しやすい環境を提供する．
(3) 必要に応じて腸前処置をする．
(4) 術前の絶食指導をする．

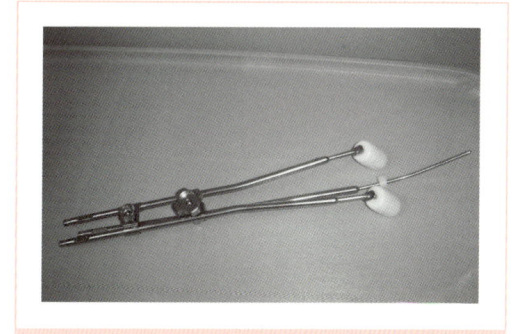

図1 タンデム・オボイド
（コロラド大学病院より）

❷ 術後ケア
(1) 患者・家族に，患者は放射性物質を保有していないことを説明する．
(2) 術後に起こりやすい有害事象
  a. 尿路感染症
  b. 泌尿器系臓器の術後炎症
  c. 女性器感染症
  d. 腟狭窄症
  e. 会陰部の不快感
  f. 下痢
  g. 倦怠感
(3) 患者に以下の症状がみられるときは，看護師，医師に伝えるよう指導する．
  a. 排尿困難，排尿痛
  b. 頻尿
  c. 臭気のある尿や腟からの分泌物

d. 発熱
e. 増幅する疼痛
f. 多量の出血
(4) 性生活への支障を含め腟狭窄などの長期副作用について説明するとともに，性生活障害の相談をしやすい環境を提供する．

(5) 頭頸部がん患者：小線源高線量照射のマネジメント[4]

❶ オリエンテーション・術前ケア
(1) 処置に対する説明：手術後は隔離となるため，精神状態を含めた準備状態のアセスメントが必要である．
(2) 承諾書の確認とともに，患者に不安はないかを確認する．
(3) 腸前処置：特に便秘のある患者には積極的なケアが必要である（術後の怒責による放射線源の移動を避ける）．
(4) 術前の絶食指導をする．
(5) 場合により，気管切開が行われるため，術後に備えて自己吸引の指導を行っておく．
(6) 術後のコミュニケーションについてのアセスメント（患者は筆記可能であるかなど）と指導をする．

❷ 術後ケア
(1) 患者は放射線が遮断される特別室に入室する．
(2) 放射性物質（イリジウム 192 など）挿入後は，看護スタッフの患者への接近は最小限にとどめる．
(3) 呼吸指導や術後運動指導により，呼吸器・循環器合併症を予防する．
(4) 浮腫による気道閉塞に備え，気管切開があらかじめ行われない場合も，気管切開の準備を整えておく．
(5) 手術・放射部位によっては経鼻胃管が使用される．
(6) 水分・栄養状態のモニタリングをする．
(7) 疼痛管理を十分に行う（NSAIDs*や麻薬の使用）．
(8) 嘔気・嘔吐の管理を行う．場合によっては胃管を開放し，嘔吐を避ける．

*NSAIDs（non-steroidal anti-inflammatory drugs）：非ステロイド性抗炎症剤．

(6) 肺がん患者：小線源治療のマネジメント[5,6]

肺への小線源による放射線照射は気管支鏡を使用して行われるため，気管支鏡を受ける患者に準じてケア計画を立てる．イリジウム 192 が使用される．

❶ オリエンテーション・術前ケア
(1) 術前夜からの絶食指導をする（通常，循環器薬は朝，少量の水で内服してもらう）．
(2) 処置や術後の合併症に関する説明をする．
(3) 承諾書の確認：患者が不安を表出できるような環境の提供をする．

(4) 低線量照射が予定される場合は，個室への隔離が必要となるため，患者が精神的に治療に耐えうる状況かをアセスメントする．

❷ 術後ケア
(1) 術中に，局所麻酔薬や鎮静薬，またアトロピンやエピネフリンなどの薬物が使用されるため，これに準じた観察・ケアを行う（バイタルサイン，嚥下反射の確認）．
(2) 低線量照射を受ける患者は2〜7日の入院が必要となる．この場合，患者の放射線を遮断するために特別室に入院となり，面会は禁止される．
(3) 術後出血，感染，呼吸器合併症の観察を行う．
(4) 他の有害事象や術後症状の観察を行う（気管支血管フィスチュラ，放射線性気管支炎・狭窄，気管支線維症，気胸，血痰，嚥下痛，呼吸困難，咳，胸痛，嚥下障害，倦怠感，食欲不振，嗄声，胸腔内出血など）．

(7) 乳がん患者：小線源治療のマネジメント[7,8]

乳がんの小線源治療では，乳房部分切除部位に直接カテーテル（Mammosite®など）を差し込み（図2），バルーンを拡張して固定する．放射線治療時には，このカテーテルに放射線源が差し込まれて放射線照射が行われる．イリジウム192を一定時間埋め込む方法もある．

〔オリエンテーション〕
❶ 急性有害事象
以下の症状がある場合には医師・看護師に伝えるよう指導する．
(1) 疼痛　　(2) 皮膚の発赤，色素沈着，乾燥
(3) 咳，呼吸困難感　　(4) 放射線性肺炎
(5) 胸部違和感　　(6) 創部周辺の滲出液
(7) 斑状出血　　(8) 蜂巣炎　　(9) 創部の膿瘍
(10) 血腫　　(11) カテーテル抜去後の出血
(12) 創部治癒遅延　　(13) 倦怠感

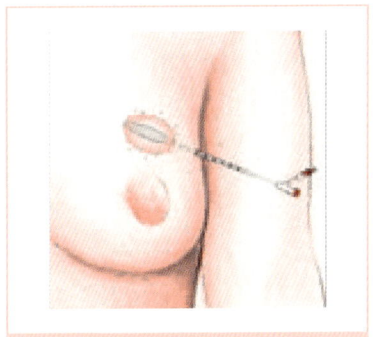

図2　乳房小線源照射用Mammo-siteカテーテル

(Cytyc Corporationのホームページより許可を得て転載．
http://www.mammosite.com/breast-lumpectomy/how-it-works.cfm)

❷ 晩期有害事象
(1) 軽度または重度の瘢痕　　(2) 術後マンモグラムでの擬陽性所見

❸ 治療中や治療後のケア・指導
(1) 外来治療を受ける場合：カテーテルによる感染症状（増強する疼痛，発赤，創部やカテーテルからの滲出物，発熱など）がみられる場合には速やかに看護師，医師に伝えるよう指導する．
(2) ゆとりのある衣類を身に着ける．
(3) 創部を清潔に保つ．
(4) 創部はこの治療により治癒遅延の可能性があることを知らせる．

(5) 創部を日光に直接さらさないようにする．
(6) 腋下の剃毛にはかみそりを使用しない．

(8) 前立腺がん患者：低線量小線源治療のマネジメント[9-12]

❶ オリエンテーション・術前ケア
(1) 手術は腰椎麻酔もしくは全身麻酔下によるため，これに準じた準備を行う（CBC，血液凝固検査—PT/INR/PTT，生化学検査，尿検査，胸部X線，心電図を含む）．
(2) 下剤などの腸前処置をする．
(3) 術前絶食をする．
(4) 承諾書の確認をする．
(5) 処置に対する説明．導尿カテーテルが使用されることが多いことも指導しておく．

❷ 術中処置（図3）
(1) ヨウ素125（半減期60日）や，パラジウム103（半減期17日）などが使用される．
(2) 術中体位は砕石位とする．
(3) 前立腺の大きさにより，およそ18～30本の針が挿入され，70～100個のシード*が埋め込まれる．

*シードとは，米粒大の小さな放射性物質の粒である．シード1つひとつの保有する放射線量は限られるため，埋め込まれるシードの数は前立腺の大きさによる．

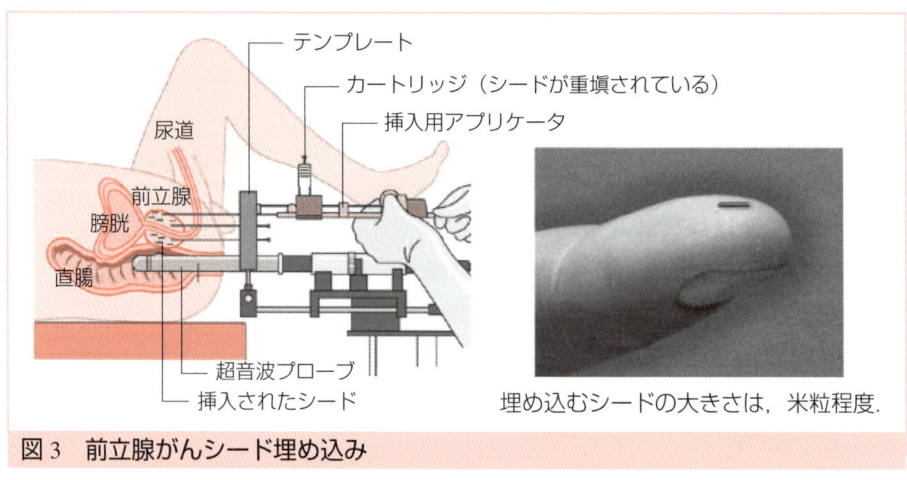

図3 前立腺がんシード埋め込み

（メディコンのホームページより許可を得て転載）

❸ 術後ケア
(1) 埋め込まれたシードが固定していることを確認するまで隔離入院となる．
(2) 尿を濾過し，尿中にシードが出ていないかを確認する（病院の内部規定に準じて行う）．
(3) 十分な疼痛管理を行う．
(4) 必要に応じて冷罨法，温罨法を行い，安楽を促す．
(5) 会陰部に皮下出血や多少の疼痛がみられることがあるが，数日で軽減することを指導して

おく.
(6) 排泄された尿や便は放射線を出さず，シードのみが放射性であることを指導する．
(7) ステロイドや抗生物質が処方されることもある．
(8) アルファ阻害剤が排尿促進に使われることもある．
(9) 食事は低残渣食，水分は十分に摂るように勧め，膀胱を刺激するもの（アルコール，カフェイン，柑橘類など）は避けるように指導する．
(10) 深部静脈瘤予防に留意する．
(11) 予想される有害事象
　　a. 血尿：術後24～72時間に最も多くみられる．シードの影響により数カ月持続することもある．6カ月以上持続する場合は，泌尿器科的精査を要する．
　　b. 尿閉，排尿困難：術後24～28時間に多くみられる．主な原因は血栓，前立腺の炎症による肥大，術処置からの炎症による浮腫などである．
　　c. 腸合併症：直腸炎(数週間～数カ月)，便秘，下痢，下血(6～18カ月)など．スクルファート，ステロイド，メサラミン坐薬なども使われる．場合によっては胃腸科によるサポートも必要である．
　　d. 男性機能障害（血精液症，性交時疼痛，性欲低下）にはホスホジエステラーゼ（PDE-5阻害剤）などが使用可能である．

❹ 退院指導

(1) ヨウ素125の埋め込み：鉛エプロンや鉛製特殊下着などの防護をしていない場合は，1～2カ月の期間は他者と1m以上の距離をとる．特に幼児，小児，妊婦との近距離の接触を避ける．
(2) 運動は極度に制限される必要はない．しかし，自転車やオートバイなどの炎症を促進する運動は避ける．
(3) 性行為は炎症が治まれば制限されないが，パラジウムの場合は1カ月，ヨウ素125の場合は2カ月以上，コンドームを使用する．炎症が治まるまでは，精液が血液様であることが予想される．
(4) 社会的疎外，ボディイメージの変容に対する精神的サポートが重要である．
(5) 日本では小線源埋め込み治療を受けた患者が1年以内に死亡した場合，解剖をすることが義務づけられている．そのため，小線源治療施行証明を常時携帯してもらうように指導する．

(9) 前立腺がん患者：高線量小線源治療のマネジメント[13,14]

　高線量イリジウム192は外部照射と併用されることも多い．治療計画は，針を差し込む術処置のあと，24～36時間おきに，1日2回の治療（2回目の照射は1回目の6時間後に治療）を行う．1回の隔離時間は治療を行う25分程度である．患者は治療時間中以外は放射線治療装置をはずした状態となるため，入院時の病室隔離は必要としない．しかし，入院中は定位置に固定された

ガイドとなる針は挿入されたままとなる．予定された治療が終了すると，すべての針は抜去され退院となる．

❶ オリエンテーション・術前ケア

低線量照射の看護を参照（p120）．

❷ 術後ケア

(1) 疼痛管理が重要で，末梢および中心静脈 PCA（patient control analgesia：自己調節鎮痛）が一般的である．臨床試験では，硬膜外 PCA の使用により低量の薬物で非常に高い効果をあげている．
(2) 27〜60% の患者に尿閉，頻尿，排尿困難，漏尿がみられるといわれている．
(3) 膀胱攣縮，血尿の観察を行う．
(4) 食事は麻酔の回復状況と患者の腸蠕動の状態により開始する．
(5) ステロイドが会陰部の浮腫軽減に使われることもある．
(6) 治療のための針が留置されている間，抜去後の会陰部およびガーゼを観察し，必要に応じてガーゼ交換をする．
(7) 縫合されたテンプレート*とカテーテルの移動を避けるため，床上安静となるので，必要な介助を行う．
(8) 導尿カテーテル抜去後は排尿の確認を行う．
(9) 患者には「放射性物質を保有していないため特に隔離の必要がないこと」を説明する．

*テンプレートは会陰部に固定縫合される小さな板．小さな穴が開いており，治療用の針がここから通される．放射線を送るための針を固定する役割を果たす．

2) RI 内服治療[15-18]

Radioactive iodine（RI）内服治療は，放射性物質を内服することにより，がん細胞の破壊を試みる方法である．

(1) 対　象

甲状腺がん患者，バセドウ病患者など．

(2) 看護の留意点

患者は治療が開始されると，家族との面会が禁止されるだけでなく看護・医療チームとの接触も避ける必要がある．放射線レベルが低下するまでの間，患者は個室（図4）でひとりで過ごすことになるため，RI を内服する前の患者教育が重要な鍵となる．治療開始前に精神面・身体機能面ともに治療に耐えうる状態であることの確認が必要である．

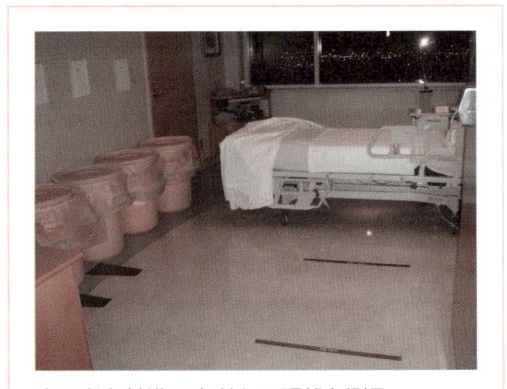

床の印を基準に患者との距離を測る．

図4　RI 内服療法専用病室

（コロラド大学病院より）

(3) オリエンテーション・外来でのケア

(1) 治療の内容と手順について説明する．外来での説明の際，治療を受けるにあたっての精神的・身体的問題がある場合，医師に報告し，治療計画について相談する．
(2) 甲状腺機能検査のほか，一般検査と腎機能検査を確認する．
(3) 食事は低ヨード食に制限される（表1）：治療前14日間から治療後2～7日間（医師の指示や施設の規定による），外食は食材が不明であることが多いので勧められない．
(4) 甲状腺ホルモン剤は医師の指示により中止する．
(5) ヨードを含む含嗽薬の使用を避ける．

(4) 内服前後（入院中）のケア

(1) 患者の病名，病歴，検査値（特に甲状腺機能，腎機能）を確認する．
(2) RI内服治療を受ける患者には専用の病室を手配する．病室の扉には，面会者，ケアチームメンバーおよび他の病院職員にわかるよう，放射線治療による面会制限に関する表示をする．
(3) 妊娠中の看護師またはケアチームメンバーはその旨を申し出て，治療中の患者へ接触しない．
(4) 病室内の環境を整える．院内設備に関しては，使用後に放射性物質として破棄できるように，ディスポーザブルのものを使用する．
(5) 低ヨード食（表1参照）を提供する．
(6) 治療の手順を患者に説明するとともに，患者の治療に対する理解度を確認する．
(7) 患者には，治療時に着用しているものや私物を含め，病室内に持ち込まれたものはすべて，「いっさい持ち帰ることができなくなること」を説明する．
(8) 患者の日常生活動作についてアセスメントを行い，患者がひとりで病室内で過ごすことができる環境であることを確認する．
(9) 患者に，ナースコールの使用方法について説明を行う．また，テストを行うことによりナースコールが作動していることを再度確認する．患者と看護者とのコミュニケーションは，基本的に距離をおいて行うことや，ナースコールを通しての会話となることを説明し，理解を得る．

■ 表1 低ヨード食[19]

低ヨード食とは	含有するヨードの量が一般には1日50mcg以下の食事
必要性	低ヨード食を摂取することにより，甲状腺は放射線源（I-131）を吸収しやすくなるとともに，I-131が甲状腺内にとどまりやすくなる．これにより，RI内服両方の局所的効果が増強する
ヨードを多く含む食品	魚介類，海藻類（特に昆布），寒天，ヨーグルト，プリン，レバーなど．だしなどに含まれる魚介類や昆布などにも気をつける．海外では食塩にヨード付加が義務づけられている国も多いため，国産の食塩を摂取するよう注意する
ヨードの少ない食品	穀類，肉類（レバー以外），野菜，果物，きのこ類，いも類，豆腐（少量），コーヒー，ジュースなど

(10) 副作用は軽度であることが多いが，制吐剤など必要に応じて使用する．
(11) 家族も含めて指導を行うことにより，家族にも厳戒な面会制限が行われることについての理解を得る．
(12) 放射線の値が退出基準（500MBq，1mの距離で30μSv/h）に達するまで入院となる．

(5) 退院後のケア・指導[18]

(1) 帰宅時は，混雑した電車やバスを避ける．また，車での送り迎えの場合は後部座席に座るなどし，運転手および同乗者と距離をとる．
(2) 1～3週間は，子どもや妊婦の近くで長時間過ごすことや，距離1m以内で親密に接触することは避ける．
(3) 3日間は，排泄後トイレを2度流すことにより，放射性物質のトイレへの貯留を避ける．男性の場合，尿の飛散による汚染を軽減させるため，便座に座り排尿する．
(4) 3日間は，衣類の洗濯は他の人と別にする．入浴の順番は，家族のなかで最後に行うようにする．
(5) 3日間は，汗や唾液がつくようなタオル，歯ブラシ，箸，スプーンなどは他の人と共用せずに，自分専用で使用する．
(6) 3日間は他の人と同じベッドや布団で寝ることは避ける．
(7) 1週間は，公共の乗り物では他の人と1m以上の距離をあけ，6時間以上は，一緒に過ごさない．
(8) 治療後4カ月間は妊娠，授乳などを避ける．男性も避妊を行う．

3) 全身照射

　全身照射（total body irradiation：TBI）は，骨髄・末梢幹細胞または臍帯血などを移植する場合の前処置として用いられ，大量の化学療法と併用して全身に低線量の放射線を大量に照射する方法である（図5）．なお，移植される骨髄・末梢幹細胞および臍帯血を総称して造血幹細胞という．適応疾患は一般的には急性リンパ性白血病，急性骨髄性白血病や非ホジキンリンパ腫である．また，慢性リンパ性白血病，慢性骨髄性白血病，多発性骨髄腫，骨髄異形成症候群，アミロイドーシスの治療などにも用いられる．

　低量照射（0.5～1.5Gy）での，がん細胞自体に対する効果は定かではない．しかし，1日に1.5～7.5Gyの大量照射では，およそ1週間で幹細胞数は激減する．骨髄再生は遅く，回復には全身照射後1～5年要する．骨髄移植を受けない患者に関する，全身照射後の主な死因は顆粒球欠乏や血小板欠乏による感染や出血である．全身照射は一連の移植の一処置であるため，看護を行うにあたっては，化学療法，および幹細胞移植自体の影響も併せたトータルケアが求められる．

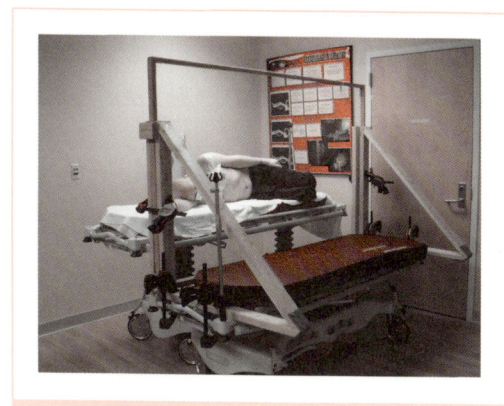

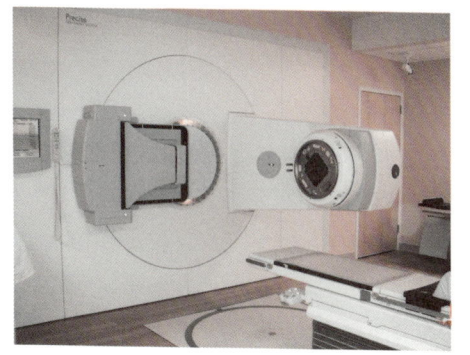

図5　全身照射中の患者と装置

（コロラド大学病院より，患者の承諾を得て掲載）

(1) 目　的[20]

(1) 残存する悪性腫瘍細胞を破壊する．
(2) 骨髄を除去し，移植細胞の生着の場を確保する．
(3) 自己血を使用しない場合，被移植者の免疫を抑制し生着の拒絶反応を抑える．

(2) 造血幹細胞移植（hematopoietic stem cell transplant：HSCT）の種類

(1) 自家造血幹細胞（autologous）：自己の造血幹細胞
(2) 共通遺伝子造血幹細胞（syngeneic）：一卵性双生児から提供された造血幹細胞
(3) 非自家造血幹細胞（allogenic）：血縁者・非血縁者から提供された造血幹細胞

(3) 全身照射による有害事象と看護

　全身照射は先に述べたように骨髄移植治療の一環として行われるため，その有害事象は，化学療法・骨髄移植による有害事象と，切り離してケアすることはできない．むしろ，治療に必要なプロセスとして免疫低下を招くなど，相乗的効果をねらって移植治療の組み合わせが行われている．このことからも総合的な看護の視点が求められる．ここでは，特に全身照射とかかわりの深い有害事象や看護を述べるが，血液病棟においてケアを提供する看護師には，個々の患者に与薬される化学療法の作用についても，知識をもち患者の状況に合わせた対応を速やかに提供できることが求められる．

❶ **全身照射治療中**[21]

(1) 放射線照射時の体位は，横臥位や立位などである．立位で全身照射を受ける患者に嘔気や倦怠感がある場合は，照射中の転倒などに注意する．
(2) 時間的治療計画を放射線科や患者とコミュニケーションをとりながら立てる．
(3) 1日2回の照射では，1回目の治療の6時間後に2回目の照射が行われることが多い．これは，細胞の再生周期に合わせて計画されているためである．治療効果を最大限にするためには時間厳守が必要であり，患者にもこのことを説明したうえで，協力を得る．
(4) **間質性肺炎**：過去には全身照射による間質性肺炎が大きな問題であった．これは肺が空気

を多く含む臓器であり，放射線による影響を他の臓器よりも10〜20％多く受けてしまうことによると考えられる．このため，現在では肺へのシールドが多く使用されるようになった．

(5) **発熱**：治療直後から24時間で生じる．解熱剤を使用する．
(6) **嘔気，嘔吐**：治療直後から起こり，3〜5日間持続する．治療前に予防的にオンダンセトロンやデキサメサゾンなどの制吐剤やステロイドを与薬する．これらの薬剤は予防のみでなく，治療後の頓用も準備しておく．
(7) **耳下腺炎**：50％の患者が耳下腺部の不快感を訴える．治療後12〜48時間ごろに発症し，24〜72時間持続する．ステロイドや鎮痛剤で対処する．
(8) **頭痛**：およそ33％の患者にみられる．発症，持続期間には個人差がある．必要に応じて麻薬系鎮痛剤も考慮する．
(9) **口渇**：ほぼ100％の患者にみられ，発症は2〜3日，長期持続することもある．口腔ケアを予防的に勧める．
(10) **下痢**：33〜50％の患者にみられる．発症は3〜5日ごろ，または治療後2週間で発症することもある．止瀉薬を使用する場合には感染性の下痢ではないことを確認する．
(11) **倦怠感**：発症は3〜5日ごろで，持続期間には個人差がある．
(12) **皮膚症状や全身性発赤**：照射直後から発症することもある．3〜5日間持続する．処方された保湿，消炎クリームを使用する．

❷ **移植治療中** [22, 23]

(1) **色素沈着**：全身照射やGVHD（graft versus host disease：移植片対宿主病）による全身の色素沈着．4〜10日ごろ発症．GVHDによるものでない場合は，2週間ほどで治癒．処方された保湿，消炎クリームの塗布．
(2) **口内炎**：4〜10日ごろ発症．全身照射後10〜14日ごろ憎悪しやすく，21〜28日ごろには好中球増加とともに軽減することが多い．口腔衛生が重要であり，口腔ケアの頻度は，予防では4時間ごと，軽度の口内炎では2時間ごと，重度の口内炎では1〜2時間ごとが勧められている．
(3) **脱毛**：全身照射後7〜14日から発症しやすい．3〜6カ月間持続する．この間のボディイメージの変容に対する看護も必要．かつらや帽子などが利用可能であること，時間とともに再生することも説明する．必要に応じてサポートグループを紹介する．
(4) **急性GVHD症候群**：主に非自家移植にかかわる．予防にもかかわらず，25〜70％に発症するといわれる（表2）．
(5) **皮膚症状**：手掌や足底部に始まる斑状丘疹状皮疹が，頸部，頸部や体幹に広がる．全身性の発赤性浮腫，皮膚の落屑や水疱なども起こる．皮膚創傷部からの感染にも注意が必要である．
(6) **消化器症状**：食欲不振，嘔気・嘔吐，おびただしい下痢，消化管出血，腹部疼痛．
(7) **イレウス**：胃管挿入の必要性のある場合もある．
(8) **肝機能低下**：肝機能各検査値の上昇，疼痛，肝肥大，黄疸などに注意する．

(9) **免疫低下**：特に真菌感染に注意する（表3）．
(10) **血小板減少症，貧血**：必要に応じ輸血が行われる．
(11) **肝静脈閉塞性疾患**（veno-occlusive disease：VOD）：肝臓の小静脈が閉塞する疾患で，移植時に使用される抗がん剤により誘発されることがある（表4）．
(12) **腎障害**：造血肝細胞移植には，抗がん剤や抗生物質の使用など，様々な腎障害危険因子が重なるためクレアチニン値やBUN*などの血液検査のモニタリングが必要である（表5）．

*BUN（blood urea nitrogen）：尿素窒素．

(13) **呼吸器障害**：この合併症は致命的ともなりうるため，患者の自覚症状も含め十分な観察が要求される（表6）．
(14) **急性白質脳症**：一時的である場合もあるが，知的障害や二次性てんかんなどを起こすこともある（表7 p129）．

■ 表2 急性GVHD症候群（移植後100日以内）

危険因子	組織適合性抗原の程度，高齢，ドナーからの輸血の既往，疾患の進行度，異性からの移植 骨髄移植推進財団がGVHDの発症しやすいHLA型の組み合わせを公表している（2007） http://www.jmdp.or.jp/pt/coordinat/flow-pdf/gvhd.pdf
発症	7日目ごろから起こりやすく，平均は移植後17日目ごろ
予防・対応	免疫抑制剤シクロスポリン，タクロリムス，メントレキセート，抗胸腺細胞グロブリン（ATG），サリドマイド，リタキシマブ，ダクリズマブ，インフリキシマブ，ペントスタチン，コルチコステロイド，対外循環光療法（フォトフェレーシス：photopheresis）など
症状コントロール	絶食による胃腸の休息，水分・電解質補給，疼痛コントロール

■ 表3 全身照射，化学療法を含む骨髄移植による免疫低下

主な感染経路	口腔，消化管，皮膚，中心静脈カテーテル
発症	化学療法開始後7～10日
持続期間	2～4週間
予防	・陽圧やフィルターで空調を整えた個室 ・施設で決められた免疫低下予防措置を免疫が低下する前から導入する ・手洗いの徹底を職員だけでなく，患者，家族にも指導する ・食事は加熱処理されたもので，生鮮物は制限される．特に病院外から持ち込まれたものは，調理後の経過時間も考慮されるため極度に制限される ・部屋を出る場合は規定のマスク，ガウンを着用する ・侵襲の高い処置（特に針刺しの必要な処置など）は最小限にとどめ，創傷部の止血，衛生には特に注意する ・骨髄移植患者は特に真菌感染の危険が高く，特にアスペルギルスやカンジダによる感染は，致死率も高いため注意を要する．特に非自家造血幹細胞移植では，感染率・致死率が高い
治療	・原因に応じた，抗生物質，抗ウイルス剤，抗真菌剤を投与する ・CSF，GCSF，GM-CSFなどの使用により，免疫低下期間を短縮する

■ 表4　肝静脈閉塞性疾患（VOD）

症状	右上腹部痛，肝肥大，肝臓部の圧痛，急性腹水，体重増加・水分蓄積，黄疸，凝血機能異常，肝酵素の上昇
発症率	10〜60％（文献による）
発症	治療開始後1〜2週間
持続期間	個人差がある
治療	・電解質・水分バランスを保つ ・低分子量ヘパリンとプロスタグランディンE_1持続投与 ・症状マネジメント
予防	・低量数回に分けた放射線照射 ・6回の治療（各12Gy）以上の場合は，肝臓へのシールドを使用 ・予防的低分子量ヘパリンの投与 ・疼痛などの症状のある場合は，早急に看護師・医師に伝えるよう指導する

■ 表5　腎障害

危険因子	化学療法，放射線，抗生物質，シクロスポリン
発症率	14％
発症	30日以内
持続期間	個人差がある
治療	・原因により異なる ・利尿剤 ・電解質バランスの補正 ・腎障害物質の削減 ・血液透析
予防	特にその危険性が高い場合は，腎臓部へのシールド使用を考慮する

■ 表6　呼吸器障害

発症率	40〜60％の患者にみられる
呼吸器障害の種類	肺浮腫：過剰な水分うっ滞による 出血肺：感染や血小板減少症による 気胸：ステロイドの大量投与，TBI，栄養低下による体重低下 間質性肺炎：特発性，細菌性，サイトメガロウイルスやヘルペスなどのウイルス性，アスペルギルス，カンジダ，クリプトコッカスなどの真菌性 日和見感染：カリニ肺炎
危険因子	GVHD 胸腺放射線照射の既往
発症	30日〜2カ月
治療	原因により，抗生物質，抗真菌剤，抗ウイルス剤，ステロイドを使用 呼吸症状のマネジメントも行う
予防	TBI時の肺シールドの使用 TBI時の数回低量に分けた放射線の投与

■ 表7　急性白質脳症

危険因子	大量化学療法，頭部放射線照射
症状	脳浮腫による頭蓋内圧上昇症状，倦怠感，眠気，認知障害や意識障害を含めた人格変化
発症	個人による
治療	脳質腹腔シャント（ventriculoperitoneal shunt：VPシャント），血圧コントロール，水分調整，感染の治療など

❸ 治療後100日以降[24]

(1) **生殖器障害**：身体的ケアだけでなく精神的サポートも重要となるため，治療前からの十分な説明が必要である（表8）．

(2) **甲状腺障害**：TBIを受けた30〜60％の患者に甲状腺機能障害がみられる．発症は治療後3カ月〜2年．治療前後に甲状腺機能の確認が必要である．必要に応じて甲状腺ホルモン剤を使用する．

(3) **白内障**：視力低下による転倒を含めた日常生活機能の低下に対する予防的看護の提供が必要である（表9）．

■ 表8　生殖器障害

女性	危険因子	放射線照射
	発症	95〜100％の放射線治療を受けた18歳以上の女性が閉経を早く迎える．また，排卵障害やそれに伴う不妊が起こることがある．排卵再開は年齢による．80％の初経前に放射線治療を受けた女性は順調に初経を迎える．初経を迎えた後の18歳以下で移植治療を受けた女性は月経が再開することが多い
	治療	ホルモン療法（腫瘍の種類によっては禁忌）
	症状	骨粗鬆症 腟の乾燥感 腟狭窄
	教育	治療前に可能性のある障害についてよく説明し，患者だけでなく家族の理解と了承を確認したうえで治療を開始する
男性	危険因子	放射線照射
	発症	TBIを受けたほとんどの男性はテストステロンと黄体形成ホルモンをつくることができるが，95〜100％は無精子症となる．治療法はない
	教育	造血幹細胞移植前に精子バンクへの凍結精子の保存の可能性について患者および家族と話し合う

■ 表9　白内障

危険因子	頭部放射線照射の既往，TBI時の瞬時線量率の高い照射，GVHDの治療のためのステロイド使用
発症	TBI後6カ月〜11年
治療	視力障害が著しい場合は，白内障手術
予防	TBI時の分割照射
教育	眼球は再発に関与する部位と考えられるため，TBI中の眼球へのシールドは行われない．このため，この有害事象の可能性は否定できないことを説明する

(4) **眼乾燥症**：発症は個人差による．点眼をしたり眼軟膏を使用する．
(5) **虚血壊死**：GVHD 治療時のステロイドによる．発症は造血幹細胞移植後 2 カ月～10 年である．関節手術や理学療法により対応する．
(6) **慢性呼吸器疾患（晩期間質性肺炎）**：慢性 GVHD が危険因子である．移植後 3 カ月～2 年に起こる．気管支拡張剤，免疫抑制剤などが使用される．
(7) **神経症状**：発症前からの定期的なアセスメントと記録を行うことにより患者の変化をより正確に把握する（表 10）．
(8) **二次性悪性腫瘍**：固形腫瘍，造血性疾患の同胞が含まれる（表 11）．
(9) **移植片の拒絶**：一次拒絶（生着の兆候がなかった場合）と晩期拒絶（生着の兆候確認後の，移植片の喪失）がある．対応は造血細胞形成刺激因子の与薬，造血幹細胞再移植である．

■ 表 10　神経症状

関与する危険因子	髄腔内化学療法，頭部放射線照射，感染，化学療法，慢性GVHD
白質脳症	7%のTBI後の患者にみられるといわれている
慢性認識障害	短期記憶障害，集中障害，移植後数カ月から数年にわたる言語障害，学習障害
看護マネジメント	精神的サポート，感染予防・ケア，神経科医への紹介

■ 表 11　二次性悪性腫瘍

非ホジキン性リンパ腫などのリンパ細胞分裂障害	発症	数カ月で0.6%に発症
	危険因子	骨髄T細胞減少，HLA非適合，免疫不全の既往
	治療	インターフェロンα，免疫グロブリン輸液，単クローン抗体
固形腫瘍	発症	造血幹細胞輸血後2～15年で発症
	よくみられる疾患	頭頸部がん，乳がん，肺がん，扁平上皮がん，悪性黒色腫
	治療	それぞれのがんに応じた化学療法もしくは放射線療法
造血性疾患	種類	骨髄異型性症候群，白血病
	治療	化学療法もしくは非自家造血幹細胞移植

4）事例―前立腺がんで高線量率分割組織内照射を受ける北さんの体験と看護ケア

北さん（仮名），60 歳代後半，男性．
前立腺がんに対し，小線源療法である高線量率分割照射（以下，HDR）を受けた．

治療の経過と看護のポイント

　北さんは，健康診断でPSA（前立腺特異抗原：prostate specific antigen）が高値であると指摘され，近医で精査を受けて前立腺がんと診断された．医師からは開腹による前立腺全摘出術を勧められたが，北さんは，「自分は高齢だし，手術に耐えられないんじゃないか．手術をすると尿が漏れるそうだし大変だ」と心配した．前立腺がんの治療について本やパソコンで調べ，小線源療法のことを知り，切らずに治療ができるなら，そうしたいと希望し，自宅から遠方の病院ではあったがHDRを選択した．

　入院後，看護師から治療のオリエンテーションを受けた北さんは「外来でもらっていたパンフレットで治療後，数日間は動けないと知っていたが，1人で寝返りも打てないし，足も動かしちゃいけないなんて大丈夫だろうか」と緊張する一方，「HDRの治療を受けるため1年待ったんだから，治療を頑張ってすっきりしたい」と意気込みを表現した．

　入院翌日には会陰部に針を18本留置し，3日間で5回の照射を受ける治療が始まった．北さんは「針の留置はあっという間で痛くなかった．照射は準備に時間がかかるが，そのつどCTで針の位置を確認してくれているから安心．照射時の苦痛はないよ」と話していた．

　HDRでは，会陰部から穿刺している針の位置がずれると照射位置がずれるため，多少のずれは事前にCTで針の位置を調整をしてから治療にのぞむが，大幅に針の位置がずれたり，針が屈曲していたりすると治療が継続できなくなる．そのため北さんは，会陰部の針の安静を保つために足を動かしてはいけないという緊張，寝たまま排便する羞恥心，看護師2人がかりで体位変換してもらうことへの遠慮があった．

　開脚での臥床生活による腰痛，通常よりも太い尿道カテーテル留置による痛みや違和感などの身体的苦痛に対しては，硬膜外麻酔，静脈注射による疼痛マネジメント，腰部のマッサージ，体位の調整，睡眠薬服用などを行った．

　北さんは，寝たまま食事をすることや，自由に体を動かせない窮屈感があったが，テレビを見たり，本を読んだりして照射以外の時間を過ごし，照射が終わるたびに，あと何回と指折り数えながら，治療を乗り越えた．

　安静を強いられる期間中は，精神的にも苦痛が強いが，家族の付添いが患者にとって大きな支えになることも少なくない．妻の付添いは，北さんにとって心強いものであり，夫婦で治療を頑張れたと話していた．

　外来での10回の体外照射を控えて退院するとき，北さんは，「安静を強いられたことには閉口したが，治療中皆に励まされ頑張れた．1年も待った治療だったので無事に終えられて本当に良かった」と6日間の入院を振り返っていた．

おわりに

　がんに対する放射線療法は，従来の一般的な外部照射だけでなく，本項で紹介したように多様な治療方法が取り入れるようになってきている．事例のように，インターネットやメディア

の普及により，患者・家族にとっても多くの情報を入手しやすい状況になってきている．このあふれる情報のなかで，適切な情報を見極めることはより困難となり，患者・家族がより適切な情報を選択できるように援助することが，患者・家族教育という視点で今後の看護に必要とされる．また，治療の選択という点においても患者の権利が強調される昨今，患者に適切な選択肢を提供できることは，患者の主たる擁護者として看護師に求められる重要な資質である．そのためにもこの多様な治療選択が存在する現在，がん看護専門看護師やがん看護に関わる認定看護師をはじめとするスペシャリストを中心とし，より信頼性の高いエビデンスに基づいた情報を提供できるよう努めることが求められる．

事例を提供してくださった岩本純子様（がん看護専門看護師，北里大学病院看護部）に感謝申し上げます．

（朝倉由紀）

■ 文献

1) Waring J：LDR/HDR brachytherapy. In：Radiation Oncology Nursing Practice and Education, Burner DW et al（eds），2nd ed, pp160-163, Oncology Nursing Society, Pittsburgh, PA, 2005.
2) 前掲1），pp163-164.
3) 前掲1），pp164-165.
4) 前掲1），pp165-166.
5) 前掲1），pp166-167.
6) Scrofin S et al：Endobronchial brachytherapy for lung cancer：What can the patient and family expect? J radiol nurs, 23(4)：90-93, 2004.
7) 前掲1），pp175-177.
8) Hogle W：Radiation therapy in the treatment of breast cancer. Semin Oncol Nurs, 23(1)：20-28, 2007.
9) 前掲1），pp168-175.
10) Cash J：Interstitial brachytherapy. In：Contemporary Issues in Prostate Cancer：A Nursing Perspective, Held-Warmkessel(Ed), 2nd ed, pp229-247, Jones and Bertlett Publisher, Sudbury, MA, 2006.
11) Stipetich R et al：Nursing considerations in brachytherapy-related erectile dysfunction. Urol Nurs, 25(4)：249-254, 2005.
12) 厚生労働省医政局指導課：患者に永久的に挿入された診療用放射線照射器具（ヨウ素125シード，金198グレイン）の取扱いについて：医政指発第0715002号，医薬安第0313001号. 2003.
13) 前掲10），pp243-247.
14) Sublett C：EBP：Pain control for prostate cancer patients receiving HDR brachytherapy. Urol Nurs, 26(1)：63-66, 2006.
15) Burner D：Radioimmunology. In：Radiation Oncology Nursing Practice and Education, Burner DW et al(Eds), 2nd ed, pp223-229, Oncology Nursing Society, Pittsburgh, PA, 2005.
16) Canadian Thyroid Cancer Support Group Inc；Low iodine diet project 2006 from http://www.thryvors.org/pdf/LID-2006-REFERENCES.pdf；2006.
17) Sonenberg M：Low-iodine diet in the treatment of differentiated thyroid cancer with radioactive iodine. Endocrine, 17(2)：141-143, 2002.
18) 森　豊・他：甲状腺癌およびバセドウ病の放射性ヨード治療におけるガイドライン．核医学, 42：17-32, 2005.
19) 伊藤病院：ヨードを含む食品. 2007.
    http://www.ito-hospital.jp/03-iodine/02-food-including-iodine.html
20) Pierce M：Total body irradiation. In：Radiation Oncology Nursing Practice and Education, Burner DW et al(Eds), 2nd ed, pp185-186, Oncology Nursing Society, Pittsburgh, PA, 2005.
21) 前掲20）pp186-188.
22) 前掲20）pp188-192.
23) Saria M, Gosselin-Acomb T：Hematopoietic stem cell transplantation：Implication for critical care nurses. Clin J Oncol Nurs, 11(1)：53-63, 2007.
24) 前掲20）pp192-196.

6 心理・精神面へのケア

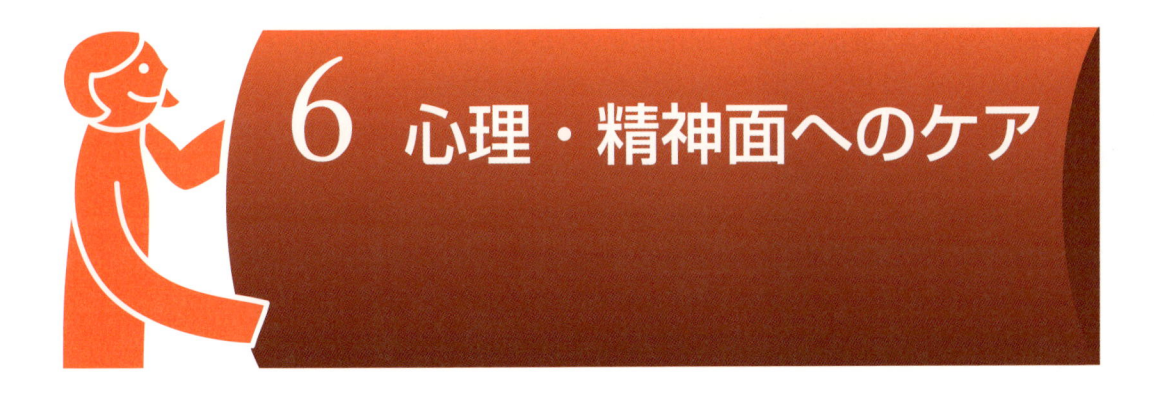

はじめに

　放射線治療を受ける患者に携わる看護師の役割には，病気や治療に関する専門的知識をもとに，起こりうる有害事象を予測し，予防するための日常生活を指導してセルフケア能力を高めることや，治療によって生じる身体症状に対処することが求められる．それらに加え，放射線治療中に抱く不安や治療の経過のなかで生じる気持ちの変化といった，心理・精神面へのケアを行い，予定どおりの放射線治療を最後まで受けられるようにサポートする役割を担っている．
　ここでは，放射線治療を受ける患者が体験する精神面での変化の特徴と看護の必要性を論じ，治療段階における心理・精神的側面とケアの実際について述べる．

1) 放射線治療を受ける患者の精神面での変化と看護の必要性

　放射線治療を受ける患者の心理には，がんの種類や病期のほか，病状の理解の程度や家族などのサポート体制，およびその人の対処能力など様々な要因が関係するため，放射線治療の経過のなかで，心理的局面は変化していく．看護師は，その経過のなかで適切な時期にそのつど介入する必要がある．
　例えば，ジョンソン（Johnson JE）らは，Self-Regulation Theory を適用して放射線治療を受ける患者に対するケア実践のアプローチ方法を具体的に示している[1]．放射線治療を受ける患者がストレスを感じる理由を述べ，放射線治療を受ける患者が対処しなければいけないストレスフルな出来事は，その治療時期によって異なってくることを紹介している．そして，看護師は，患者がこのようなストレスフルな出来事に対処して，セルフケアできるように，情報提供することの重要性を認識するべきだと述べている．また，Self-Regulation Theory における情報提供モデルを提示し，看護介入として，放射線治療を受ける患者に対して，具体的な介入時期を，① 治療開始前，② 開始後 2 週間，③ 最終週，④ 治療後 1 カ月，の 4 つの時期として，それぞれの時期にどのような内容の情報をどうやって提供するかを具体的に示している．
　国内における放射線治療を受ける患者の心理・精神面に焦点をあてた研究はまだ多くないが，

放射線治療を受ける患者の心理的側面の変化の特徴を説明したり，看護介入の必要性を述べているものがある．例えば，辻井ら[2]は，放射線治療を受ける患者に対するメンタル面のケアには，「精神的な不安に対応し，治療のゴールに到達するように援助することが求められ，そのためには，患者が抱える不安の質と要因を分析し，共感的・支持的態度で接し，1つひとつの不安に対応することが必要」と述べ，7つの不安を具体的にあげている（表1）．また坂元[3]はがんサバイバーという視点から放射線治療を受けるサバイバーの支援について述べている．そこでは，放射線治療を受けるサバイバーが体験するいくつかの局面を紹介し，がんサバイバーを支援する際には，この体験を大切にし，添うことが重要であるとしている．

このように，放射線治療を受ける患者の精神的ケアを担う看護師には，治療の経過に生じる患者の精神的変化の特徴を知ったうえで，適切な時期に介入することが求められている．

■ 表1　メンタル面のケア；放射線治療中の患者の不安

1　がんという疾患についての不安
2　放射線への不安
3　放射線治療を受ける患者の不安
4　有害反応の不安
5　社会的な不安
6　セルフイメージへの不安
7　不安を表出できない人

（文献2）より一部抜粋）

2）放射線治療を受ける患者の精神的変化の特徴とケア

放射線治療中の患者や家族は，がんの種類や病期，これまでの治療経過によって様々な背景を持ち合わせ，放射線治療の目的も異なる．放射線治療を受ける患者の精神的ケアを実践するために，看護師には，情報を的確に把握する能力が必要である．そして，患者の治療経過のなかで，精神的側面からの介入の必要性や優先度を判断することが求められる．そのためには，これから毎日始まる治療の場に，「身体や心理面のこと，日常生活のことなど，なんでも相談でき，サポートしてくれる看護師がすぐそばにいる」というメッセージを患者や家族に伝えておくことが大切である．

（1）治療前

❶ 開始前の心理・精神的側面

日本では放射線治療を受ける患者の場合，もともとの主治医から放射線治療の専門医（放射線腫瘍医）を紹介されて受診する場合がほとんどである．放射線腫瘍医の初診を受ける場合，主治医からある程度，放射線治療に関する情報を得ている患者もいれば，そうでない場合もある．

いずれの場合でも，初診時の患者や家族は，「どんな治療なのか，どんな副作用が出るのか，効果はどれくらいなのか」といった治療に関する漠然とした不安や有害事象による身体の変化への不安を抱いている．それに加え，これから始まる毎日の通院治療に対して，「今までどおりの生活ができるか」「仕事と両立しながら通院できるか」といった，生活調整への不安を感じていることが多い．初診時の医師からの説明で，自分の受ける放射線治療について正しい情報を得られ，不安が緩和する場合もあるが，実際には通院生活が始まり，治療環境に慣れてきて「これなら大丈夫」といった体の実感を得ることで，不安は徐々に解消されていくようである．

> **コラム** 放射線治療を受ける患者の心理状態
>
> 　患者のなかには，がんという病気そのものの受け入れが十分でないまま放射線治療を受け始める人もいる．例えば，術後放射線治療を受ける患者のなかには，がんという診断を受けてから，予定されたスケジュールに沿って必死に手術というストレスフルな出来事を乗り越えることだけに専念してきたため，自分の病気と向き合う機会をもたないまま，放射線治療を開始してしまう場合がある．
>
> 　放射線治療では，がんのあった治療部位にマーキングが行われるため，自分の身体の治療部位に関心が向けられることで，「自分の身体にがんが存在していたこと」や「自分ががん患者であること」を再認識する機会となることが多い．患者は，「自分は本当にがんなのか？」「今，治療していることが，最善の方法なのか？」などの不安を感じ，放射線治療を毎日受けるという現実を受容できず，放射線治療自体を苦痛に感じるようになる患者もいるので注意しなければならない．

❷ 精神的ケアの実際

　治療開始前は，これからの長い放射線治療に「不安をもつ患者」と「患者に寄り添う看護師」との出会いの場となる．看護師は，専門職として患者の治療完遂における看護上の問題を明確にし，看護の方向性を見極めることが重要である．治療開始前までに行う看護介入を表2に示す．

■ 表2　治療開始前までに行う看護介入の実際

時　期	看護介入
診察前	情報シートを作成して必要な情報を整理する
初診時	初診に同席して情報収集とアセスメントをする 患者指導（オリエンテーション）とともに信頼関係を築く機会とする 経過記録ベースを作成して医療チーム間の情報を共有する 看護問題を明確にして計画を立案する
治療前準備期間	フォローアップを行い，治療に関する知識の確認と不安への対応をする

a. 情報収集とアセスメント

　放射線腫瘍医の初診前に，がんの診断，病状，これまでのがん治療経過，患者の社会的背景の情報など，多角的に患者を把握する必要がある．そのうえで看護師はこれらの基礎情報をもとに，

263-01079

初診時は医師からの説明を受けたときの患者の反応や家族との関係を注意深く観察する．そして，これから始まる放射線治療を予定どおり完遂するにあたって，潜在的な問題がないかをアセスメントする必要がある．このため，初診時前までに，看護師用の看護情報メモ（図1）等を利用して，電子カルテにある情報をまとめておくとよい．また入院患者の場合は，必要な情報を病棟看護師が把握していることが多いので，病棟との連携を図り，事前の情報を共有し，そのなかで問題となりうる状況を確認する．

		自宅			緊急連絡先	
ふりがな 名前　　歳	男 女	所属	術前　術後 根　姑 他	プランID ID	放射線腫瘍医 ID	告
依頼医	部位	原発		依頼内容		
現在の身体状況 主訴 痛み しびれ　挙上		治療状況と服用中の薬		家族と反応･理解 Key Person	照射の部位と大きさ･方法 Ⅰ　Ⅱ　X　E 門	
疾病への理解		検査		職業（場所）		
医師の説明と質問内容 同席者		副作用		通院状況		
				食事栄養 身長　体重	予定線量 Gy ×　回 総量　Gy	
				睡眠		
初診時memo		#看護問題		排泄	ADL・移動時の注意	
				不安 アルコール　煙草 サプリメント	初診 / CT / 位置 / 開始 / 終了 / 2W	

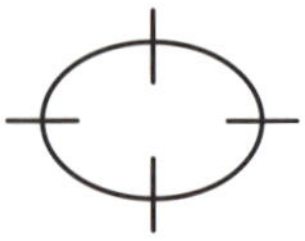

図1　放射線腫瘍科　看護情報メモ

（聖路加国際病院）

b. 初診時オリエンテーション（患者指導）

放射線腫瘍医の初診後に，看護師だけで20～30分ほどの時間をかけて初診時オリエンテーション（表3参照）を患者に行う．患者に渡す治療に関するパンフレットには，「不安や疑問があれば看護師に相談できる」ことを記載し，今後の信頼関係を築く機会になるように（初診時）オリエンテーションではかかわる．

■ 表3　初診時オリエンテーションの内容項目

① 各スタッフの役割
② 治療目的，部位，回数，照射時間，治療体位
③ 治療開始までのスケジュール
④ 治療準備の所要時間と注意事項
⑤ 通院治療の予約と受付方法
⑥ 予約変更や遅刻時の連絡方法
⑦ 費用と会計方法
⑧ 治療中の診察とその後の定期診察
⑨ 看護師問診の目的と頻度
⑩ 問診表の目的，使用方法
⑪ マーキングの保護方法
⑫ 日常生活上の注意：入浴方法，下着の選択，食事やサプリメント，睡眠，休養と運動
⑬ 有害事象の予防方法
⑭ 有害事象の出現時期
⑮ 有害事象出現時の対処方法

このオリエンテーションで得た患者の情報を統合し，看護問題を立案する．

c. フォローアップ

患者が治療開始前までの準備に来院した際，①医師から説明された内容に関して質問がないかどうか，②これから受ける放射線治療に関して，照射回数や方法，部位などを正しく理解できているかどうか，③治療中の日常生活の注意事項を理解できているかどうかなどをあらためて問診し，確認する．

特に，初診時の患者や家族の表情や言動などの反応から，放射線治療の開始にあたって，「不安が緩和されていない場合」や，「がん治療そのものを受容できていない」といった，なんらかの潜在的問題があるとアセスメントした場合は，治療開始前の準備期間における問診や治療開始後1週目の間に，時間をとって話を聞くようにする．このような介入によって，多くの場合は，何か困ったことがあったら，スタッフに相談できるという安心感が生まれ，不安が緩和されることが多い．

263-01079

(2) 治療中

治療環境に慣れ，放射線治療による身体的変化が出現するころは，これからまだ続く放射線治療を最後まで受けられるかといった不安が強くなるころでもある．外来通院中の患者に対して，治療室に入る前に毎回問診表の記入を実施することでより正確に状態を把握することができる（図2）．例えば問診表に照射部位の視覚的変化や自覚症状のほか，最近の気持ちの変化や気がかりな点なども記入してもらうように説明し，看護師は毎日その問診表の内容を確認する．そして，週に1回，実際に治療部位の観察と患者への問診を行い，患者の気持ちの変化について訊ねたり，質問や不安の対応をするとよい．初診時オリエンテーションのときに「看護師になんでも相談できる」というメッセージを患者に伝えておくことによって，患者は問診表に「こんなことも書いていいのかな」というような些細な気持ちの変化を記入してくれるようになる．看護師は初診時から得ている情報を統合しながら，治療経過のなかで生じるちょっとした患者の心の変化を的確に把握できるようになる．患者は，治療によって生じる身体的症状に看護師が適切に対処してくれることでも安心感を得ることができるし，がん治療によって生じる様々な感情に対して，どのように対処したらよいか，誰に相談したらよいかといった悩みを打ち明けることができるようになる．

これらの患者の抱える精神的問題の内容によっては，放射線治療が終了してからも継続的に介入が必要な場合もあるため，精神科やリエゾンナースに対応を依頼することもある．

ここでは，有害事象と特に倦怠感が生じた時期に焦点をあてて記述する．

◎照射している部分の気になること，今日の体調や睡眠・食欲・疲労の程度，つらいこと，うれしいこと，質問や最近の気持ちなど，なんでもお気軽にお書きください．
もし，書ききれない内容や相談がありましたらスタッフにお声をおかけください．

回	月	患者様より	看護師記入欄
1回目	／ ( )	照　射　開　始	CT Q：
2回目	／ ( )		
3回目	／ ( )		
4回目	／ ( )		
5回目	／ ( )		
6回目	／ ( )		
7回目	／ ( )		
8回目	／ ( )		
9回目	／ ( )		
10回目	／ ( )		

図2　問診表（例）

（聖路加国際病院）

❶ 有害事象出現時期の心理・精神的側面とケアの実際

　放射線治療による有害事象の出現時期は，照射部位や方法によっても異なるが，多くの外照射の場合，皮膚や皮下組織，粘膜などの炎症は放射線治療開始2週間後ごろより生じてくる．このころ，患者は，治療環境に慣れてくる一方で，身体の違和感や不快症状，時には痛みを感じ，目には見えない放射線を受けるなかで，自分の身体が徐々に変化している現実を実感していく．また，治療部位によっては治療開始前よりも一時的に症状が悪化することもある．例えば，声門部周辺に外照射する場合，放射線治療部位の一時的浮腫が生じ，治療開始前より，嗄声が悪化することがある．このような身体の変化や一時的な症状の悪化は，あらかじめ，初診時に医師から十分な説明を受けていても，「病気の進行や新たながんの発生なのではないか」といった不安を患者に感じさせることがある．多くの患者は，今，生じている身体の変化や苦痛症状が治療による一時的なものであることを理解し，それに対する正しい対処方法を獲得することで，セルフコントロール感覚を得ることができ，身体と心のバランスを保てるようになっていく．

　しかし，化学療法の併用によって，治療の有害事象が強く出現し日常生活が著しく低下するような場合や，糖尿病などの血管障害をきたす既往があることにより，有害事象からの回復が遅延する場合は注意が必要となる．

　また，医療者からみると，有害事象の程度が軽く，順調な治療経過のようにみえる場合でも，患者にとっては，不快症状や苦痛が大きく，日常生活に支障をきたしている場合もあるため，個々の患者の状態に合わせて，苦痛を緩和し，日常生活を調整できるように指導し，病気や治療に関する正しい理解を得られるように再度説明するといった介入が必要となる．

❷ 倦怠感出現時期の心理・精神的側面とケアの実際

　放射線治療を受ける患者は程度の差や出現時期の違いがあるにしても，治療による倦怠感を感じている．例えば米国のNational Cancer Instituteの患者向けホームページ[4]には，倦怠感（fatigue）は放射線治療中によく起こる一般的な有害事象のひとつであり，倦怠感の程度は様々であると紹介されている．そして，治療によって生じる倦怠感がどのようなもので，なぜ起こるか，いつごろから感じ始めて，いつまで続くかなどについて説明され，その対処方法が紹介されている．

　いずれの時期に出現したとしても，放射線治療による倦怠感は，心理・精神的側面に影響を及ぼす．例えば，やる気がでない，集中力がもたない，エネルギーが足りない感じがするといった身体の変化に対して，患者は，「自分が怠けているからではないか？」「うつになったのではないか？」と感じ，自分を責めたり，気分が落ち込んだり，身体と心のバランスを崩してしまうことがある．特に，放射線治療による倦怠感がどんなものなのか，職場や家族などその人にとって身近な人々の理解が得られない場合や，自分がもっと頑張らなくてはいけないといった対処行動をとるときに心身のバランスを崩すことが多くみられることがある．

　また，もともとうつ症状があり，内服治療を受けている患者は，放射線治療によって生じる倦怠感によって，今までどおりの内服薬では，コントロールできなくなることもある．

　放射線治療では，治療目的を達成するために，治療を中断することなく予定どおり最後まで受ける必要がある．そのため，患者の治療開始前の精神的状態を把握しておくことに加えて，倦怠感の出現時期やその程度をアセスメントし，一時的な症状だからと見守るだけでなく，適切で具

体的な対処方法を提示するなどの積極的な介入が求められることになる．このような介入により患者にとって看護師が身近な存在となり，支え見守ってくれるという安心感や信頼感となり，患者とのより深い信頼関係を築くことができる．

(3) 治療後

❶ 終了時の心理・精神的側面

患者の多くは，放射線治療が終了するころに，予定どおりの治療を受けられた満足感や安堵感を得て，治療が終了したあとの自分の生活について考えられるようになる．しかし，その一方で治療終了後は治療による影響がまだ改善していないため身体的苦痛を抱えた状態で，今後起こりうる転移や再発の可能性といった様々なストレスに対処しなければならない．放射線治療を毎日受けていたときには，ちょっとした心配事をすぐに相談できたが，終了後には，1人で対処しなければいけない環境に変化するため，不安が増すこともある．照射という積極的治療が終了し，これからは経過観察という段階になって，「がんは治ったのだろうか？」「いつか再発するのだろうか？」と考えることが多い．さらには「放射線治療によって新たながんが発生するのではないか，長期的な副作用が出ないか」という不安を感じることもある．

❷ 精神的ケアの実際

放射線治療を受けた患者は，治療終了後も治療によって生じた苦痛症状が数週間続くうえに，様々な不安や心配を抱えながら生活することになる．看護師は，治療終了ごろには，患者や家族が，治療終了後の自分の生活について，見通しをどのようにもっているのか，また見通しをもてないでいるのかなどを問診し，アセスメントしなければならない．そして，必要時にはリエゾンナースや外来看護師，病棟看護師などの他部署の医療スタッフと情報を共有し，連携をとることが重要となる．患者の抱える精神的変化は必ずしも放射線治療だけによって直接的に生じるわけではない．しかし放射線治療に通っている間に築かれたスタッフとの信頼関係は，放射線治療終了後も患者にとって支えとなることが多い．このため，身体の変化が放射線治療による副作用かどうかわからないときや心と身体のバランスの不具合を誰に相談したらよいかわからないときは，そのままにせず，まず電話で看護師に相談してもらい，そのときの症状や問題内容によって適切な部署へ紹介できることを伝えるとよい．また，入院患者で放射線治療終了後に自宅退院を目指す入院患者の場合などは，訪問看護や社会福祉部，薬剤部との連携を必要とすることもある．

おわりに

放射線治療を受ける患者は，その治療目的や方法によって様々な苦痛や精神的負担を受ける．放射線治療に携わる看護師は，専門的な知識をもとに，放射線治療が身体と心に及ぼす影響を把握し，患者との信頼関係を築きながら，適切な時期に介入していくことが求められる．また，放射線治療に携わる看護師は，放射線治療に関するケアだけでなく，がん看護の視点から，全人的に，治療終了後に生じる孤独感や不安を緩和し，患者がその後の人生をがんとともに自分らしく生き

ていくことができるようサポートする役割をも担っている.

　今後,ますます需要の拡大が予測される放射線治療の分野で,がん放射線治療にかかわる看護師が,精神的サポートを含めた質の高いケアを提供することで,がん患者のQOLの向上に役立てるよう願う.

　本稿の執筆にあたってご指導いただいた関口建次先生(元聖路加国際病院放射線腫瘍科部長)に深く感謝申し上げます.

（入澤裕子）

■ 文献 (5)は参考文献)

1) Johnson JE：Self-Regulation Theory；Applying Theory to Your Practice. pp37-79, Oncology Nursing Press Inc, 1997.
2) 辻井博彦：がん放射線治療とケア・マニュアル. pp100-103, 医学芸術社, 2003.
3) 坂元敦子：放射線療法. がんサバイバーシップ―がんとともに生きる人びとへのケア. 近藤まゆみ, 嶺岸秀子 編, pp160-162, 医歯薬出版, 2006.
4) http://www.cancer.gov/cancertopics/radiation-therapy-and-you/
5) Johnson JE et al：The Effects of Nursing Care Guided by Self-Regulation Theory on Coping with Radiation Therapy. Oncology Nursing Forum, 24(6)：1041-1050, 1997.

7 教育・日常生活指導の実際

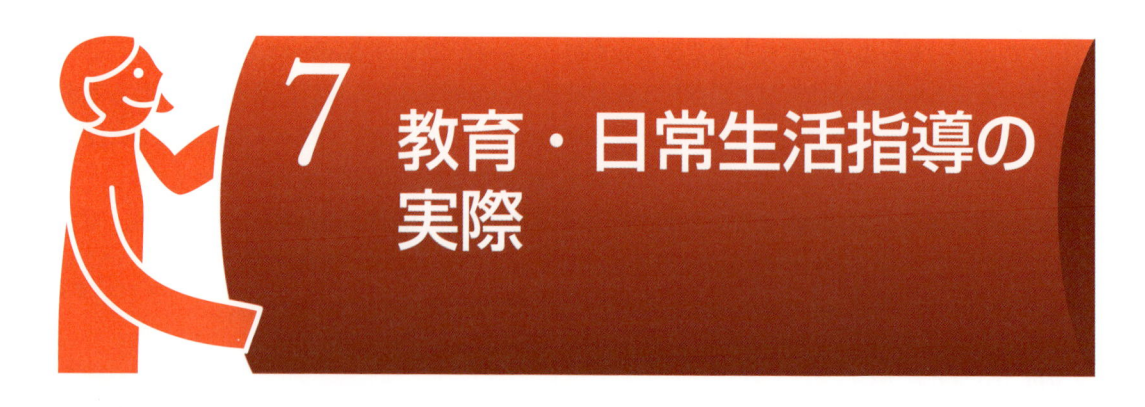

はじめに

　看護師は患者に対し様々な場面で指導を行っている．看護をするうえで患者のもつ能力を最大限に引き出し，患者自身が健康の回復，維持，向上という目標に向かって行動できるよう働きかけることは重要な視点である．看護師が行う指導，教育的な支援には，① 知識を与える，② 健康的な生活態度，価値観について対象者自身の認識を確認し，必要があれば変容を促す，③ 行動化へ向けて動機づけを行う，④ 評価する，といった内容がある[1]．特に放射線治療は通院で治療を受ける患者が多く，患者自身のセルフケア能力を高めるような指導，教育が重要である．

　放射線治療を受ける患者に対しては，通常「治療前」「治療中」「治療後」の3つの時期に，それぞれ必要な日常生活の指導を行う．患者によりライフスタイルが異なるため，日常生活指導はより具体的でその患者に合った個別的な内容が必要である．放射線治療は，がんの種類や部位，病期，年齢などあらゆる対象に行われる治療なので，放射線治療にかかわる看護師は，患者を十分に理解できるような幅広い知識が必要である．

1) ナースに求められるがん患者の理解

(1) 疾患（がん）からくる特徴を理解する

　放射線治療は基本的に悪性の腫瘍（がん）に対する治療として行われる．そのためがんという疾患の特徴を理解していないと，がん患者を理解することはできない．

　がんという疾患の特徴として，現在も予後不良のイメージが強いということがある．つまり「がん＝死」をイメージし，再発や進行の不安を抱きながら治療を受けている．しかし，がんによっては十分治癒が望めるものもあり，がんを慢性疾患としてとらえ，上手にコントロールしながら付き合っていくという考え方もある．それぞれのがんの特徴を十分理解して，看護師が正確な知識をもち患者に向き合うことが必要である．

(2) 治療内容・経過を理解する

がん患者は1人ひとり様々な経過をたどり，放射線治療を受けている．治療開始当初から放射線治療が選択される場合だけでなく，手術や化学療法，免疫治療，ホルモン療法など様々な治療を経験してから放射線治療を受ける患者も多い．また，根治を目的として放射線治療を受ける患者もいれば，再発や転移により緩和的放射線治療を受ける患者もいる．

手術を受けていれば，術後の経過はどうだったのか，現在残っている機能障害は何かなどを把握することで必要なケアを判断することができる．また再発の可能性が高い，あるいは実際に再発して治療を受ける患者は，精神状態や治療に対する期待の大きさなどを知ることで，患者の気持ちに寄り添いながら長期間にわたる治療を精神的に支えていくことができる．化学療法を経験している患者は，自分が経験した有害事象から放射線治療の有害事象をイメージすることができる．これにより使用した抗がん剤の種類や有害事象の程度を理解しておくと，患者に放射線治療の有害事象を説明する際に，より具体的なたとえを用いて話すことができる．例えば放射線宿酔で起こる「吐き気」を説明するとき，「抗がん剤で起こる吐き気のように強いものではなく，吐き気止めの薬を使わずに済む程度です」と説明すると理解しやすい．

また，現在の病識や精神状態，疾患の予後についてどのように認識し感じているかを把握することは，放射線治療に取り組む姿勢や治療継続への意欲を知ることにつながり重要である．特にこのことは，実際に有害事象の症状が出現するつらい時期に，治療継続を患者自身の意思で決定するうえで重要になってくる．

(3) 患者のもつ力と背景を理解する

患者に指導，教育を行う際は，その人の理解力，意欲，仕事や家庭の状況などに合わせて実行可能な内容を指導することが大切である．

患者の理解力を確認しながら，できるだけ平易な言葉を用いて説明したり，わかりやすいたとえや表現を心がける．指示を守ろうとする意欲は，実際にこれまでの経過のなかの行動から判断する．例えば，処方された薬を用法どおりに確実に内服できていたか，環境に負けず禁煙の意思を貫くことができたかなど，指導の効果を確実に実行できるかを判断して，説明内容を工夫する必要がある．

さらに，患者の家族や社会背景にも注意を払い，サポートを受けられる環境なのか，どのようなアプローチをすれば効果的なサポート体制がつくれるのかなど，患者と共に考え長期間の治療が継続できるようにする．例えば主婦の場合，できるだけ安静にする必要があっても，家事その他を手伝ってくれる人がいなければ守ることは難しい．家族のなかで役割をうまく分担することも大切な治療のひとつであると理解してもらえるような説明をすることも必要である．

2）具体的で実践可能な教育・指導内容と方法の工夫

　指導は治療開始から終了後まで時間的な経過に合わせて内容を組み立てると理解しやすい．第一に治療の流れやいつぐらいにどのような症状が起こるか，また日常生活のなかで有害事象を少なくするためにどのような注意を必要とするかなど，治療に直接・間接的にかかわることを説明する．これは，放射線治療を受ける患者にとって最も関心が高く不安に感じていることなので，その不安を軽減し有害事象は十分に対処できると安心できるような説明が大切である．大きな不安を抱えたままでは，その後の説明を十分に理解することは難しく，前向きに治療に臨むことができなくなる可能性があるからである．

　次に，具体的に仕事や日常生活のライフスタイルを踏まえて，治療の妨げとなりそうな点や問題となりそうな部分を予測して，回避できる方法や対策について患者の選択肢を共に考えながら助言していく．

　例えば，食事内容や食べ方を指導しても外食が多い患者に対して，その内容が適切かどうかを考える．選択肢として，外食を減らすことができるのか，それとも外食のなかで選択するメニューを指導する必要があるのかなど，患者の衣・食・住全般において，実際に実行できる内容であることが肝心である．

　また，患者との信頼関係の構築は重要である．放射線治療では長期にわたって患者とかかわる．そのなかで良い関係を築くことは，患者が疑問に思ったことを聞きやすくし，重大な障害に至る前に対策をとることが可能になる．

3）インフォームド・コンセントと意思決定への支援

　西條は「Informed consent：IC は一般的に『説明と同意』と訳される．しかし，がん医療の中では同意という受身的な意味だけでなく『十分な情報を得て理解したうえで，患者が治療方法を選択する』としたほうが患者が主体的に治療に参加するという意味を反映しており，よりふさわしいと考える．」と述べている[2]．がん医療においてIC が特に重要なのは，患者の決定を尊重し，闘病意欲を高め，セルフケア能力を向上させることが患者の QOL を高めることになるからである．

　放射線治療の意思決定における看護師の役割をまとめると以下のことが挙げられる．

❶ 放射線治療についての正しい知識を提供する

　一般的に放射線に対してはマイナスのイメージを抱いていることが多い．昔の治療イメージで「皮膚が焼け爛れる」「髪が抜ける」など，患者の受ける治療内容では起こりにくい有害事象を想像している場合は，誤解を解き安心して治療に臨めるよう，正しい知識を提供することが必要である．また，「放射線は最後の手段で死が近い」と思っている患者には，放射線治療を選択する目的について納得できるように医師の説明を補足する．そのうえで他の治療法との比較や選択肢を提示して，放射線治療の利点・欠点を十分に理解してもらうことが大切である．

❷ 予測される有害事象や対処方法，治療がライフスタイルに与える影響などを具体的に説明する

有害事象など起こりうる症状について対処する方法があることや，医療者が十分に支援する姿勢であることを伝えて，安心して長期間の治療を選択できるようにすることが大切である．

❸ 治療の目的，予想される治療効果についてわかりやすく説明し，目標を共有する

今回の治療の目的について患者と医療者の間で共通の認識をもつことは重要である．目的が根治なのか，あるいは痛みや出血などの症状緩和，骨折や麻痺の予防なのかなど可能な限り治療の目的を明確にしておく．目的が曖昧なままでは治療を継続することは困難である．患者が最も期待している治療効果は何かを知り，最大限の効果が得られるよう支援していく．しかし，進行がんでは効果が保証されないだけに様々な悩みや葛藤を生じる．そうした患者の精神状態を理解し，お互いの目標を共有することが大切であり，信頼関係を築く基盤となる．

❹ 精神的な支えになる

患者と医療者は共通の目標に向かってそれぞれの役割を果たす．がんの治療においては患者が自らの治療に積極的に参加することが大切である．患者の主体性を尊重しながら適切な時期に必要な情報を提供したり，治療期間を通じて精神的な支えとなることで，闘病意欲の維持，セルフケア能力の向上が期待できる．

4）放射線治療を受ける患者のセルフケアを高める支援

放射線治療は外来で治療を受けることができる点が大きな特徴である．当院の放射線治療患者のうち，外来患者は62.3%（2007年）を占めていたが，診療報酬改定により外来治療に加算がついたことから，今後さらに外来治療の割合が増えることが予想される．

外来で放射線治療を受ける患者は，社会生活を送りながら治療を受けることができる反面，入院と違って常に医療者が側にいるわけではないため，患者自身あるいは家族がセルフケアを行う能力を高めることが重要である．そのためには一般的な注意事項と同時に，患者のライフスタイルに応じて実行可能な対処は何かを共に考えるプロセスが大切となる．

指導内容を事例を用いて紹介する．

事例1：喉頭がんで頸部へ外照射を受けたケース

> Yさん，50代，男性．会社員営業職．喉頭がん．
> リニアックX線：外照射（66Gy/33fr），喉頭5×5cm，左右対向2門，シェル使用（図1）．

治療開始時

病歴，生活背景などの問診をとり，開始時のオリエンテーションを実施した．

一般的な説明内容
① 治療のスケジュール

月〜金曜日の午前中，土日は休み．

受け付けし，医師の診察日は先に診察を受け，治療を行う．

② 起こりやすい有害事象
- 10回目（20Gy）ごろから，皮膚の発赤，嚥下時痛，つかえ感が出現する．
- 20回目（40Gy）ごろから，皮膚の発赤，ひりひり感や掻痒感が強くなり，嚥下時痛も増強する．
- 25〜30回目（50〜60Gy）には，皮膚剝離や滲出がみられる．

③ 照射部位の安静と注意事項

＜頸部の皮膚の安静―物理的・化学的刺激を避ける＞
- 触らない，こすらない．
- 襟が当たらないよう洋服に注意する．
- 爪は短く切る．
- ひげそりは電気かみそりを静かに当てる．
- 石鹸，クリームなどはつけない．

＜声帯・喉頭粘膜の安静＞
- 大声を出さない，長時間話さない．
- 刺激物（酒，タバコ，香辛料，熱すぎるもの，炭酸，酸味の強いもの）の摂取は避ける．
- よく噛んで少量ずつ嚥下する．
- 含嗽の励行．

④ 日常生活における注意事項
- 十分な睡眠，休養をとり，体力を維持する．
- 体重や体調の変化に注意し無理をしない．

図1　Yさんの照射部位

Yさんへの個別的な指導内容

　Yさんは治療を受けながら仕事も続けていたため，朝一番で放射線治療を受け，病院から会社に出勤していた．営業職ということで人と話すことは避けられないが，可能ならできるだけ話さなくても済む仕事に変えてもらうよう勧めた．特に電話での会話は相手がみえないだけに，つい大きな声になりがちであることを説明し，注意をしてもらうようにした．

　また，Yさんは付き合いの飲酒の機会も多かったが，治療のためには酒，タバコはやめるよう伝えた．症状が出てきてから控えるのではなく，初めから禁酒・禁煙を守ることで，有害事象の出現の時期をできるだけ遅らせたり，起こっても苦痛が軽くて済んだりできる．無理をして有害事象がひどくなるとそれだけ回復にも時間がかかること，治療を休むようなことになれば，治療効果にも影響が出る可能性があることを理解してもらった．

　さらにワイシャツにネクタイというスタイルは照射部位に直接的な物理刺激となってしまう

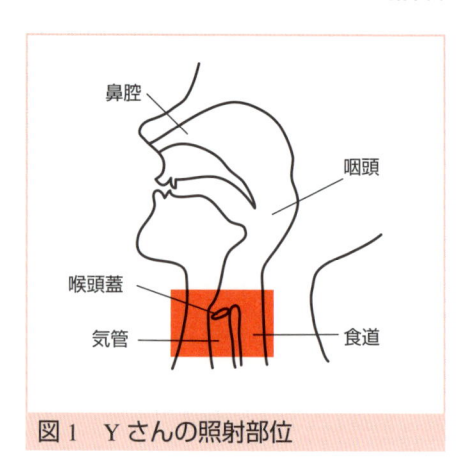

ため，できれば襟を開け，こすれないような服装を勧めた．

　このように，治療部位の安静を保つためには，患者自身だけでなく会社の上司や家族の理解と協力が必要な場合が多い．自分からはなかなか上司に言い出しにくい場合，医師から説明してもらえるような場をセッティングしたり，診断書を書いてもらうなどの方法を提示したりする．看護師は患者の背景を十分理解し，必要に応じ医療者からの支援を得られるようコーディネートすることも大切な役割である．

治療中

　定期的に照射部位を観察する．照射部位の状態と患者の話を聞くことで，指導された事項がきちんと守られているか確認する．患者の状況に応じて含嗽薬での含嗽，冷罨法など症状を軽減する方法を指導し，炎症が強いときには悪化させた要因を患者とともにアセスメントし，生活様式を改めたりケアを追加したりする．

　食事については初めに一般的な説明をしているが，有害事象が強くなり十分に食事が摂れなくなったり，栄養状態が低下しているような場合は，説明を追加する．刺激が少なく高タンパクで栄養価が高い食品を紹介したり，患者だけでなく実際に食事をつくる妻に説明することもある．高カロリーの栄養剤などを処方してもらったり，料理にも積極的に取り入れる．

　有害事象が強くなる時期は患者にとってつらい時期であるため，全身状態，生活全般に目を配り，いつでも患者の相談に応じる姿勢であることを伝える．治療の経過とともに変化する状況をすばやくつかみ，必要な指導を追加したり他者と連携をとったりすることも重要である．

治療終了時

　治療が終了してもすぐに症状が改善するわけではないので，2～3週間は治療中と同様の注意が必要である．むしろ終了後の方がしばらくは症状が悪化するため，いつごろ良くなるのか説明する．

　治療終了後も皮膚炎は持続するので，こすったり，洗ったりすることでさらに皮膚炎を悪化させてしまう可能性があるため，治療のためのマーキングは無理に落とさず自然にとれるのを待つようにする．どうしても気になる場合は，オリーブ油などを脱脂綿などに含ませ，印の部分をそっと拭くようにする．

　治療終了後の定期的な診察の必要性を説明する．定期的な受診は治療効果，有害事象の状況の確認，再発の兆候や晩期有害事象の出現などを診るうえで大切であるため，看護師の先を見通した細やかな配慮が治療継続のためには不可欠であり，最小限の有害事象で最大の効果を可能にすると考える．

5）小線源治療を受ける患者のセルフケアを高める支援

　小線源治療とは放射線を発生する物質（放射線同位元素，すなわち線源）を用いた治療法である．

小線源治療には密封された小さな線源を直接体内に入れたり（腔内照射，組織内照射），または体表面に置いて照射する方法がある．非密封の線源を用いた治療法もある（詳しくはp115～参照）．

小線源治療を受ける患者のセルフケアについて，腔内照射と組織内照射の2つのケースを事例で紹介する．

事例2：子宮頸がんで腔内照射を受けたケース

> Wさん，40代，女性．主婦．子宮頸がん．
> 外照射（中央遮蔽）：50Gy/25fr と腔内照射（高線量率），：29Gy/5fr（図2）．

一般的な指導内容

① 治療スケジュール
　入院治療となり，外照射を週5回と腔内照射を週1回行う．
② 起こりやすい有害事象
・2週目（外照射20Gy）ごろから，便がゆるくなることがある．
・4週目（外照射40Gy）ごろから，下痢，会陰部の皮膚粘膜炎が出現する．そのため排尿時に痛みを感じたり，膀胱炎症状が出現する．
③ 照射部位の安静と注意事項
・照射部位（下腹部～陰部）の皮膚をこすらない・掻かない．
・湿布を貼らない．軟膏などを自己判断で塗らない．
・石鹸は使用しない．もしくは低刺激性のものでやさしく洗い，押さえ拭きする．
・水分を十分に摂り，排尿を我慢しない．
・便通に注意して下痢しやすい食品は避ける．
・トイレではできればウォシュレットを使用し，粘膜をこすらない（ただし温風で乾燥させない）．

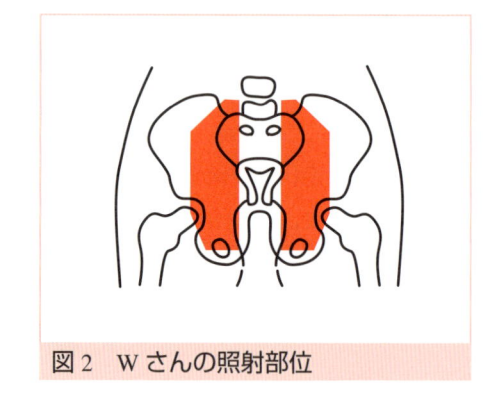

図2　Wさんの照射部位

Wさんへの個別的な指導

今回は下腹部が照射範囲のため，食欲低下や下痢などの消化器症状が予測される．食事については入院治療のため消化の良いものを選択し，無理せず栄養を摂ってもらうよう説明した．

Wさんはもともと便秘傾向で下剤を使用していたため，便の状態をみながら下剤の量を調節していくこと，下痢に傾いたら今度は整腸剤や止痢剤を調節して使用することを説明した．

また，治療が進むと頻尿や排尿時痛など膀胱炎症状も予測される．食欲のないときでもできるだけ水分摂取を心がけ，濃縮尿にならないように伝えた．

放射線による膀胱炎は細菌性の膀胱炎と異なり抗生剤は効果がない．粘膜の炎症により膀胱刺激症状が起こるので，水分摂取や体を冷やさないようにするなどで対処する．粘膜が荒れた状態

だと細菌性の膀胱炎も併発しやすく，両者が同時に起こることもあるため，尿の性状なども観察していくことを伝えた．細菌性膀胱炎を合併した場合は抗菌剤での治療を行い，ウォシュレットは使用しないように指導する．

腔内照射（小線源治療）の際は，アプリケーター（タンデム・オボイド，p117参照）を挿入し遠隔操作で治療する．患者自身がセルフケアで行うことはあまりないが，苦痛を少なくするために前向きな気持ちをもち，治療に臨むことも大切である．挿入時の痛みや羞恥心を和らげるために，治療前に痛み止めを使用したり，看護師が常に側にいて声をかけ，手を握ったりする．訴えをよく聞き少しでもリラックスできる方法を患者と共に考えていく姿勢が必要である．

事例３：前立腺がんで組織内照射を受けたケース

> Sさん，60代，男性．会社役員．前立腺がん．
> 密封小線源治療（^{125}Iシード永久挿入）．

治療を受けるうえでの指導内容（図3）

治療当日は挿入した線源の位置がずれないように，翌朝までベッド上安静とする．

翌日，尿道カテーテルを抜去したら，その後は蓄尿するが，その際線源が脱落する可能性があるため注意が必要である．尿は尿瓶にして，ガーゼなどで濾過して蓄尿瓶にあける．もし線源が脱落していたらそのままにして（触らず）看護師に知らせるよう説明する．

治療の影響で排尿障害，排尿痛，尿閉，会陰部の内出血や疼痛があったり，尿や精液に血が混じったりすることがある．多くは一時的な症状であり徐々に軽減することを説明する．

日常生活における指導内容

体内に入った線源から体外に出る放射線は極微量で周囲の人への影響はほとんどない．ただし一定期間は注意が必要な場合がある．患者や患者の周囲の人々の無用な不安を招かなくて済むように，退院時に十分説明する．

・子どもや妊婦と長時間接触することはしばらく避ける（ひざに抱っこするなどの接触に注意する）．
・線源が排泄されたら，直接触れないようにスプーンなどで拾い，ガラスのビンに入れて病院へ連絡する．
・水分摂取を心がけ濃縮尿を避ける．
・治療後1カ月は，飲酒，香辛料，カフェイン，柑橘類の過剰な摂取を避ける．
・治療後1カ月は，自転車，バイク，乗馬など会陰部に圧迫がかかることは避ける．
・性交は4週間後から可能だが，必ずコンドームを使用する
・治療後1年間は，線源が体内にあることを記した「治療カード」を携帯する（図4 p151）
・治療後1年以内に他の手術を受けるときや万が一死亡されたときは，担当医へ連絡する．

前立腺の^{125}Iシードのような低線量率の密封小線源治療では約1年で放射線を出す能力がなくなる．どのような場合に病院に連絡，あるいは受診したらよいのか，具体的に説明しておく．

150　7　教育・日常生活指導の実際

前立腺永久挿入密封小線源治療を受けられる方へ

患者氏名　　　　　　　　　　　　　　　　　　　　　　　　　　　　　　　　　　　　　様　　Ver1.0
Ver1.0　　　　　　　　　　　　　　　　　　　　　　　　主治医　　　　　　　　担当看護師

経過／月日	入院日／手術前日	手術当日術前	手術当日術後	術後1日目	退院日
治療／処置	・現在飲んでいる薬がありましたら、看護師にお知らせください。 ・生活質問票・QOL調査票承諾書を看護師にお渡しください。 ・除毛を行います。 ・16時・消灯時、下剤を内服します。 ・眠れない時は看護師にお知らせください。眠剤をお渡しします。	・毎朝、8：30〜9：00に医師の回診があります。 ・8時頃から点滴を始めます。 ・医師の指示があった場合のみ持参薬を内服します。 ・時頃に浣腸をします。 ・治療開始時に麻酔準備の為の筋肉注射をします。	・治療中より尿道留置カテーテルが入ります。 ・痛みや不眠等の不快感がありましたら、看護師にお申し出ください。	・中止していた内服薬を再開します。 ・バルーナール尿道を拡張する薬の内服を開始します。 ・CT撮影後、尿道留置カテーテルを抜きます。 抜去後は尿を着尿びんにためていただきます。 （方法は看護師が説明します） ・夕方まで点滴があります。	・朝から抗生剤の内服があります。
検査	・血液検査・心電図・レントゲン検査 ・造影剤での腎機能検査 ・前立腺超音波検査（外来で済んでいない検査のみ） ・CT撮影→入院日が休日の場合は翌日に行います。（撮影の1時間前から膀胱に尿をためていただきます） （地下1階放射線科外来）			・血液検査 ・CT撮影（地下1階放射線科外来） ・レントゲン撮影（1階レントゲン受付）	
食事	・夕食は便がやわらかくなるように調理された食事になります。 ・21時以降は禁飲食となります。	・当日は朝から禁飲食になります。	・帰室3時間後から飲水が可能になります。	・朝からお食事が再開になります。 常食・治療食（　　）	
清潔	・除毛後、シャワーに入っていただきます。			・点滴終了後、シャワーに入ることができます。	
活動	・活動の制限はありません。		・治療終了後、翌日の朝までは、ベッド上安静となります。用事がある時は看護師をお呼びください。	・歩行できます。	
患者様・ご家族への説明・指導	・看護師より入院生活、病棟内の説明があります。 ・準備していただくもの（T字帯1枚・長方形の紙おむつ1枚）	・当日の面会制限はありません。 ・治療中は病室か病棟ホールにてお待ちください。	・面会の際は入室記録への記載が必要になります。（看護師が説明します）	・退院後の生活について 　退院前医師・看護師より説明があります （治療カードをお渡します）	・退院の手続き、次回外来日について説明いたします。

図3　前立腺I‑125シード永久挿入クリニカルパス
（国立病院機構東京医療センター）

図4 治療者カード

ヨウ素125線源永久挿入による小線源療法治療者カード

・私はヨウ素125線源永久挿入による前立腺がん小線源療法を受けています。
・体外での放射線の量は非常に低いため，私の周囲での危険はありませんが，1年間は注意が必要です。
・緊急時の医療処置は通常通りしていただいて結構です。
・治療実施後1年間は死亡した際に前立腺とともに線源を摘出する必要があります。
・このカードを見られた方は裏面をお読みになり，記載された連絡先まで至急ご連絡くださいますようお願いいたします。

・ヨウ素125線源永久挿入による前立腺がん小線源療法実施後1年以内の緊急時の手術もしくは死亡時には，下記まで至急ご連絡くださいますようお願いいたします。
・病院名：独立行政法人国立病院機構 東京医療センター
・連絡先：東京都目黒区●●●
　電話 ●●-●●●●-●●●●
・治療日：　　年　　月　　日
・治療日のヨウ素125放射線源の放射能量：　　　MBq
―承諾書―
私どもは治療後1年以内に死亡した場合，剖検により前立腺ごと線源を摘出する必要があることを理解し承諾いたします。
・署名年月日：　　年　　月　　日
・本人署名（自筆）：
・家族（保証人）署名（自筆）：

その際の連絡先や受診方法などを明確にしておくことが，退院後の安心感につながり，重大な事態を避けることができる．

6) その他，患者自身が放射線源となる場合の支援

舌がんに対するAuグレインや眼科のコバルト装着，甲状腺がんに対するヨードの内服など高線量率の治療で患者自身が放射線源となる治療の場合，「放射線管理区域」の病室に隔離される．
医療者の不要な被曝を避けるため，最低限の接触とし，病室に入る際は短時間で必要なことが行えるように準備を整える．医療者はプロテクターや遮蔽版を使用して被曝を避けること，日常生活行動は基本的に患者自身が行わなければならないことを説明する．治療前に十分説明し，治療の適応があるか自立のレベルを把握する．説明はパンフレットなどを用いて行うほか，できれば実際の管理区域内の病室を見学してもらい，治療時の生活をイメージしてもらうことも有用である．

おわりに

今後，放射線治療を受ける患者は，全体数，外来患者の割合ともに増加することが予想される．放射線治療にかかわる看護師は，がん患者のもつ様々な問題を理解，予測し，放射線治療について正しい知識をもち，目標に向かって患者と共に歩む姿勢が必要である．放射線治療において最小限の有害事象で最大限に効果を得るために，看護師が行う患者への指導・教育的支援は重要である．

（立石久留美）

■ **文献**（3～12は参考文献）
1）日本看護協会：看護婦業務指針．日本看護協会出版会，1995．
2）西條長宏，小島操子：がん治療の副作用対策と看護ケア．第2版，p41，先端医学社，2000．

3) 高島　力，佐々木康人 監修：標準放射線医学．第6版，医学書院，2001．
4) 辻井博彦・他：がん放射線治療とケア・マニュアル．医学芸術社，2003．
5) 唐澤久美子・他編：がん放射線治療の理解とケア．学習研究社，2007．
6) 国立がんセンター内科レジデント 編：がん診療レジデントマニュアル．第4版，医学書院，2007．
7) 日本放射線専門医会・医会，日本放射線腫瘍学会，(社)日本医学放射線学会編：放射線治療計画ガイドライン 2004．
8) 西尾正道：がんの放射線治療．日本評論社，2000．
9) 中川恵一：ドクター中川の"がんを知る"．毎日新聞社，2008．
10) 山口　建 監修：抗がん剤・放射線治療と食事のくふう．女子栄養大学出版部，2007．
11) 日本放射線腫瘍学会のホームページ　http//www.jastro.jp
12) 国立がんセンターのホームページ　http//www.ncc.go.jp

8 放射線治療のチーム医療

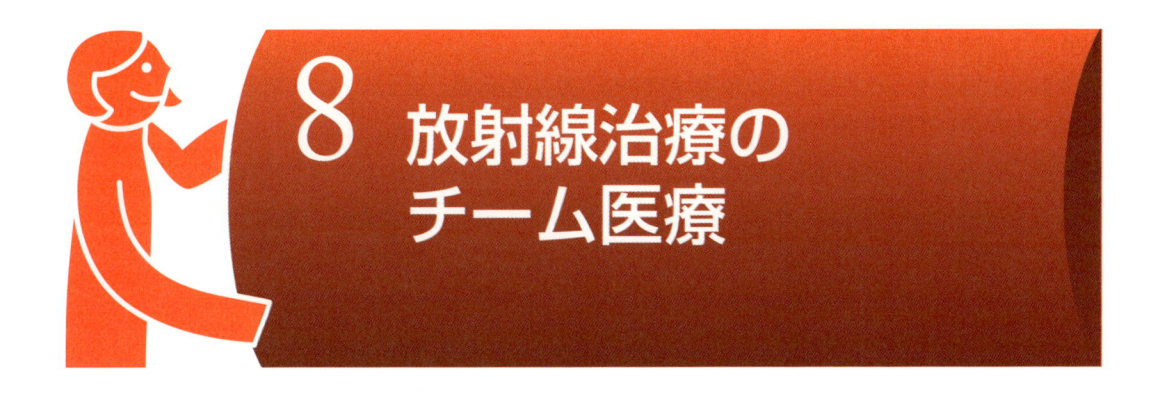

はじめに

　近年，放射線治療を受ける患者数が増加し，その多くが入院から外来通院へと移行しているなか，がん治療の場としての放射線治療部門において，放射線治療に関する高い専門知識を有する看護師が求められている．看護師の役割の1つとしてあげられるのが，放射線治療のチーム医療における連携を図ることである．治療に関する専門的知識を備えた看護師は，放射線治療部門内において，放射線腫瘍医，診療放射線技師とともに，お互いの専門性を尊重しつつ，それぞれの役割を果たし，予定された放射線治療を安全かつ適切に行うことに貢献することが求められる．さらには患者の受けている他の治療との連携を図るため他部門のスタッフと協力することも必要となる．ここでは，主に放射線治療部門内におけるチーム医療と看護師の役割について考える．

1) 放射線治療部門内のチーム医療メンバーと役割

　放射線治療においては，放射線腫瘍医，放射線技師，看護師がそれぞれの役割を果たして患者の治療に携わることになる（図1）．

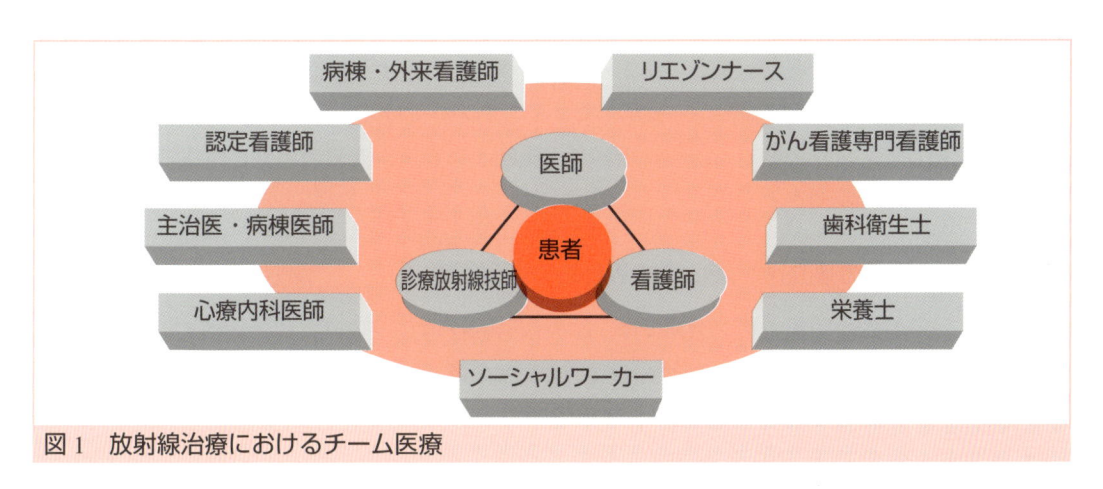

図1　放射線治療におけるチーム医療

(1) 放射線腫瘍医の役割

　放射線治療を受ける患者は，主治医（紹介医）からの依頼を通して，放射線腫瘍医の診察を受けることが多い．初診時は，放射線治療の特徴や他の治療法を選択した場合との治療成績の比較，放射線治療の効果と有害事象，治療方法，期間，時間や費用など，放射線治療に関する詳しい説明を行う．その後は，適切な照射法の決定など放射線治療の全過程における治療責任を担う．

(2) 診療放射線技師の役割

　診療放射線技師は，医師の指示のもと，治療前準備（治療計画CT，シミュレーション，皮膚へのマーキング）や毎回の照射を担当する．診療放射線技師が患者とかかわる時間は，治療前準備では20分から40分程度，毎回の照射は部位や方法によっても異なるが多くの外照射では10分程度の所要時間で，数週間患者とかかわることになる．

(3) 看護師の役割

　看護師は診察の場に同席し，患者や家族が主治医（紹介医）からどのような説明を受けているか，医師の説明以外（例えばインターネットや書籍の情報，治療体験者の話など）にどのような情報を得ているか，患者・家族自身が今の状態をどのように認識しているかということを把握する．また，患者や家族の知りたいことが十分説明されているか，質問したいことがないかを確認する役割を担う．つまり，患者・家族の立場になってそのニーズを把握して説明や指導を行い，治療の意思決定支援や精神面のケアを行う．そして，それぞれの医療スタッフに必要な情報を提供し，患者がより安心して治療を受けられる環境を積極的につくるという調整役割を担う．以下に，具体的な看護師の役割について説明する．

2) 看護師の調整に焦点をあてたチーム医療活動の実際

(1) 照射開始前の意思決定への支援と調整

　放射線治療をこれから受けるにあたって，患者の治療に関する疑問や質問が解決されず，治療選択に悩んでいる場合などは，患者・家族の意思が尊重できるように，医師からの説明を補足するとか，改めて診察日を設けるとか，セカンドオピニオンを受けてもらうとか，主治医（紹介医）に再度相談をしてもらうといった方法を提示し，医師と患者・家族間の調整を図ることが必要となる．

(2) 照射中の患者の孤立感を最小にするための情報提供

　治療室という特殊な閉鎖された空間では，診療放射線技師との些細な会話やバックミュージックなどの環境が患者の支えとなることも多いので，看護師は，疾患に関する情報だけでなく，患者の個別的背景を踏まえた情報をあらかじめ放射線技師に伝えておく．

　例えば，病院までの交通手段や，会社の昼休みに治療を受けにくるといった通院環境，家族構成，

趣味など，治療室での会話に役立ちそうな情報のほか，放射線治療を開始するにあたって具体的にどのような不安を感じていたか，それが，数週間経ってどのように変化しているかなども伝えるとよい．

(3) 照射中の羞恥心に関する調整

放射線治療時には照射部位の肌を露出するため，男性の診療放射線技師2人に担当されると抵抗を感じる女性患者もいる．看護師は，治療環境として，必要最小限に肌を露出することや，治療を担当するスタッフが男性2人になる可能性があること，日によって担当技師が変わることなどを治療開始前にあらかじめ患者に説明しておく．その際の患者の反応についても具体的に診療放射線技師に伝えておくことによって，患者の抵抗感を緩和する対応をとることができる．患者の希望があるときは，技師と相談して，治療の予約時間を調整し，対処可能な範囲で診療放射線技師を同性に限定するといった配慮も必要である．

(4) 患者の状態や日常生活自立度に対応した調整

入院患者の身体状態が安定していない場合は，照射時に医師と看護師が付き添い，状態を確認しながら行う．治療部門の看護師は，電子カルテの記録上から，患者の状態に変化がないか確認し，患者の状態変化による注意事項や連絡事項がある場合には，連絡ボードに記入するなどの工夫をして，診療放射線技師と看護師が，情報を共有できるようにする．

外来通院患者の場合は，日常生活がほぼ自立しており介助が不要なことが多いが，なかには，照射台への昇降や衣服の着脱に介助を必要とする患者や，時間がかかる患者もいるので，あらかじめ身体情報（麻痺の有無，難聴の程度など）と介助のポイントなどを診療放射線技師に伝えておくことも必要である．

3) 治療の質向上のためのチーム医療活動の実際

(1) 主治医，病棟・外来看護師などとの連携

放射線治療を継続するなかで新たに生じた患者・家族の疑問や不安が解消されるように，医師の診察を受けられるよう調整するなどの役割を担うことも必要である．また，患者の状態によっては，放射線腫瘍医との調整を行うだけでなく，入院病棟の医師や看護師との連携や精神科・心療内科の医師や看護師，がん看護専門看護師，認定看護師，ソーシャルワーカー，栄養士や歯科衛生士などとの他部門の他職種との連携をとることも必要となる．

(2) スタッフミーティングでの患者情報の共有

施設によっては，患者情報の共有を目的として，新しく放射線治療を開始するすべての患者と注意を要する患者について，ミーティングを行うことが多い．このミーティングでは，医師は，患者の病歴や治療目的，治療方法について他のスタッフに対して情報提供し，看護師は，注意が

必要な患者の個別的背景を踏まえた情報を提供したりして，スタッフ間で情報共有を行うとよい．例えば糖尿病や心疾患を合併している患者で，「治療中になんらかの変化を起こす可能性がある」といった情報を事前に提供しておくと，診療放射線技師は，照射台への昇降時に生じた患者の気分不快に注意を払い，変化があったときには速やかに看護師に連絡するようになる．また，長い治療経過のなかで精神的な落ち込みが強くなる患者もいるため，特に精神疾患を合併している場合は，「些細なことでも気になる言動があれば報告してほしい」ということを診療放射線技師に伝えておく．それにより，患者の変化に早期に対応し，治療中断を防ぐことにもつながる．受付事務のスタッフは，通院患者の電話や質問などに対応する機会が多いため，ミーティングに参加して，患者の病歴や特徴を把握することで，患者に対応する際の参考にすることができる．

　また，患者から意見や要望が出されスタッフの対応に改善が必要な場合は，ミーティングで話し合い今後の改善策を決めることもできる．その他，診療放射線技師に対する患者からの感謝の言葉や手紙などを紹介し，どのような対応が患者にとって支えとなっているのかを具体的に伝えると，スタッフ自身の患者への関心が高まり，患者とのコミュニケーションを深めることができる．それにより，治療を受ける患者は，より安心感や満足感を得られるようになると考える．

おわりに

　残念ながら，現在でも，全国で放射線治療を実施している700以上ある施設のうち，がん専門病院以外の施設では看護師が配置されず，放射線腫瘍医と診療放射線技師のみで治療を行っている施設があるのも事実である．しかし，放射線治療に関する専門知識を有する看護師が治療の場に専属で配置され，治療に携わるスタッフ間の連携を図り，チーム医療を円滑に進め，患者が安心して治療を受けられる環境を積極的に整えることは重要である．さらに，放射線治療に関する専門的知識を有する看護師[*]が，患者の立場に立って自主的にかつ包括的な判断を行い，チーム医療において，放射線治療部門や他部門の医療スタッフからの信頼を獲得していく努力が必要であると考える．

[*]2008年度，日本看護協会はがん放射線療法看護を認定看護分野として特定した．2009年9月から開講．

> **コラム** 放射線治療を受ける患者同士の支援について
>
> 　放射線腫瘍科の待合室に患者が自由に書き込める「患者ノート」を置き，患者同士の支援を促すことができる．治療中の患者が，現在受けている放射線治療に関する感想を書き込むこともあれば，治療終了後数年経っている患者が，定期診察の待ち時間に，治療中の自分の気持ちを振り返って書き込んだり，治療後の状況を書くこともできる．待合室にいる誰もが自由に読めるようにし，これから治療を受けるにあたって不安を感じている患者や家族が，同じ治療を受けた患者からのメッセージに励まされることもある．また，医療スタッフは，患者の感じている率直な感想を知ることで，患者をより理解することに役立てることができる．放射線治療を受ける患者が感じていることを「患者ノート」という方法を通して知り，それを医療スタッフだけでなく，治療を受ける患者同士も共有できるということは，患者にとってより安心できる治療環境を整えるという意味でも役立つと考える．

　本稿の執筆にあたってご指導いただいた関口建次先生（元聖路加国際病院放射線腫瘍科部長）に深く感謝申し上げます．

（入澤裕子）

■ 参考文献

1) Shepard N, Kelvin JF：The nursing role in radiation oncology. Seminars in Oncology Nursing, 15(4)：237-249, 1999.
2) Bruner D：Radiation Oncology Nurses：Staffing Patterns and Role Development. Oncology Nursing Forum, 20(4)：651-655, 1993.
3) Dowing J：Radiotherapy nursing：understanding the nurse's role. Nursing Standard, 12(25)：42-43, 1998.

9 相談

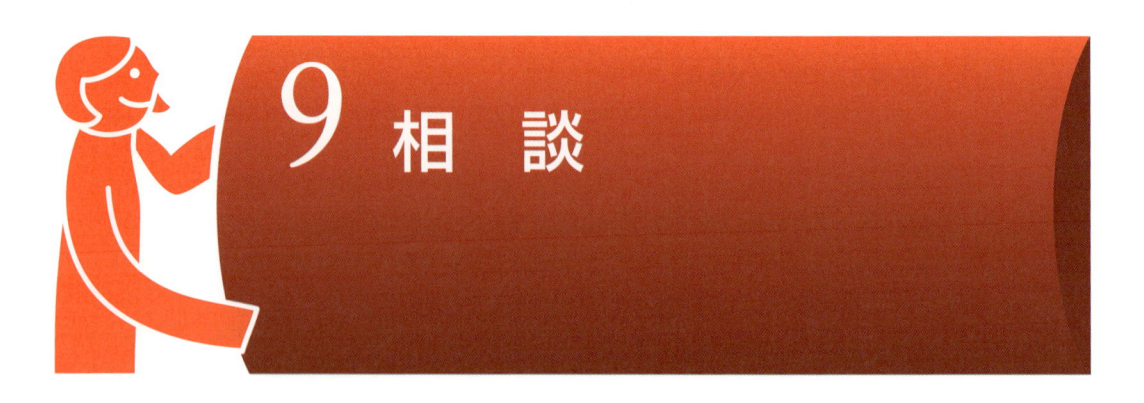

はじめに

　放射線治療は多くの医療者が患者にかかわることが特徴のひとつである（図1）．放射線治療は，まず患者の主治医から放射線腫瘍医に依頼をされるところから始まる．この患者が入院していれば病棟看護師，外来通院中であれば外来看護師が看護ケアを提供している．そして，放射線腫瘍医が患者に病態や病状，治療目的および治療方法と予測される有害事象について説明する．放射線治療部門の看護師は，この説明が患者に理解されているかを確認する．そして，不安や疑問点があれば必要に応じて補足説明を行い，有害事象を予防・低減するための日常生活上の注意点などについてオリエンテーションする．その後，患者から治療を受けることについての了承が得られたうえで放射線治療計画が実施される．放射線治療計画にもとづいて治療が開始されれば診療放射線技師が日々の治療業務を担当する．患者が骨転移などによる難治性の疼痛をもっていれば緩和ケアチームの医師，看護師，薬剤師が，放射線粘膜炎などによって経口摂取量が低下した場合にはNST（nutrition support team；栄養サポートチーム）または栄養士などが，その専門的な知識や技術を提供することもある．

　本項では，多くの施設で行われている高エネルギーX線または電子線を用いた外照射を中心に，放射線治療に関して放射線治療分野に従事する看護師として受けた実際の相談を踏まえ，看護師に望むことやコミュニケーションを含むケアの実際について解説する．

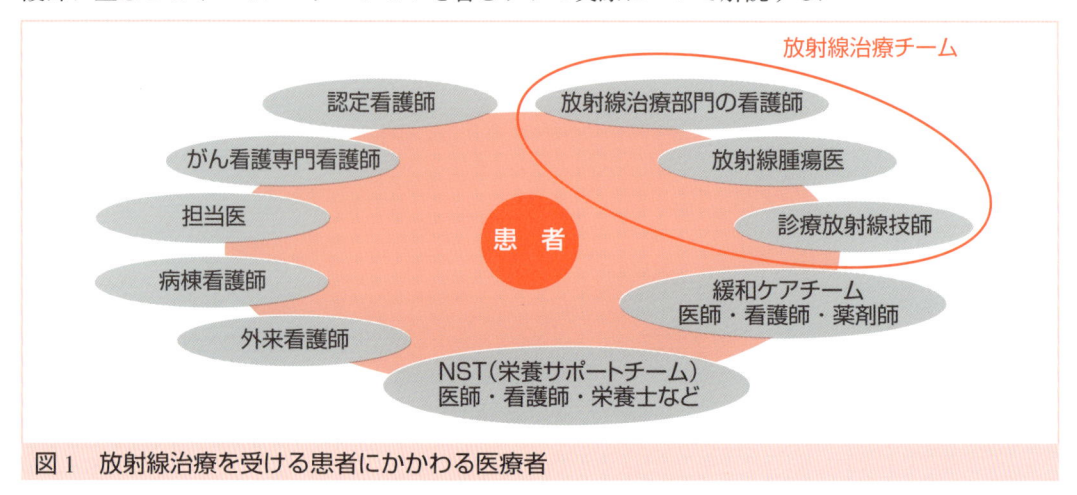

図1　放射線治療を受ける患者にかかわる医療者

1）看護師からのがん放射線治療・看護についての相談

　放射線治療を受ける患者の目標は，治療の効果を最大かつ有害事象を最小にするために，計画どおりに治療を完遂することである．放射線治療の有害事象へのケアは特殊な知識や技術を必要とすることが多く，治療完遂という目標を達成するために患者の問題に関する相談や調整を行うのは，放射線治療分野に従事する看護師が適任であると筆者は考えている．読者が勤務する施設の放射線治療分野に専任の看護師が従事している場合，その看護師へ患者の問題を相談することを通して放射線治療を受けている患者や家族へのケア向上を目指していただきたい．放射線治療分野に従事する看護師である読者は，他部門の看護師や他職種，患者からの相談へ対応することで自らの経験と知識を深めていただきたい．

（1）有害事象に対するケア方法─放射線皮膚炎

　日本国内の放射線治療では高エネルギーX線を用いた外部照射が多くの施設で実施されている．有害事象のなかでも放射線皮膚炎は，ほとんどすべての患者が経験する症状である．そのため，筆者は放射線皮膚炎のケアについて看護師から相談を受けることが多い．

　一般に，創治癒環境を整えるためには創面に適度な湿潤環境を維持することが必要だとされている．しかし，放射線治療期間中の皮膚炎創は，湿潤環境を維持することが悪化の原因になる可能性がある．

　通常，放射線治療で使用されるX線および電子線は，皮膚表面よりも深いところで吸収される．このことをビルドアップ効果と呼ぶ．ビルドアップについてもう少しわかりやすく説明する．ボールを壁などにぶつけた際，ボールが壁に与える衝撃は通常，その壁の表面がいちばん強い．X線や電子線を人体に照射した（ボールにたとえると，「当てた」）場合，最初に当たる皮膚表面よりも少し奥に入った組織のなかでいちばん衝撃が強くなる．電子線に比べるとX線の方が，また，同じ線質であればエネルギーが大きい方が，その衝撃は深い位置になる（図2）．このビルドアップ効果を利用して，皮膚表面に近いリンパ節などを治療の標的とする場合に，皮膚線量（皮膚表面が受ける放射線の線量）を高めることを目的にボーラス（人体組織と同じように放射線を吸収する軟らかいパット状の素材）（図3）を使用することもある．

　放射線皮膚炎のケアを考える際，このビルドアップに関する知識は非常に重要である．それは，厚みのあるドレッシング剤や軟膏，クリーム類が照射時に皮膚表面に厚く存在した場合，ビルドアップ効果によって皮膚線量が増加し，結果として皮膚炎を悪化させる可能性があるからである．さらに，ビルドアップ効果を避ける目的で照射前にドレッシング剤を除去したり軟膏類を拭き取ったりすることが，皮膚にとって機械的刺激となり症状を悪化させる大きな危険性を含んでいることも理解しなければならない．

　放射線皮膚炎に関しては症状が出現する前から照射範囲の皮膚を機械的および化学的刺激から避け，予防することが重要となる．具体的には，照射範囲の皮膚を洗うときには泡立てた石鹸の泡をのせるようにして洗浄すること，湯上がりなどは清潔なタオルで押さえるように拭くこと，テープや湿布などを貼らないこと，締め付ける下着を避けてこすれないようにすること，クリー

160　9　相　談

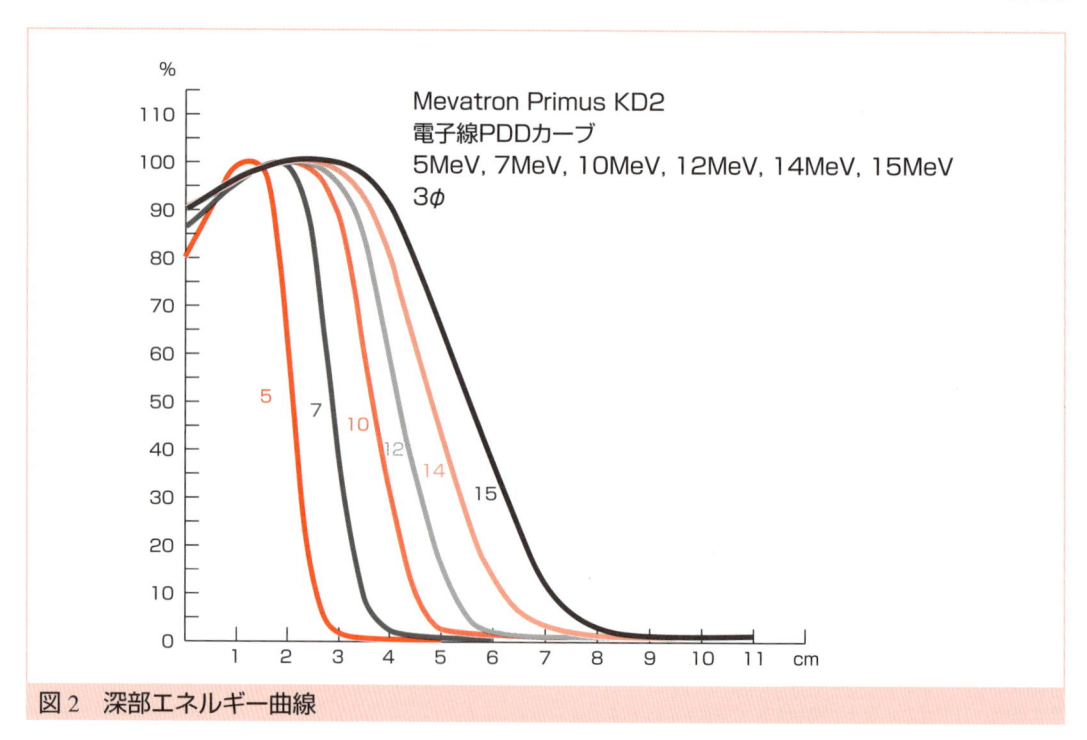

図2　深部エネルギー曲線

Mevatron Primus KD2
電子線PDDカーブ
5MeV, 7MeV, 10MeV, 12MeV, 14MeV, 15MeV
3φ

ムなどの塗り込みを避けること，などがあげられる．
　また，出現してしまった皮膚炎のケアに関しては，患者の苦痛の強さと治療の進行状況を勘案して判断することが必要となる．例えば，乾燥の強い皮膚炎によって患者がピリピリとした痛みを訴えているが，残り数回で放射線治療が終了となる症例について考えてみよう．この症例に軟膏などの処置を開始することで疼痛は軽減するかもしれない．しかし，ビルドアップによって皮膚表面の線量が増加してさらに症状が悪化する可能性がある．また，乾燥した表皮

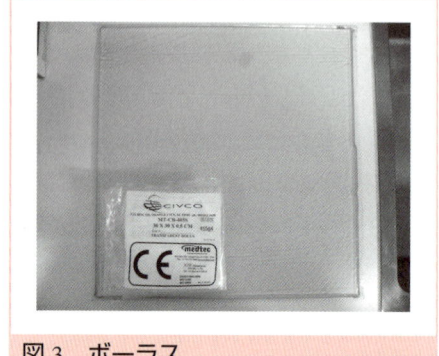

図3　ボーラス

が軟膏処置によって浸軟すると，少ない刺激でも剝離してびらん（湿潤した表皮剝離）に進行する場合もある．このようなメリットとデメリットを患者に十分に説明することが大切である．この症例の場合，ケア方法に関して次のような2つの選択肢が考えられる．① 軟膏類を使用する．しかし，できるだけ照射時に影響を及ぼさないように，その日の照射終了後すぐに塗布し，翌日の治療時には吸収されて拭き取る必要がないような形で使用する．② それまでと同様に前述のような機械的および化学的刺激を避け，数日後に照射が終了した時点から軟膏処置を開始する．皮膚炎の状態を十分に観察したうえでこれらを提示し，患者自身の価値観や苦痛の度合い，および皮膚の状態などによってケア方法を選択することが重要である．
　また，照射直後に皮膚を氷嚢で冷却するなど"放射線皮膚炎の予防に関する冷罨法"の効果について，看護師から相談されることがある．局所の冷却による皮膚炎の予防効果についての根拠

（エビデンス）は示されておらず，海外の文献やガイドラインでは照射中の皮膚に対する極度の温度刺激は避けるよう提唱している[1]．皮膚炎の症状として熱感を経験している患者にとっての冷罨法は心地よい「快」の刺激を与えるかもしれない．しかし，ルーチンワークとしてすべての放射線治療患者への冷罨法は必要ないと考える．

（2）放射線治療部門の看護師から病棟看護師への相談─疼痛コントロールが困難な場合

オピオイド鎮痛薬を使用しても疼痛コントロールが困難な骨転移患者の放射線治療において，鎮痛薬などの使用や出棟のタイミングなどについて放射線治療部門の看護師から病棟看護師へ相談をすることがある．

放射線治療は毎回同じ位置への照射を行うこと，すなわち再現性を維持することが重要である．そのため，治療計画や実際の治療を行う治療室の寝台は，患者の身体が沈み込まないように硬いものが採用されている．これは通常のベッドのように患者の身体が沈み込んでしまうと，毎回同様の体位に調整することが困難になるからである．るい痩が著明で骨が突出していたり，硬い寝台に臥床することで疼痛が増強して安静が図れない場合などは薄めのマットを使用することもあるが，この場合は再現性が低下する．そして，治療計画時は 20〜30 分間程度，毎回の治療時は 10 分間程度，臥床したままの姿勢を保持してもらう必要がある．

そのため，患者が必要な時間を寝台の上で安静臥床していられるだけの鎮痛薬使用の検討について，病棟看護師へ相談することがある．また，座位の保持が可能な患者であっても，寝台との移動の際に骨折や疼痛増強の危険性が高い場合はストレッチャーでの移動を依頼することもある．

2）患者・家族からの相談

被爆国日本において，「放射線」に対する不安をもつ患者や家族は多く，放射線治療に対しても漠然とした不安を抱いている場合が多い．看護師は，治療に関するオリエンテーションなどの際に患者や家族のもつ「漠然とした不安」について語り合うことが重要である．会話を通して患者や家族のもつ誤解が明らかになることもあり，わかりやすい言葉を使用して正しい知識を伝えることが必要となる．

（1）放射線治療そのものに対する不安

放射線治療を受ける患者から，「家に小さな子どもがいるが大丈夫か？」「衣類は他の家族と別に洗濯する方がよいか？」といったことを相談されることがある．通常の外照射の場合，患者や患者の着用していた衣類が放射線を出すことのできる能力をもつことはありえないので，上記のような心配は無用であることを説明する．このような患者の疑問や誤解をそのままにすると，さらに誤った知識が「経験談」として真実味をもって他の患者に伝播してしまうことがある．患者が無用な不安を抱えて治療を受けることがないよう，1 人ひとりの疑問に丁寧に答えることが大切である．

(2) 急性有害事象に対するケア方法

　放射線治療を開始する多くの患者から，「皮膚がただれるのではないか？」「放射線粘膜炎によって飲み込みが痛くなるとはどのようなことか？」「下痢で通院が困難になるのではないか？」といったことを相談される．患者にとってはどのような有害事象が出現するのか，どのように対処したらよいかといったことが治療開始時における心配事の中心である．多くの患者が放射線治療を初めて受けるため，医師からの説明だけではどのような症状がどの程度出現するかを想像しにくいと話している．また，このような不安や疑問は，治療開始後しばらくしてから出現することも多い．そのため，放射線治療開始時の看護オリエンテーションの目的は，不安や疑問，不快な症状などが出現したら相談してもらえるような人間関係の構築にあるともいえる．

　患者が急性有害事象に対処していくためには，その人のもつ対処能力と症状へのセルフケアが重要となる．看護師はその人のもつこれらの力を見極めて，その人に必要な支援を行う．例えば，詳しい情報を知ることがその人の力を高める人と，過度な情報が情緒に影響して気持ちが不安定になる人もいる．このように情報提供という支援ひとつにおいても，相手を理解して実践することが大切である．

　また，有害事象の症状が出現しても医療者に相談しない患者もいる．相談しない理由として，「その症状が放射線治療の有害事象による症状であることを理解しておらず，誰に相談すればよいかわからない場合」や「有害事象なのだから我慢するしかないと思い込んでいる場合」，または「医療者への遠慮などから症状を訴えられない場合」などが考えられる．患者は治療開始時に多くの情報提供を受けるが，有害事象の症状が出現するころにはそれらの情報を忘れてしまうことがある．そのため，治療開始後も症状に関するアセスメントを行う際，コミュニケーションを通して必要に応じた追加説明を行う．そして，困ったことがあれば伝えてくれるような雰囲気など，相談を受ける環境を整えることも大切である．

　また，家族は，放射線治療を受ける患者をどのように支えればよいのか，誰に何を相談すればよいかがわからない場合がある．しかし，実は家族だからこそできることもある．例えば，口腔や咽頭・喉頭への照射をする患者は，粘膜炎の症状で食事が思うように摂れなくなることがある．けれども，家族は「食べる」ということを「生きる」ことと同義に感じて，できるだけ患者に食事を食べてほしいと願う．そして，患者は家族の食事を勧める言動にプレッシャーを感じ，ますます経口摂取が減少することがある．看護師は患者・家族の食事に対する思いを理解したうえで，有害事象による粘膜炎症状について家族へも説明し，どのような形態，味のものを調理すれば患者が少しでも食べやすくなるのかを伝える．また，食事の際の楽しい雰囲気をつくることは家族だからこそできる患者支援のひとつである．このような支援を通して患者が家族に支えられていることを実感することは，患者が治療を継続する意欲を維持することにつながる．

(3) 晩期有害事象に対するケア方法

　放射線治療の有害事象は，治療中～治療後3カ月以内に出現する「急性有害事象」と，治療後数年してから出現することもある「晩期有害事象」がある．急性有害事象は治療を中断（再開を前提に一時期間治療を休止すること），中止（開始の際の計画を完遂せずに治療を終了してしま

うこと），または終了してしばらくすると改善する．しかし，晩期有害事象はいったん発生してしまうと症状回復が困難であることが多い．

　そのため，放射線治療は晩期有害事象が出現しないように周囲の正常組織の耐用線量（人体の各臓器が耐えられる照射線量）に合わせて計画が立てられている．それでも，晩期有害事象が出現する場合がある．まずは，晩期有害事象が患者にとって想像つきにくいこと，治療終了から何年も経過してから出現するかもしれないという不安な症状であることを看護師は十分理解する．そのうえで，放射線治療を計画どおりの部位および期間に完遂することの重要性を患者が理解できる言葉で説明することが大切である．

　晩期有害事象については，治療の同意を得る際の説明に含まれることが必須だが，治療が終了するころには忘れてしまっている患者も多い．そこで，放射線治療のゴール（終了）が近くなったときに晩期事象の具体的な症状や対応についての説明が再び必要となる．また，症状出現時，年単位の時間が経過していた場合には患者の担当医が変わっていることもあるので，そのときの担当医に「いつ，どこの部位に放射線治療を行った」と伝えるよう説明する．

(4) 患者の心理に関連した問題

　放射線治療を受ける患者は様々な羞恥心や不快な思いを体験している．看護師はそのような患者の思いを理解してケアを行うことが求められる．例えば，筆者は以前，子宮頸がんの小線源治療を行う患者から，「治療室で処置を受けるときに，機械に先生の手が映るのがみえる．自分は怖がりだから，みたくないのにみえるとすごく気になる……．何とかならないか？」という相談を受けたことがある．子宮頸がんの小線源治療を行う際は砕石位（p120参照）で処置を行うが，その際に苦痛を伴う．さらに，患者は処置開始から実際の治療を受けるまで1時間ほどの間は砕石位のまま安静にしなければならない．したがって，看護師は患者の身体的苦痛の軽減とともに，不安の軽減にも重点を置き，処置時に患者の希望に応じて手を握ったり，少しでもリラックスしてもらえるよう患者の好む音楽をかけるなどの工夫を行うことが大切となる．筆者が上記の患者の相談を受けて，実際の治療室で患者が治療を受ける際に臥床する位置に臥床してみると，患者の訴えた不安が理解できた．筆者自身，実際に患者の目線になることで，その不安や苦痛に気づくことをこの相談から学ばせてもらった．

　また，通常の外照射のときには照射範囲の皮膚を露出して位置合わせを行うが，治療部位によっては胸部や下腹部を露出しなくてはならず，診療放射線技師が直接患者の身体（肌）に触れて位置を調整することも必要に応じて行われる．このような状況に羞恥心を感じ，強い不快感を訴える患者もいる．その患者が女性ならば，治療の際に女性技師の配置を検討することや患者に触れることを少なくする工夫，短時間で位置調整ができるような配慮など，患者の心理を考慮したかかわりを技師に相談することで，共に考えることもできる．状況に応じて女性看護師が位置合わせの際に入室して声をかけるなど，治療に支障のない形で不安を軽減するような対応を行うことも，患者の不安への対処方法のひとつである．

(5) 治療方法の選択

　通常，放射線治療はすでに照射を終了した部位へは2度目の治療を行うことはできない．それは，1回目の治療の際に耐用線量を照射するので，2回目の照射を行うと晩期有害事象が出現する可能性が高くなるからである．例えば，縦隔を含む胸部への根治照射のあとに，照射野に含まれる胸椎に転移が出現した場合を例に考えてみる．この場合，脊髄へは初回の治療時に一定の線量が照射されているので，胸椎への再照射は脊髄の耐用線量を超えてしまい，晩期有害事象としての麻痺の出現が予測される．このような症例の場合，オピオイドを含む薬物療法で疼痛がコントロールされて転移巣による麻痺出現の可能性が低い状況ならば，医学的見地から再照射は患者の利益にならないと判断される．このような「再照射ができない」と医師から説明を受けた患者に「なぜ，自分は治療が受けられないのか」といった相談を受けることがある．「転移病巣がある」といわれた患者にとっては，たとえ無症状であったとしても治療を行ってもらいたいと考えることは普通の反応かもしれない．患者の意思決定を支援するためには，このような患者の思いを受け止めつつ，患者にとっての利益と損失の観点から正しい情報を提供することが重要である．

(6) 療養の場の選択

　放射線治療の利点のひとつに外来通院で治療が行えることがあげられる．しかし，有害事象や疾患そのものからの症状による苦痛や，経口摂取量低下によって栄養状態が悪化し，外来通院が困難になる患者もいる．患者や家族から入院を希望する場合もあるが，「自分はまだ入院するほど悪くない」と入院を躊躇する場合もある．また，筆者が出会った患者のなかには，幼い子どもを養育している母親が外来通院を強く希望していた．しかし，この患者を支援する家族は患者や子どもの世話に疲弊しており，この患者の入院によって患者自身および家族の休息が得られたという事例もある．このように，放射線治療を入院という環境で受けるか，外来通院しながら受けるかは，患者や家族の心身の状況などによって違いがある．

　放射線粘膜炎などの症状によって経口摂取量が低下した患者には，必要に応じて外来で補液などが行われる．経口摂取にこだわりすぎず，身体状況と治療の進行状況を総合的に判断し，脱水症状を起こすようならば緊急入院して加療が必要であることを伝える．点滴や胃瘻の挿入などで栄養の主な経路を変更して経口摂取を一時的にやめると，炎症の起きている消化管を休めることができ，炎症した粘膜への機械的刺激を避けることが可能になる．入院や点滴などによる栄養補給に対する患者の思いを理解し，必要な情報を提供して患者や家族の選択を支援することが重要となる．

　また，特に頭頸部がんへの根治目的の放射線治療の際は，総照射線量が多く，強い粘膜炎症状が出現することがある．治療計画から有害事象を予測して，患者や家族が通院治療の困難を感じた際には医療者に気軽に相談できることを，治療開始時に伝えることも重要である．

3) 放射線治療チームからの相談

(1) 患者・家族の不安への対処

　患者は，毎日の治療で診療放射線技師との信頼関係が構築されると，医師や看護師に話さないことや，診察時に話し忘れて気になることなどを治療室で技師に伝えることがある．また，診療放射線技師が日々のかかわりのなかで患者の不安や不満などを察知することもある．診療放射線技師はケアの専門家としての看護師にどのように対応したらよいかという相談をし，患者へのかかわりについて共に考えることがある．

　放射線治療は様々な職種のチームがかかわっており，それぞれのメンバーは専門性をもってその役割を遂行している．お互いに相手の役割を尊重し，必要ならば介入を依頼し，相談しながら目標に向けて歩んでいくことが大切である．看護師も自らの専門性を考え，放射線治療看護における役割を確立させていくことが必要だろう．

(2) 有害事象の症状緩和に関するチーム医療の一例

　放射線治療医，診療放射線技師，看護師などが同席する症例カンファレンスの場において，患者の症状を緩和するケアが話題になることがある．以下に口腔底がん患者のケアを例に示す．

　口腔底がんの原発巣に対して口腔内への照射を行う場合，上顎への不必要な照射を避けるために照射の際に開口する必要がある．放射線治療は毎回，同じ位置への照射が大原則であるので，開口具合を同様にするための患者専用のスペーサーと呼ばれる物を口腔へ挿入して，上顎と下顎の距離をとる工夫がされている．口腔底への照射の場合，一般に口角や口唇が照射野に含まれるため，口角炎や口内炎が必発となる．そのため，カンファレンスの際に，診療放射線技師よりスペーサー挿入の開口するときに口角が切れて毎回疼痛を訴えていること，口唇に多発している口内炎のためにスペーサーを挿入すること自体の疼痛があることについて話題が出された．

　放射線治療医からは，病巣の位置や広がり，およびすでに一定の線量が照射されていたことから治療計画を一部変更して口唇を照射野から外すことは可能であるが，口角を照射野から外すことは困難であることが示された．看護師からは，症状を緩和するケアとして照射前に口唇や口角へ口内炎治療用軟膏を塗布し，乾燥した口角が浸軟した状態で開口すれば，スペーサーを挿入する際に口角が切れたり疼痛が増強したりすることを防げるのではないかと提案した．軟膏類を照射野内へ多量に塗布することはビルドアップの問題が生じるため，適量を使用することで放射線治療医の了承が得られた．

　翌日の照射時，患者に軟膏を使用することによってビルドアップの可能性があること，軟膏がベタベタして不快を感じるかもしれないことなどデメリットを含めて説明を行い，了承を得たうえで軟膏を使用した．口唇から口角へ軟膏を使用した直後から疼痛は軽減し，スペーサー使用時も口角が切れることなく治療が受けられた．

　その後，口唇が照射野から外れたこともあり，多発していた潰瘍性口内炎は治癒傾向をたどった．また，口腔用表面麻酔薬を併用して口内炎による疼痛が軽減し，経口摂取を継続したまま外来通院で治療を完遂できた．

患者の苦痛に対して，放射線治療医，診療放射線技師，看護師がそれぞれの立場から知識や技術を提供することで，患者にとってよい結果がもたらされた例である．

4）放射線治療分野の看護師から，他領域の看護師や他職種への相談

　放射線治療部門の医療者だけでは問題解決が困難な場合は，それぞれの施設内にいる専門的知識や技術をもった医療者に相談することも重要である．

　治療に支障をきたすような強い疼痛をもつ患者の疼痛コントロールについて，緩和ケアチームへ相談したり，口腔粘膜炎の疼痛によって経口摂取が困難になり，栄養状態が悪化した患者についてはNSTに相談することもできる．また，施設内の栄養士に，通常の食事摂取が困難になった通院治療患者の食事について，粘膜炎による疼痛があるときでも摂取しやすい形態の高カロリーな栄養補助食品についての情報やその入手方法について相談をすることもある．

　また，皮膚・排泄ケア認定看護師に相談することもある．頭部や頸部などへの照射の際にはシェルと呼ばれる固定具を使用することが多い（図2, 3 p62参照）．このシェルを使用する範囲に湿潤した創傷などがある場合，シェルを直接使用することで出血や疼痛を誘発することもある．このような場合，安価で簡便に使用できる物品について施設内で利用可能な衛生材料に精通した皮膚・排泄ケア認定看護師に相談し，専門的な知識や技術を提供してもらうこともある．

　患者がより安楽に，計画されたとおりの治療を完遂することができるように，様々なチームや専門職との協力は欠かせない．

（祖父江由紀子）

■ 参考文献

1) Bolderston et al/Cancer Care Ontario：The prevention and management of acute skin reactions related to radiation therapy：A clinical practice guideline（2005）.
http://www.cancercare.on.ca/pdf/pebc13-7s.pdf（2007. 1. 15）.

索　引

■あ
アイ浄綿　94
アズノール軟膏　31, 50
アプリケーター（タンデム・オボイド）　117, 149
アルギネートドレッシング材　50
亜鉛華軟膏（酸化亜鉛）　50
悪性貧血　124
安全管理　16, 17

■い
イレウス　126
インフォームド・コンセント(IC)　15, 16, 144
衣服　45, 46, 111
医学物理士　17
医療チーム　74
移植片の拒絶　130
意思決定　106
　　――への援助　57
　　――（への）支援　108, 144, 154
咽頭炎　66

■う
ウォシュレット　34, 148
う歯（虫歯）　32

■え
エビデンス（EBM）　15
会陰部　48
栄養管理　47
栄養サポートチーム（NST）　33, 104, 158, 166
栄養士　74, 166

■お
オレム　20
嘔気　126
嘔吐　126

■か
カンジダ症　32
ガンマナイフ　12, 56
がんサバイバー　19, 134
がん性疼痛　9, 10
がんプロフェッショナル養成プラン　20
がん放射線療法看護　20
下咽頭　64
下肢脱力感　40
下腿浮腫　103
化学療法と（の）併用　8, 9, 70, 81, 93
化学療法を併用　30, 45, 48, 73

家族　111, 161
　　――の体験　79
開口障害　66, 67
外耳　66
外耳道炎　66
外部照射　5
　　――の方法　6
外用剤　50
外来　145
角膜炎　66
角膜潰瘍　39
活動　73
肝機能低下　126
肝静脈閉塞性疾患（VOD）　127, 128
看護師　154
看護情報メモ　136
患者・家族の体験　79
患者同士の支援　157
乾燥　49
間質性肺炎　125
間接作用　2
感染予防　37
緩和　25
緩和ケア　9
緩和ケアチーム　166
眼乾燥症　130
眼障害　39
顔面浮腫　64

■き
気道狭窄　11
記録　156
休息　35, 37, 73
急性GVHD症候群　126, 127
急性骨髄性白血病　124
急性粘膜障害　31, 34, 35, 36, 37
急性白質脳症　127, 129
急性皮膚障害　29
急性放射線皮膚炎　43
　　――の分類　43
急性有害事象　28, 100, 101, 102, 108, 162
急性リンパ白血病　124
虚血壊死　130
強度変調放射線治療（IMRT）　12
局所ケア　48
禁煙　38, 71, 79, 94
禁酒　71, 79, 94

■く
クライオセラピー　64
クリニカルパス　150

クールパッド（冷却パッド入りのブラジャー）　31, 88
クールブラ　88
グレード　25
楔フィルター　6

■け
ゲーベンクリーム（スルファジン銀）　50
下痢　34, 109, 126
計画標的体積（PTV）　6
継続ケア　82
血小板減少　127
結腸　109
結膜炎　39, 66
倦怠感　36, 126
　　――出現時期　139
原発性悪性骨腫瘍（骨肉腫）　91

■こ
呼吸器障害　127, 128
口渇　126
口腔　31, 32, 65, 94
口腔乾燥　94
口腔ケア　32, 126
　　――のポイント　32
口腔粘膜炎　66
口内炎　33, 126
甲状腺がん　122
甲上腺障害　129
肛門　110
紅斑　49
高線量小線源治療　121
高線量率分割組織内照射　130
高度食道粘膜炎　74
喉頭　64
喉頭がん　145
喉頭浮腫　67
骨腫瘍　58
骨髄移植　12, 127
骨髄抑制　36, 37, 81, 103
骨・脊髄障害　40
骨折　59
骨転移　10
骨軟部腫瘍　91
骨肉腫（原発性悪性骨腫瘍）　91
骨の成長障害　40, 58, 94
根治的放射線治療　7

■さ
サプリメント　30
再発乳がん　85
砕石位　120, 163

細胞生残率曲線　2
散乱線　49
酸化亜鉛（亜鉛華軟膏）　50
酸素増感比（OER）　3

■し
シェル（熱可逆マスク）
　　　　　30, 54, 61, 93
　　──の作成　61
シード　120, 150
子宮頸がん　96, 98, 148
　　──の進行期分類と治療　99
至適線量　8
刺激物　34, 46
耳下腺　66
耳下腺炎　126
痔核　34
色素沈着　126
弱酸性　49
手術療法と併用　73
羞恥心　155, 163
初診時オリエンテーション　137
女性生殖器がん　96
小線源高線量照射　117, 118
小線源治療　7, 115, 118, 119, 147
　　──の適応　115
小線源低線量照射　116
小児　40, 58, 93
少分割照射法　4
消化器　34
消化器系の障害　100
消化器症状　94, 126
症状緩和　11
症状コントロール　63
症状マネジメント　22
　　──のための統合的アプローチ
　　　　　22, 23
照射法　5
上咽頭　63
上大静脈症候群　11
情報共有　156
情報提供　154
食形態　67
食事　33, 34, 35, 71, 73, 78, 94, 101
食道　31
　　──の隣接臓器　72
食道炎　59, 78, 81
食道がん　70
食道気管支瘻　72
食道狭窄　72
食道粘膜炎　66, 70, 71, 72
　　──の症状　70
心外膜炎　72
心理　163
心理・精神面へのケア　74, 133
心理状態　135
心理療法士　74

神経症状　130
診療放射線技師　154
進行乳がん　84
腎・膀胱障害　39, 127, 128

■す
スキンケア　42, 44, 45, 46
ステロイド（剤）
　　　　　31, 36, 38, 40, 110, 126
ステロイド外用剤（リンデロン VG 軟膏）　50
ステロイド軟膏　88
ストーマ　45, 46, 47, 51
ストレス　133
スペーサー　165
スルファジン銀（ゲーベンクリーム）　50

■せ
セクシュアリティ
　　　　　102, 106, 107, 110
セルフケア
　　　　　44, 67, 133, 142, 145, 162
　　──の概念図　21
セルフケア教育　48
セルフケア理論　20
生殖器障害　129
（骨の）成長障害　40, 58, 94
性機能障害　110
清潔　73
清潔ケア　45, 46
精神科の受診　74
精神的サポート　51
精神的変化　134
精神面へのケア　133
脊髄障害　40
脊椎　58
脊椎照射　53
舌　65
舌炎　65
線エネルギー付与（LET）　1
全身照射（TBI）　12, 115, 124
全身性発赤　126
全人的な看護介入　25, 26
全脳照射　11, 53
　　──の有害事象　55
前立腺がん
　　　　　13, 106, 112, 120, 121, 130, 149

■そ
ソーシャルワーカー　74
組織内照射　7, 149
早期乳がん　84
掻痒感　49
造血幹細胞　124
造血幹細胞移植（HSCT）の種類
　　　　　125
造血器腫瘍　12
臓器別の晩期有害事象　29

■た
タンデム・オボイド（アプリケーター）　117, 149
多発性骨髄腫　124
多発脳転移　11
多分割照射法　4, 5
唾液腺　32
唾液分泌障害　65
唾液分泌低下　67
体内標的体積（ITV）　6
退院後のケア・指導　124
退院指導　117, 121
大動脈浸潤　72
脱毛　30, 40, 57, 126
単純分割照射法　4
男性生殖器がん　106

■ち
チーム医療　153
治療可能比　7, 8
治療者カード　151
腔内照射　7, 98, 148, 149
中咽頭　63
中耳炎　66
直接作用　2
直腸　110

■つ
通常（単純）分割照射法　4, 5

■て
テンプレート　122
低酸素　38
低線量小線源治療　120
低タンパク血症　30, 31
低ヨード食　123
定位手術的照射（SRS）　12, 56
定位照射　11
定位放射線照射（STI）　12, 56
定位放射線治療（SRT）　12, 56

■と
ドライマウス　32, 64
ドレッシング材　50, 51
疼痛　9
　　──の緩和　58
疼痛コントロール　63
頭頸部がん　13, 33, 61, 118
頭痛　126
頭皮のケア　31, 56
頭部（脳）　53
同時併用療法　8
特殊療法　12

■な
内照射療法　7
難聴　66

■に
二次性悪性腫瘍　130
肉眼的腫瘍体積（GTV）　6

索引

に
日常生活　67, 73, 102, 149
　　――における注意（点）　45, 46
　　――の注意事項　94
　　――（へ）の留意点　56, 59
日常生活指導　142
乳がん　84, 119, 124
乳がんサバイバー　85
乳房温存術　84, 85, 86
乳房切除後　84
尿素窒素（BUN）　127
尿道　108, 110
尿路・男性生殖器がん　106
認知症　40
認定看護師　20, 30, 166

ね
熱可逆マスク（シェル）　54
粘膜　31
粘膜炎　65, 67, 94
粘膜系の障害　101

の
脳（頭部）　53
脳壊死　40
脳腫瘍　53, 54
脳転移　10, 11

は
ハイドロコロイドドレッシング材　50
バセドウ病　122
パンフレット　87, 92, 97
肺炎（放射線肺臓炎）　37, 38, 72, 78, 79, 81, 86, 89
肺がん　76, 118
　　――に行う標準的治療法　78
　　――の病期と進行度　77
肺線維症　38
排泄　102
排便　39
白内障　39, 66, 129
発がん　40
発熱　126
白血球　36
白血病　12
抜歯　33
晩期間質性肺炎（慢性呼吸器疾患）　130
晩期粘膜障害　33
晩期皮膚障害　31, 35, 38
晩期有害事象　28, 101, 102, 110, 162
　　臓器別の――　29

ひ
ビルドアップ　159, 160
皮膚　29, 42, 111
　　――の清潔　49
　　――の保護　49
皮膚炎　59, 66, 67, 68, 78, 81, 94

皮膚症状　126
皮膚洗浄剤　49
皮膚・粘膜系の障害　101
皮膚・排泄ケア認定看護師　30, 166
皮膚反応　42
非ホジキンリンパ腫　124
非密封小線源療法　7, 16
泌尿器系の障害　101
標的体積　6
貧血　127
頻尿　40, 109

ふ
フォローアップ　137
ブラキセラピー　115
ブラッグピーク　5
不安　161
　　――の軽減　92
浮腫　39
婦人科系悪性腫瘍　116, 117
副作用　22
副鼻腔　66
分割照射法　4
分離照射法　4

へ
扁平上皮がん　98

ほ
ボディイメージ　67, 106, 107
ボーラス　6, 159, 160
ポリウレタンフィルムドレッシング材　50
放射線　116
　　――の種類　1, 5
放射線感受性　3
放射線宿酔（症状）　35, 47, 78, 81, 100
放射線腫瘍医　154
放射線治療
　　――の特徴　1
　　――の目的　77
放射線治療計画　5
放射線治療品質管理士　17
放射線粘膜炎　108
放射線脳障害　40
放射線肺臓炎（肺炎）　37, 38, 72, 78, 79, 81, 86, 89
放射線皮膚炎　30, 43, 44, 85, 88, 94, 109, 159
　　――が発生しやすい部位　43
　　――（の）予防　44, 45, 46
　　――発生時の対策　48
放射線膀胱炎症状　39
膀胱　108, 110
膀胱炎（症状）　39, 101, 148
膀胱がん　107
膀胱障害　39

ま
麻痺　40
慢性呼吸器疾患（晩期間質性肺炎）　130
慢性骨髄性白血病　124
慢性放射線皮膚炎　43
慢性リンパ性白血病　124

み
ミーティング　155
味覚異常　64
味覚障害　32, 65, 67
密封小線源治療　7

む
ムセ　63
虫歯（う歯）　32

め
メンタル（面の）ケア　92, 134
免疫低下　127

も
モールドケア　93
問診表　138

や
薬剤師　74

ゆ
有害事象　19, 28, 56, 71, 98, 99, 100, 108, 121, 125, 159
　　――の軽快時期　80
　　――（の）出現時期　80, 139
　　――の予防　91, 94
　　――へのケア　29
有害事象共通用語基準 v3.0（CTCAEv3.0）　25, 32

よ
予防　159
予防的ケア　45

ら
落屑　49
卵巣がん　96

り
リニアック　12
リューブゼリー　102
リンデロン VG 軟膏（ステロイド外用剤）　50
リンパ球　36
リンパ浮腫　94, 103
臨床標準体積（CTV）　6

れ
レスタミンコーワ軟膏　50
レスタミン軟膏　50
冷罨法　30, 160
冷却　88
冷却パッド入りのブラジャー（クールパッド）　31

ろ
瘻孔　46, 51

■ その他

α/β値　2
α/β比　3
γ線　1
acute radiodermatitis　43
brachytherapy　115
BUN：blood urea nitrogen　127
chronic radiodermatitis　43
CRT：cheomoradiation　70
CTCAEv3.0：Common Terminology Criteria for Adverse Events v3.0　25, 32
CTV：Clinical target volume　6
Dorothea E Orem　20
EBM：evidence-based medicine　15
GTV：Gross tumor volume　6
HSCT：hematopoietic stem cell transplant　125
IASM：an intetgratetd symptom management　22
IC　15, 16, 164
―――の必要事項　16
ICRU Report　6
IMRT：intensity modulated radiation therapy　12, 14
ITV：Internal target volume　6
Johnson JE　133
LET：liner energy transfer　1
LQ モデル　2
Mammosite　119
NST：nutrition support team　33, 104, 158, 166
OER　3
PTV：Planning target volume　6
radiodermatitis　43
RI（radioactive iodine）内服治療　115, 122
Self-Regulation Therapy　133
SRS：stereotactic radiosurgery　12, 56
SRT：stereotactic radiotherapy　12, 56
STI：stereotactic irradiation　12
TBI：total body irradiation　12, 115, 124
VOD：veno-occlusive disease　127
X線　1

ナーシング・プロフェッション・シリーズ
がん看護の実践-3
放射線治療を受けるがんサバイバーへの看護ケア　ISBN978-4-263-23782-3

2009年2月10日　第1版第1刷発行
2014年10月20日　第1版第3刷発行

編　者　嶺　岸　秀　子

　　　　千　崎　美登子

　　　　近　藤　まゆみ

発行者　大　畑　秀　穂

発行所　医歯薬出版株式会社
〒113-8612　東京都文京区本駒込1-7-10
TEL.（03）5395-7618（編集）・7616（販売）
FAX.（03）5395-7609（編集）・8563（販売）
http://www.ishiyaku.co.jp/
郵便振替番号　00190-5-13816

乱丁, 落丁の際はお取り替えいたします　　　印刷・三報社印刷／製本・榎本製本

Ⓒ Ishiyaku Publishers, Inc., 2009. Printed in Japan

本書の複製権・翻訳権・翻案権・上映権・譲渡権・貸与権・公衆送信権（送信可能化権を含む）・口述権は，医歯薬出版（株）が保有します．
本書を無断で複製する行為（コピー，スキャン，デジタルデータ化など）は，「私的使用のための複製」などの著作権法上の限られた例外を除き禁じられています．また私的使用に該当する場合であっても，請負業者等の第三者に依頼し上記の行為を行うことは違法となります．

JCOPY ＜(社)出版者著作権管理機構　委託出版物＞
本書を複写される場合は，そのつど事前に（社）出版者著作権管理機構（電話 03-3513-6969, FAX 03-3513-6979, e-mail：info@jcopy.or.jp）の許諾を得てください．

ナーシング・プロフェッション・シリーズ

- ●ケアの質を高めるエキスパートナースの知識と技法のポイントを提供！
- ●看護実践で役立つ専門的な知識・技術の取得を目指す手引き書．
- ●経験豊かな編著者による，臨床で有用な情報を，わかりやすく具体的に紹介．
- ●スキルアップに欠かせない，実務必携シリーズ．

がん看護の実践シリーズ

ナーシング・プロフェッション・シリーズ　がん看護の実践-1
エンドオブライフの　がん緩和ケアと看取り

■嶺岸秀子・千﨑美登子 編
■B5判　212頁　定価(本体3,600円+税)　ISBN978-4-263-23779-3

ナーシング・プロフェッション・シリーズ　がん看護の実践-2
乳がん患者への看護ケア

■嶺岸秀子・千﨑美登子 編
■B5判　202頁　定価(本体3,500円+税)　ISBN978-4-263-23780-9

ナーシング・プロフェッション・シリーズ　がん看護の実践-3
放射線治療を受ける　がんサバイバーへの看護ケア

■嶺岸秀子・千﨑美登子・近藤まゆみ 編著
■B5判　182頁　定価(本体3,600円+税)　ISBN978-4-263-23782-3

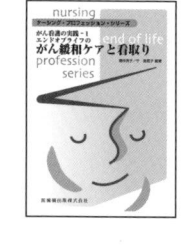

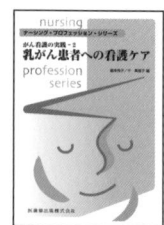

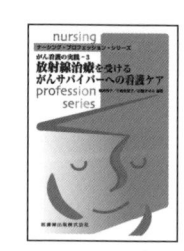

ナーシング・プロフェッション・シリーズ
スキントラブルの予防とケア
ハイリスクケースへのアプローチ

■松原康美 編
■B5判　164頁　定価(本体3,200円+税)　ISBN978-4-263-23781-6

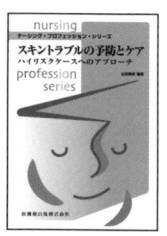

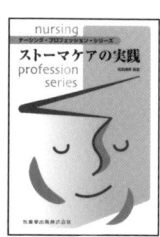

ナーシング・プロフェッション・シリーズ
ストーマケアの実践

■松原康美 編
■B5判　170頁　定価(本体3,200円+税)　ISBN978-4-263-23778-6

医歯薬出版株式会社　〒113-8612 東京都文京区本駒込1-7-10　TEL03-5395-7610　FAX03-5395-7611　http://www.ishiyaku.co.jp/

● 「がんサバイバーシップ」の考え方に基づき，最新のがん看護研究から示唆されるところを盛り込みながらまとめた「がん体験者の生を支える看護」の指針！

がんサバイバーシップ
がんとともに生きる人びとへの看護ケア

◆近藤まゆみ・嶺岸秀子　編著
◆B5判　216頁　定価（本体3,800円＋税）

ISBN978-4-263-23484-6

▲大好評発売中▼

◆本書の主な特徴

- がん体験者がその診断・治療を乗り越えて，がんとともに生きる多様な道程に，保健医療従事者がパートナーとして共に存在し，支援するために必須の内容をまとめた書．
- 新しいがん看護の潮流である「がんサバイバーシップ」の概念・考え方・歴史・ステージなどを理解し，ダイナミックに変化していくそのプロセスに寄り添っていく看護インターベンションを多角的に解説．
- がんの発生部位別，集学的治療や治験，症状の進行，そして小児や高齢者などの発生時期を切り口として，それぞれのがん体験者・家族の視点を大切にし，どのように理解し支援していったらよいのかを，具体的な事例も含めて示した．
- 米国で複数のがん関連組織によって開発された自己学習素材"Cancer Survival Toolbox™"（がんを生き抜く道具箱）の内容を紹介するとともに，マーガレットニューマンの拡張する意識としての健康の理論に基づく面談や，ナラティブアプローチ，ジャーナルを活用したケアプログラムなど，看護実践に役立つ具体的な内容が豊富に盛り込まれている．

◆本書の主要目次

BOOK I　がんサバイバーシップ
BOOK II　支援
セルフアドボカシーを高める支援　Cancer Survival Toolbox™ーがんを生き抜く道具箱　Cancer Survival Toolbox™とは　コミュニケーション　情報探求　意思決定　交渉　問題解決　公に権利を主張すること　QOLとがんサバイバーシップ　意味を見いだすことに向けた支援　食事療法を求める人への支援　補完・代替療法を求める人への支援　社会支援としてのサポートグループ　セルフ・ヘルプ・グループ　がん体験者とともに歩む専門職者のありよう

BOOK III　がん体験者を理解するーパートナーシップを通した変化ー
がんの発生部位とサバイバー・家族の体験　胃がん・食道がん体験者　乳がん体験者　肺がん体験者　大腸がん体験者　頭頸部がん体験者　肝臓がん体験者　膵臓がん体験者　婦人科がん体験者　泌尿器科がん体験者　がんの集学的治療とサバイバー・家族の体験　手術療法　化学療法　放射線療法　造血細胞移植　臨床試験　リハビリテーション　症状の進行とサバイバー・家族の体験　痛み　リンパ浮腫　倦怠感　がんの発生時期とサバイバー・家族の体験　小児のがん　老年がんサバイバー

医歯薬出版株式会社　〒113-8612 東京都文京区本駒込1-7-10　TEL03-5395-7610　FAX03-5395-7611　http://www.ISHIYAKU.co.jp/

● 患者・家族のこころに寄り添う手術看護ケアの実践書!

こころに寄り添う手術看護
周術期患者・家族の心理とケア

◆ 土藏　愛子（兵庫医科大学医療人育成センター）
　草柳かほる（東京女子医科大学看護学部認定看護師教育センター）編著
◆ B5判　128頁　定価(本体2,600円+税)

最新刊

ISBN978-4-263-23592-8

■本書のおもな特徴
- 手術を受ける患者に看護師は常に寄り添い，外来や病棟での術前指導，術中・後のそれぞれの場面において身体的なケアと同時に，患者の不安を減らせるようにかかわることが求められます．本書は，精神面の具体的な看護ケアの方法について示しています．
- 手術を受ける患者のさまざまな不安の中身を知り，手術患者の不安がどう引き起こされるのかを哲学的な視点から考察し，患者・家族の心理的な問題を看護師がどう受け止めて，対応し，かかわりを持つかなどまとめています．
- 多くの臨床事例をもとに，患者の具体的な支援，看護師の役割をわかりやすく解説したすぐ役立つ実践書です．

■おもな目次

序章　手術を受ける患者・家族の心理の理解のために

第1章　手術を受ける患者・家族の心理
1. 手術を受ける患者・家族のさまざまな思い
2. 手術患者・家族の心理に関する理論・モデル
3. 手術を受ける患者・家族の意思決定のプロセスと医療者の対応

第2章　不安の哲学的考察
1. 不安になるということは人間にとって何を意味するのか
2. 不安という気分は何を明らかにし，何を隠すのか
3. 不安は何を不可能にしてしまうのか
4. 不安を抱いた手術患者に対するケアはいかにして可能か

第3章　手術を受ける患者の不安への援助の基本
1. 手術を受ける患者とのコミュニケーション
2. コミュニケーションと援助的人間関係
3. コミュニケーションの基礎知識
4. コミュニケーション技術
5. 手術を受ける患者の不安へのかかわり
6. まとめ

第4章　事例から考える周術期患者の心理
1. 緊急心臓手術を受ける患者
2. 小児の手術患者と家族
   （こどもの心理的準備，親の心理）
3. 過去に手術経験がある患者
   （前回の手術経験が及ぼす心理的影響）
4. 高齢で手術を受ける患者
5. がん宣告を受けた患者
6. 医療への厚い信頼のもとに手術を受けた患者
7. 移植手術を受ける患者
8. 意思を委託する患者
9. 局所麻酔で手術を受ける患者

医歯薬出版株式会社　〒113-8612 東京都文京区本駒込1-7-10　TEL03-5395-7610　FAX03-5395-7611　http://www.ishiyaku.co.jp/